알기 쉬운 몸살림운동

알기쉬운
## 몸살림운동

초판 1쇄 발행 | 2009년 8월 24일
초판 5쇄 발행 | 2012년 2월 29일
재판 1쇄 발행 | 2018년 3월 30일
재판 2쇄 발행 | 2022년 2월 22일

지은이 : 김 철

발행인 : 최명규

발행처 : (사)몸살림운동본부

출판등록번호 : 제2009-000372호
주소 : 서울특별시 강남구 역삼동 696-17 선일빌딩 6층
전화 : (02)556-5121~2
팩스 : (02)556-5144
홈페이지: www.momsalim.kr

ISBN : 978-89-962302-0-5 03510

가격 : 22,000원

* 잘못된 책은 구입하신 서점에서 바꾸어 드립니다.

알기 쉬운
# 몸살림 운동

저자 | 김 철

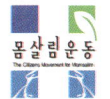
사단법인
몸살림운동본부
The Citizens Movement for Momsalim

## 머리글

　국민의 보편적 건강관리에 대한 이십여년의 임상 아닌 임상을 통해 직립인으로 자세를 바로 세운다면 병으로부터 자유로울 수 있다는 확신을 얻었습니다. 여러분이 건강에 대한 관심과 불안한 마음 또한 건강에 대한 큰 관심이 있으리라 생각합니다.

　수 만년을 진화하면서 최적의 신체구조와 자연에 맞게 진화하였습니다. 하지만 문명의 발전으로 편하고 게으름에 나태한 나의 조건(자력)은 조금씩 퇴화되었으며 현대를 사는 우리는 나 자신의 모든 것을 다른 것(타인)에서 채우려 하면서(자아, 자력) 나를 잃어버렸습니다.

　여러분의 건강은 스스로 지키는 것이지 누가 지켜주거나 관리해 주는 것이 아닙니다.
조금만 불편하거나 아프면 병원이나 다른 곳을 찾아 나를 다른 어떤 것에 의지합니다.

　우리 몸은 간단한 구조입니다. 우리의 몸을 조금만 신경 써서 관찰한다면 그 구조를 이해할 수 있으면서 모든 아픔의 원인도 확인할 수 있습니다. 내 몸이 경험하고 깨닫는 것이 가장 큰 스승입니다.

　아픔의 고통을 겪어본 사람이라면 그 아픔의 원인에 대하여 의문을 가졌어야 합니다. 하지만 작은 아픔에도 병원을 찾고 타인의 손을 빌리고 원인도 모른채 진통제로 해결합니다.

모든 병은 원인이 있는데 우린 그렇게 그 아픔의 원인도 모른채 타성에 의지하느라 잃어버린게 너무 많습니다.
모든 병은 원인이 있으므로 그 원인을 찾아 근본적으로 노력한다면 우리 몸은 스스로 치유됩니다.
내 몸이 경험하고 나면 우린 아픔에 대한 경험을 바탕으로 예방하는 방법을 생각하게 됩니다.

　그것이 곧 스승인 셈입니다.
병으로부터 자유로울 수 있다면 얼마나 좋겠습니까?
희망하시면 여러분은 건강하게 모든 병으로부터 자유로울 수 있습니다.
다만 그 "자유"에는 "의무"와 "책임"이 따릅니다.

　오늘 여러분들이 보는 것만으로는 아무런 도움이 되지 않습니다.
"실천"과 "인내" 기본운동과 숙제를 꾸준히 하신다면 여러분의 미래엔 건강한 삶이 있을 것입니다.
정확한 방법으로 꾸준히 노력하신다면....
모든 병은 몸의 균형이 깨어지면서 시작됩니다. 언제나 바른 자세로 살도록 노력한다면 마음의 평온까지 얻을 수 있습니다.

2018년 3월
김　철 삼가씀

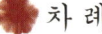 차 례

# 몸살림이야기, 하나  몸에 대한 이야기

1. 인체의 기본틀 • 12
    1) 뼈  2) 신경  3) 근육

2. 인체의 근본기관 • 17
    1) 척추  2) 오장육부  3) 공명

3. 인체의 특성 • 23
    1) 뼈의 특성  2) 맥의 조절 기능  3) 판막작용  4) 인체의 '좌와 우'의 작용
    5) 인체의 방향성  6) 인체의 균형  7) 우리 몸에 존재하는 것은 모두 이유가 있다

# 몸살림이야기, 둘  기본운동 이야기

1. 기본숙제 • 33
    1) 방석 숙제  2) 방석 숙제 상세설명  3) 걷기 숙제  4) 등 뒤로 손 짚고 걷기
    5) 엉치 밟아주기  6) 주먹으로 엉치 올려주기

2. 몸살림 팔법 • 45
    1) 온몸 운동  2) 서서 허리 굽히기  3) 서서 팔 돌리기  4) 팔 뒤로 어깨 젖히기
    5) 앉아서 허리 비틀기  6) 누워 등뼈 바로잡기  7) 누워 공명 틔우기
    8) 앉아 척추 바로세우기

## 몸살림이야기, 셋 내 몸 바로잡는 이야기

1. **뼈와 관절 바로잡기** • 67
   1) 목  2) 어깨  3) 손  4) 손가락  5) 고관절  6) 엉치뼈  7) 허리(요추)  8) 흉추
   9) 무릎  10) 발목  11) 발가락

2. **신경 다스리기** • 103
   1) 머리  2) 공명  3) 대장  4) 다리

## 몸살림이야기, 넷 세대별 건강 이야기

1. **잉태에서 출산까지** • 113
   1) 여성의 불임과 유산
      · 불임의 원인  · 치골이 틀어지는 이유  · 치골 바로잡기
   2) 남성의 불임
      · 남성 불임의 원인  · 전립선 이상의 원인과 대처
   3) 기형아 출산 방지를 위한 올바른 자세
   4) 임신기에 기운이 나게 하는 운동 : 공명 틔우기(임신 초기~6개월)
      · 임신 중독증  · 임산부가 공명을 틔우는 방법
   5) 자연분만을 위한 운동(임신 6개월~출산)
      · 고관절 강화 운동  · 온몸 운동  · 앉아서 척추 바로세우기
   6) 임신 중의 증세와 대처법
   7) 산후조리
   8) 출산 후 운동법
      · 치골 바로잡기  · 엉치 밟아주기  · 온몸 운동  · 올챙이 운동

2. 유아에서 7세까지 · 136
   1) 유아 건강의 기본 : 척추를 조심하라
      · 젖 먹일 때의 자세  · 가능하면 보행기는 태우지 말자
      · 전통적 육아법이 좋은 것이다
   2) 아이의 건강 마사지
   3) 아이의 증상별 해법
   4) 1세부터 7세까지
      · 아이가 걷기까지  · 걷고 난 후  · 성장통은 없다

3. 청소년 건강 · 166
   1) 청소년 건강 역시 고관절을 바로잡는 것부터
   2) 청소년을 위한 생활체육
      · 기지개  · 온몸 운동  · 서서 허리 굽히기  · 서서 팔 돌리기
      · 마무리 운동  · 조회시간  · 수업시간  · 집에서 TV를 볼 때
      · 컴퓨터를 할 때  · 잠자리에 들 때
   3) 청소년에게 많이 나타나는 증상
      · 척추 측만증  · 비만  · 시력저하  · 사시  · 오(O)다리
      · 여드름  · 아토피성 피부염  · 걷는 게 부자연스런 경우
      · 다리 길이가 다른 경우  · 허벅지 비만  · 오리궁둥이  · 무다리
      · 턱살  · 등살  · 팔뚝  · 턱이 잘못돼 있을 때

4. 중장년 건강 · 188
   1) 목 디스크  2) 요통과 다리의 통증  3) 고혈압  4) 당뇨  5) 부정맥
   6) 오십견  7) 만성 소화불량과 체증  8) 두통과 편두통  9) 턱과 이
   10) 변비와 설사  11) 전립선의 이상, 치질, 성기능 저하

5. 부인 건강 · 221
   1) 부인 건강의 핵심은 치골  2) 생리관계 질환  3) 자궁근종, 물혹  4) 방광염
   5) 화병  6) 요실금  7) 류마티스 관절염  8) 좌골 신경통

6. 노인건강 · 240
　1) 건강하려면 허리를 세워라　2) 양반걸음, 방석 숙제가 가장 좋은 대책
　3) 무병장수의 조건　4) 방석 숙제를 잘하고 있는가
　5) 무릎통증(퇴행성 관절염 등)　6) 파킨슨병　7) 치매
　8) 뇌졸중(중풍)　9) 어지럼증

## 몸살림이야기, 다섯  증상별 원인 및 대처법

· 263

· 두통/편두통　· 치매　· 중풍　· 고혈압　· 녹내장　· 백내장　· 시력저하
· 비염　· 이명　· 턱/구안와사　· 어지럼증　· 여드름　· 멀미　· 목이 쉬었을 때
· 목디스크　· 오십견　· 체했을 때　· 소화불량　· 위궤양　· 가슴이 답답할 때
· 부정맥　· 새가슴　· 기흉　· 신부전증　· 과민성 대장염　· 설사/변비
· 척추 측만증　· 허리 디스크　· 만성피로　· 비만　· 당뇨　· 요실금
· 전립선염　· 치질　· 손가락이 아플 때　· 엘보　· 손발이 항상 찰 때
· 발바닥이 화끈거릴 때　· 발바닥이 아플 때　· 발가락이 아플 때　· 통풍
· 오다리　· 다리에 쥐가 날 때　· 종아리가 화끈거릴 때　· 류마티스 관절염
· 퇴행성 관절염　· 더위를 먹었을 때　· 아이가 경기할 때　· 스트레스를 많이 받을 때
· 키가 안 클 때　· 감기　· 몸살　· 아토피 피부염　· 천식　· 우울증

## 몸살림이야기, 여섯  활선에서 몸살림까지

**활선에서 몸살림까지, 그리고 새로운 비상의 문턱에서** · 294

사회와 경제가 급속도로 발전할수록
우리 인류가 잃어가는 것은 건강이며
관심이 높아가는 것 또한 건강이다.
건강은 무엇인가?
건강한 육체와 건강한 정신으로
삶 속에서 균형 잡힌 생각과 마음을
가지는 것이다.

몸살림운동은
내가 내 몸을 알자는 것이다.
자신의 몸에 관심을 갖고
몸의 원리를 이해하며 사랑할 줄 알아야 한다.
너무 사랑해서 조금만 아파도 무언가에 의지하던 마음을
사랑하는 방법을 달리하여
병이 오는 원인을 이해하고
스스로 몸을 바로 세우도록 노력하자는 것이다.

건강의 원리는 너무도 간단하다.
몸을 바로 세우는 것이다.
그리하여,
균형 잡힌 건강한 몸과 마음으로
다른 이를 배려하고 나눌 수 있는
'정'이 넘치는 삶을 살자.

몸살림이야기, 하나

# 몸에 대한 이야기

1

# 1 인체의 기본틀

사람의 몸은 크게 뼈와 근육 그리고 신경으로 이루어져 있다. 뼈는 사람의 형태를 유지하는 기본 골격이고 근육은 그 뼈를 감싸고 있다. 신경은 뼈와 근육 사이에서 인체를 통제하고 조절하는 정보를 전달하는 역할을 한다.

사람이 활동할 때는, 어떻게 활동할 것인지 그 정보를 신경이 근육에 전달하면, 근육은 전달 받은 정보에 의해 수축 이완을 반복하면서 뼈가 동작을 하는 것이다.

이러한 기본적인 조건에서 균형이 깨어지면 우리 몸은 통증을 느끼게 되는 것이다. 통증의 근본 원인은 뼈가 틀어져 근육이 긴장하여 굳어지고, 굳은 근육이 그 속을 지나가는 신경을 누르기 때문이다.

건강한 신체라는 것은 통증의 근본 원인인 뼈가 바로 서 있고, 굳은 근육이 없으며 신경이 제대로 전달되는 것을 말한다.


### 1) 뼈

우리 몸의 뼈는 몸을 지탱해 주고 활동을 가능하게 한다. 그리고 몸 속의 중요한 장기를 외부의 충격으로부터 보호해 주는 안전모 역할을 하며 골수라는 조직을 통해서 끊임없이 혈구 세포를 만들어 피 속으로 내보내기도 하고, 각종 무기물을 저장해 두었다가 필요할 때 녹여서 내보내는 저장소 역할을 한다.

이렇게 우리 몸에서 여러 가지 역할을 하는 뼈 중 어느 하나가 잘못되어 틀어지면 뼈가 힘을 받지 못하게 되어 그 힘을 근육이 대신 받게 된다. 그러면 그 부위에 있는 근육이 긴장하여 굳어지고 그곳을 지나는 신경 역시 눌려 긴장하여 통증이 일어난다. 이것이 바로 뼈와 신경 그리고 근육을 하나의 시스템으로 보아야 하는 이유이다.

우리 몸에는 모두 200여 개의 뼈가 있는데, 이들 뼈는 서로를 지탱하고 충격을 분산하여 뼈와 뼈가 서로 연결된 관절이 무리 없이 움직이도록 하나의 체계로 이루어져 있다. 그래서 어느 한 곳에 갑작스런 외부의 큰 충격이나 큰 힘이 실리게 되면 우리 몸은 스스로를 보호하기 위한 자구책으로 뼈가 부러지지 않도록 관절을 틀어지게 한다.

발을 잘못 디뎌 발목에 무리한 힘이 가해지면 발목을 삐거나 접질리는 게 그 한 예이다. 심한 교통 사고처럼 외부의 강한 충격을 받으면 뼈가 부러지겠지만, 일상생활에서 활동하는 동안 뼈가 부러지는 경우는 별로 없다.

결국 뼈와 근육, 신경뿐만 아니라 뼈들끼리도 서로서로 연결되어 상호작용을 하면서 하나의 시스템을 이루고 있는 것이다.

이 뼈들 중에서 가장 중요하고 근본적인 것이 바로 척추다. 척추는 우리 몸의 중심 축을 형성하고 있으며, 중추신경과 말초신경의 통로가 된다. 각 마디마다 몸의 여러 기관으로 연결되는 신경이 갈라져 나오고 있는데, 이 신경은 오장육부의 자율신경과 깊은 관련이 있다.

그뿐 아니라 뛰거나 걸을 때의 충격이 직접 뇌로 전달되지 않도록 여러 마디로 나누어져 있으며 전체적으로 S자 모양으로 되어 있다.

인간을 탑에 비유한다면 척추 밑으로 탑의 기단석이라 할 수 있는 엉치뼈 및 골반이 떠받치고 있고, 그 좌우에는 주춧돌 역할을 하는 고관절이 있다. 이 고관절이 제 위치를 벗어나면 기단석이라 할 수 있는 골반이 틀어지고 그 위에 있는 척추를 비롯한 모든 뼈가 기울어져서 머지않아 무너지게 된다.

척추가 휘어지는 것은 대부분 이 고관절이 틀어지기 때문이다. 고관절이 틀어지면 사람의 몸은 딱딱한 돌이 아니라 살아 움직이는 생명체이기 때문에 무너지지 않으려고 안간힘을 쓰게 되고, 바로 이렇게 무리하게 힘을 쓸 때 허리가 틀어지면서 몸이 굽게 된다. 이것이 바로 만병의 원인이 되는 것이다.

특히 척추에는 척수라는 중추 신경계가 있고, 이를 통해서 온몸의 신경이 두뇌와 연결된다. 즉 척추 마디마디 사이로 신경이 갈라져 나와 온몸으로 이어지는데, 이 척추가 굽거나 휘어지면 신경이 눌려서 막히게 된다. 그러면 온몸과 두뇌가 서로 필요한 정보를 원활하게 주고받지 못하게 된다. 이것이 우리 몸의 자연 치유력을 떨어뜨리는 근본 원인이 되고, 자연치유력이 떨어질 때 면역력이 약해져 질병이 오게 되는 것이다.

그러므로 척추가 굽지 않도록 언제나 가슴을 펴고 허리를 곧게 세우는 바른 자세를 가져야 한다. 사람이 항상 바른 자세를 유지하면 건강을 유지하게 되고 그러면 "건강한 신체에 건강한 마음"이라고 하듯이 올바른 마음도 함께 하는 것이다.


2) 신경

신경은 뼈와 근육을 움직이는 데 필요한 모든 정보를 주고 받는 신호 전달 체계인데 몸 안팎의 여러 가지 변화에 신속하게 대처하면서 몸의 모든 부분의 기능을 종합 통제하는 기관이다.

사람의 신경계에는 중추신경계와 말초신경계가 있다. 중추신경계는 '뇌'와 '척수' 두 부분으로 구성되어 있는데, 이 두 가지는 서로 분리되어 있는 것이 아니라 하나로 이어져 있다. 뇌는 몸의 각 기관에서 올라온 자극과 정보를 판단하고 각 기관에서 해야 할 활동을 지시하는 역할을 한다. 뇌의 지시는 연수에 이어져 척추 속으로 내려간 중추신경계 척수를 통해 전달된다.

말초신경계 중에서 자율신경계는 대뇌의 지배를 받지 않고 몸 자체가 그야말로 '스스로 알아서' 해야 할 운동을 관장하는 신경계다. 예를 들면 심장의 박동을 사람이 자기 뜻대로 멈추었다 움직였다 한다면 큰일이 벌어질 것이다. 사람의 몸은 이런 기관의 운동을 의식적으로 통제하지 못하도록 되어 있다.

특히 내장기관이라든가 혈관, 피부에 분포하는 운동신경 등은 자율신경으로서, 이는 간뇌나 연수, 척수의 지배를 받는다. 이 자율신경이 중요한 이유는 인체의 오장육부로 가는 신경이기 때문이다.

오장육부는 소화와 배설, 호흡과 혈액 공급의 역할을 하는 장기뿐만 아니라 생식기관과 대부분의 내분비 계통을 말한다. 따라서 오장육부로 가는 자율신경이 막히면 사람들에게 수많은 질병을 불러 일으킨다.

우리 몸의 모든 세포는 신경계와 연결되어 있고, 뇌는 이 신경계를 통해서 세포의 운동, 감각, 성장, 재생, 치유 등과 관련되는 모든 정보를 주고 받는다. 뇌는 생명의 중심이고, 신경계는 이 중심에서 하달되는 명령을 모든 세포에 전달하는 생명줄인 셈이다.

이 신경계에 이상이 생기면 몸의 세포와 뇌 사이에 정확한 정보가 전달되지 않게 되고 이는 만병의 근원이 될 수 있다. 인간은 자연치유력을 가지고 있는데, 신경계가 제 기능을 발휘하지 못하면 자연치유력도 제대로 발휘 할 수 없는 것이다.

특히 척추의 척수에서부터 오장육부의 인체 기관으로 신경이 연결되어 있기 때문에, 척추에 문제가 생기면 이는 신경을 직접 압박하게 되어 신경 에너지의 흐름을 차단한다. 그렇게 되면 오장육부에서 생산하던 각종 호르몬의 생산에 지장이 오고, 이것이 인간의 자연치유력을 저하시키게 되는 것이다.


3) 근육

피부는 외부의 유해물질(자외선, 세균, 곰팡이, 화학물질 등)로부터 몸을 보호하고 수분과 열의 손실을 방지하는 등 생체 유지에 필수적인 기능을 한다. 또한 피부를 통한 흡수기능, 면역기능, 감각기능뿐만 아니라 사람의 외양을 완성해 주는 미용적 기능도 크다.

하지만 피부도 역시 따로 떨어진 것이 아니고 신체 내부의 기능과 밀접히 관련되어 있다. 피부가 겉 표면이라면 피부 속에는 근육이 자리하고 있다. 이 근육은 뼈와 뼈를 연결하고, 또 수축과 이완을 반복하면서 몸을 움직이게 한다.

근육은 각각의 임무에 따라 골격 근육, 내장 근육, 심장 근육의 세 가지로 구분한다. 뼈에 붙어서 운동을 가능하게 하는 근육이 골격근육이다. 이 근육은 우리 마음대로 움직일 수 있기 때문에 '수의隨意근육' 이라고도 하고, 가로로 줄무늬가 있어 '가로무늬 근육' 이라고도 한다. 이 근육은 큰 힘을 낼 수 있지만, 무리하게 사용하면 쉬 피로해지는 특징이 있다.

내장의 벽을 이루는 근육을 내장근육이라고 한다. 위나 장은 내장근육이 오므리고 펴짐으로써 음식물을 잘게 부수고 또 아래로 내려 보낸다. 이런 근육은 마음대로 조절할 수 없기 때문에 '불수의不隨意근육' 이라고도 하고, 가로무늬가 없어 '민무늬 근육' 이라고도 한다.

심장을 움직이는 심장근육은 골격근육과 내장근육의 특징을 모두 가지고 있다. 이 근육은 우리 마음대로 움직이게 하거나 멈추게 할 수 없는 '불수의근육' 이지만, 가로무늬가 있는 '가로무늬 근육' 이다.

어린아이의 근육은 고무줄처럼 탄력성이 좋아 잘 늘어나고 잘 복원되는데, 이를 근육 연성이 뛰어나다고 한다. 어린이들의 운동량은 어른에 비해 상대적으로 훨씬 많은데, 이를 무리 없이 소화할 수 있는 것도 뛰어난 근육 연성 때문이다. 근육 연성이 퇴화되면 될수록 노쇠 현상이나 질병에 한 걸음 다가가는 것이다.

옛날 밭일을 하는 모습이나 시냇가에서 빨래하는 아낙네의 모습이나 제기차기 동작을 생각해 보라. 조상님들의 지혜가 살아 숨쉬고 있는 것을 알 수 있다.

쪼그려 앉는 동작은 하체의 연성을 강화시켜 주는 운동법이다. 제기차기는 고관절을 부드럽게 하고 하체의 근력을 증진시켜 주는 놀이다. 이는 특히 골반을 싸고 있는 골반 근육, 대퇴부 근육, 장딴지 근육, 발꿈치 힘줄근(아킬레스건) 등 하체의 모든 근육을 최대한 당겨 놓음으로써 근육의 연성을 높여 주게 된다.

몸살림운동에서는 허리를 받쳐 주는 근육은 엉덩이 윗부분에 있고, 어깨를 지탱해 주는 근육은 가슴 윗부분과 쇄골 사이에 있다고 본다. 그리고 이를 허리와 어깨의 근본 근육이라고 한다.

# 2 인체의 근본기관

 몸살림운동의 관점에서 사람 몸을 볼 때, 척추와 공명 그리고 오장육부를 인체의 근본기관으로 본다. 무엇보다 먼저 "척추가 바로 서고," 다음으로 "공명이 숨을 쉬어야 하며," 마지막으로 "오장육부가 제 자리에 있어야" 한다. 이것이 우리 인체를 자연으로 되돌리고 건강한 몸을 유지하기 위한 몸 다스리기의 기본이다.

 척추, 공명, 오장육부가 제대로 다스려지면, 사람은 자연치유력을 극대화 하는 원래의 모습으로 돌아가 질병의 고통에서 벗어날 수 있으며 천수天壽를 누리는 복을 받게 되는 것이다.

### 1) 척추

 척추가 바로 서야 한다고 하는 것은 단지 뼈만이 아니고 척수 신경까지 바로 서야 한다는 것이다. 뼈와 신경이 함께 있는 이 척추는 인체의 중심이다. 척추는 인체를 지탱할 뿐만 아니라 중추 신경이 지나고 있고, 또한 단단한 뼈로 되어 있으면서도 충격을 잘 흡수할 수 있는 구조로 되어 있다.

 척추를 중심으로 상하좌우로 근육이 덮고 있으며, 척추의 구멍 속에 척수 신경과 말초 신경이 지나고 있다. 척추 마디마디 사이로 좌우 30쌍 이상의 신경이 가지를 쳐서 오장육부는 물론 몸의 각 기관과 연결 되어 있다.

척추는 머리 아래 부터 경추(목뼈), 흉추(등뼈), 요추(허리뼈), 천추(엉치뼈)로 이어져 골반 뼈와 연결 된다.

경추는 7개의 뼈로 구성되어 있으며 다른 척추와 달리 경추 양옆으로 동맥이 지나간다. 상대적으로 작지만 무거운 머리를 지지하면서 움직임이 크기 때문에 그만큼 손상되기도 쉽다.

특히 5, 6번 경추 골절은 하반신 혹은 전신마비의 원인이 되기도 한다. 경추 속에 있는 척수강으로는 뇌에서 사지로 전달하는 운동신경, 사지와 몸통 각 기관에서 뇌로 전달하는 감각 신경이 척수를 지나 전달된다. 경추 앞쪽으로는 심장 박동, 호흡, 소화기능을 조절하는 자율 신경, 양쪽으로는 대뇌에 혈액을 공급하는 동맥이 지나간다.

흉추는 12개의 뼈로 구성되어 있고, 또 늑골과 연결되어 있기 때문에 다른 부위보다 움직임이 비교적 적은 편이다. 흉추에서 나오는 신경에는 교감신경이 포함되어 있어 심장기능, 소화기능, 피부 발한, 혈관 수축 등 자율신경 기능과 관련이 깊다.

요추에는 늑골이 퇴화해 추골에 유착되어 있다. 허리를 이루고 있는 5개의 요추는 다른 뼈에 비해 넓고 크다. 요추는 선 자세에서 체중의 약 70%를 감수하도록 되어 있기 때문에, 추간판 탈출증, 변형성 척추증, 척추과민증 등 이상이 생겨 요통이 일어나는 경우가 많다고 한다.

요추에서는 회전 운동이 거의 일어나지 않고, 척추의 관절면에 따라 앞 뒤로 구부리는 동작이 주로 발생할 수 있도록 되어 있다.

천추는 5개의 뼈가 융합해서 된 것으로 척주를 구성하는 척추 중에서 가장 크다. 골반뼈와 연결 되어 있는 천추는 위로는 요추, 아래로 미골이 붙어 있다.

아기가 엄마의 자궁 속에 있을 때는 5개로 분리 되어 있지만 나중에 서로 합쳐져 하나가 된다. 이곳에서 나오는 신경은 비뇨·생식기능과 밀접하게 연관이 된다.

### 잘못된 생활습관과 나쁜 자세는 척추 이상의 원인

인체는 완벽한 조합과 균형으로 이루어진 '이상적 상태'를 이루고 있다. 약간 잘못된 것은 스스로 수정하고 균형점으로 복귀하는 성질을 가지고 있다. 이것을 인체가 지닌 자연치유력이라고 한다. 그러나 일정한 정도를 넘어서면 다시 균형점으로 복귀하기가 어려워진다. 자연 치유력을 발휘할 수 없게 되는 것이다.

이는 척추도 마찬가지다. 척추도 모든 요소 중 어느 하나라도 일정한 정도를 넘어서 잘못되면 올바른 자세를 유지하기는커녕 몸을 움직이기도 힘들게 된다. 이렇게 척추에 이상이 생겨 나타나는 통증은 그 정도가 상상을 초월한다. 비록 어떤 방법을 통해 신체를 바로 잡았다 하더라도 평소와 같이 습관적인 일상생활을 지속한다면, 우리 몸은 이미 익숙해진 그릇된 자세와 동작을 또 다시 반복하게 될 것이다. 그렇게 되면 또 다시 척추에 이상이 올 수 있다.

우리의 일상생활을 주의 깊게 살펴보면 고개나 허리를 앞으로 굽히는 자세가 대부분이다. 편향적으로 반복된 자세를 지속하면 어깨는 귀보다 앞으로 나오게 되고 등은 상대적으로 뒤쪽으로 빠져나가 굽게 된다. 잘못된 자세의 예를 들어보면 다음과 같다. 이런 자세는 이미 잘못되어 있는 몸의 구조 때문일 수도 있고, 이런 자세로 말미암아 몸이 잘못될 수도 있다. 어쨌든 이런 자세는 의도적으로 피하려고 노력해야 한다.

- 구부린 자세로 오랜 시간 책을 읽거나 컴퓨터 게임 또는 일을 한다.
- 책상에서 엎드린 자세로 자주 잠을 잔다.
- 몸을 비스듬히 소파에 기댄 채 장시간 휴식을 취하거나 TV를 시청한다.
- 머리를 팔에 괴고 옆으로 누워서 오랫동안 책을 읽거나 TV를 시청한다.
- 버스나 지하철에 서 있을 경우 한 쪽 발에만 하중을 싣거나 한 쪽 팔로 손잡이에 체중을 의지한다.
- 의자에서 오랫동안 주로 한 쪽 다리를 다른 한쪽 다리 위에 올려놓고 앉는다.
- 몸을 한 쪽으로만 사용하는 운동을 한다.
- 방이나 마룻바닥에서 다리를 한 쪽으로 모아 옆으로 꼬고 앉는다. 대개 여자들이 이러

한 자세를 취한다.
- 방바닥에 앉아 장시간 화투나 카드 놀이를 한다.
- 급발진과 급제동을 하면 목에 무리가 생긴다.
- 임신과 비만에 따라 자세가 변형된다.
- 유아들의 경우 젖이나 우유를 먹일 때 혹은 놀이를 할 때 약간의 부주의로 목뼈(경추)나 어깨 관절의 이상을 부를 수도 있다.

**척추 및 골반 이상에 따라 나타나는 증상**

경추에 이상이 생기면 현기증, 두통(편두통), 이명 등이 나타나고, 손발이 저리거나 아프고 신경쇠약, 건망증 같은 증상이 나타난다. 자고 일어날 때 목 근육이 긴장되어 있어 움직일 경우 심한 통증이 나타난다. 가끔 어깨 근육도 뭉치게 되어 가슴등뼈(흉추) 1, 2, 3번 주변 근육 및 신경까지 저림 현상이 나타난다.

경추 이상은 흉추 1, 2, 3번까지 영향을 미치는 경우가 대부분이다. 흉추 1, 2, 3번에 이상이 있으면 어깨가 아프고 목도 뻣뻣해져 잠자리가 불편하다. 심하면 손이 저리기도 하고, 기침을 제대로 할 수 없게 된다. 가슴이 답답하고 두근거리는 등 호흡 순환기에 이상 징후가 나타나기도 한다.

흉추 3, 4, 5번에 문제가 있으면 위, 간, 내분비(위산, 여성호르몬)기관의 기능이 떨어지게 된다. 급체나 위경련이 있을 때 흉추 3, 4번 부위에 통증이 수반되는 경우가 양자의 상관관계를 단적으로 드러내 주는 것이다.

흉추 6번 아래쪽에 이상이 발생하면 췌장, 소장, 대장 등의 기능이 약화되면서 아랫배에서 가스가 찬 듯 더부룩하며 배설 기능도 떨어진다.

골반이 제 자리를 잡지 못하게 되면 비뇨기와 생식기능에 이상이 생긴다. 생리불순, 변비 및 심한 경우 성기능이 감퇴되는 것은 물론 여자의 경우 습관성 유산의 단초가 되기도 한다. 횡격막의 움직임이 원활하지 못하므로 깊은 호흡이 이루어지지 않아 명치 밑 부분이 답답하다고 느낄 수도 있다.

## 2) 오장육부

오장육부는 인체의 기본 틀인 뼈와 신경, 근육이 활동하는 데 필요한 모든 활동을 하는 중요한 기관이다. 에너지를 공급하기 위해서 음식물을 섭취하고 소화하며 영양분을 운반하고 배설도 한다.

이 오장육부가 제 기능을 다하려면 본래의 자리에 있어야 한다. 오장육부에 병이 생기는 것은 척추가 휘어지면서 자율신경계가 막히는 것과 함께, 오장육부가 밑으로 처져 제자리에서 벗어나기 때문이다. 오장육부가 제자리에서 벗어나면 원래의 활동이 제약을 받거나 굳으면서 제 역할을 못하게 되고 자연 치유력을 상실하게 되는데, 이것이 병을 부르는 것이다.

예를 들어 신장이 아래로 처져 원래 자리에서 벗어나 있는 경우, 신장을 고정하고 있는 근육이 긴장하여 신장에 스트레스를 주게 되어 그 기능을 저하시키게 된다. 게다가 아래에 있는 방광을 누를 정도까지 처지면 소변 저장 용량이 작아져 소변을 자주 누어야 하는 증세가 나타난다.

또한 여자의 경우에는 좀 더 심각할 수 있는데, 난소나 나팔관을 누르게 되면 생리나 심지어 생식 기능에 장애가 올 수도 있다. 이 모든 것이 신장 하나가 제 위치에서 벗어나서 생기는 결과이다.

오장육부가 원래 자리를 지키고 있으면 우리 몸은 인체의 기본 틀을 움직이는 데 필요한 기능을 충분하해 낼 수 있다.

## 3) 공명

공명空明은 "비어 있으면서 우리 몸에 빛을 주는 곳"이라는 뜻을 담고 있다. 위치는 밖에서 보면 배꼽과 치골(불두덩이) 중간이며, 뱃속으로 보면 대장과 방광 사이에 있다.

공명은 모태 안에서 배꼽을 통해서 공급 받은 산소를 머금고 있던 작고 얇은 공기 주머니이다. 아기가 태어나서 첫 울음을 터트리며 폐 호흡을 시작하면서 공명은 아이의 성장과 더불어 대부분 퇴화한다.

누워서 배꼽에서 손가락을 세 개 포갠 만큼 밑의 정중앙 부분을 손가락을 모아 누르면 부드러운 느낌으로 빨려 들어가는 곳이 있는데, 이곳이 공명이다. 공명이 막혀 있는 사람은 빨려 들어가지 않고 딱딱하며 찌릿하게 아프게 느껴진다. 이곳을 하단전이라 부르기도 하는데, 공명은 그렇게 추상적인 것이 아니라 실제로 존재하는 기관이다.

뱃 속에서 아무 것도 없음으로 해서 가장 중요한 역할을 하는 곳이 이 공명이다. 아무 것도 없어야 할 이곳에 장기가 아래로 처져서 들어차면 공명이 막히게 되는데, 이때 여러 가지 질환이 나타 날 수 있다.

우선 깊은 복식 호흡이 안 되고 얕은 흉식 호흡 밖에 할 수 없게 된다. 그러면 허파가 충분히 펴지지 않게 되기 때문에 산소의 공급이 충분하지 못하고, 산소가 부족하니 기력이 떨어지고 쉬 피로해지며, 몸이 차가워 여름에도 이불을 덮고 자게 되고 우리 몸의 끝에 위치 해 있는 손과 발이 차가워지게 된다(수족냉증).

공명이 막히는 것은 몸이 심하게 굽어 오장육부가 아래로 처지면서 공명이 있는 빈 공간을 채워 버리기 때문이다.

채워진 공간을 다시 비게 하려면 역시 허리를 세우고 가슴을 펴야 한다. 이렇게 막힌 공명을 다시 비게 하는 것을 '공명을 틔운다'고 하는데, 허리를 세우고 가슴을 펴면 처져 있던 장기가 위로 올라 공명이 트이게 된다.

우리 몸에 공명이 막히면 기운이 제대로 돌지 않아 좋은 음식을 먹어도 쉬 기운을 차리지 못하게 되므로, 항상 공명이 트일 수 있도록 허리를 세우고 가슴을 펴도록 노력해야 숨을 제대로 쉴 수 있게 되어 활기찬 생활을 할 수가 있는 것이다.

# 3 인체의 특성

우리 몸의 모든 기관은 모두 제 나름의 이유가 있다. 제각기 맡은 역할을 하면서 균형을 이루어 몸을 구성하고 움직이는 것이다. 이 균형을 통해서 인체는 스스로를 유지하면서 시시각각 발생하는 안팎의 위기를 극복하는 힘을 발휘 한다. 이것이 자연치유력이다.

이 힘을 극대화하는 것이 건강의 출발점이다. 병이 났을 때 약이나 수술 같은 외부적인 방법에 의존할 것이 아니라, 우리 몸이 가진 이 힘으로 질병을 스스로 극복하고 건강을 유지하는 것이 가장 자연스러운 일이다. 그리고 바로 이 힘을 키우기 위해서 우리는 우리 몸을 이루는 기본 틀과 근본 기관이 상호간에 어떤 작용을 하는지 또 어떤 특성을 가지고 있는지 알아야 한다.

### 1) 뼈의 특성

심한 동작이나 갑작스런 외부 충격으로 인해 뼈에 무리가 올 것 같으면 뼈는 스스로 관절에서 틀어지거나 접질리면서 충격을 최소화하려고 한다. 물론 외부로부터 강한 충격을 받으면 부러지는 경우도 많이 있지만, 뼈가 삐거나 접질리는 것은 부러지는 것을 방지하기 위한 생명체 보호 본능의 결과인 것이다.

인대와 근육 신경은 운동과 정보 전달 기능 외에 뼈를 보호하는 기능도 있다. 뼈에 이상이 발생하면 바로 통증이 뒤 따르는 것은 뼈의 움직임을 적게 하기 위해서 발생하는 경고인 셈이다. 또 관절 주변의 인대나 힘줄 및 근육이 경직되면서 뼈가 더 이상 어긋나지 않도록 보호하는 역할도 한다.

### 뼈의 회귀 본능
뼈가 관절에서 틀어진 채 아무리 오래 되었더라도 뼈는 원 위치로 돌아 갈 준비를 항상 하고 있다. 오래 전에 관절이 잘못돼 있어도 교정이 가능한 것은 이 때문이다.

### 뼈의 움직임과 호흡
뼈가 제자리로 돌아가는 것은 호흡이 멈추는 찰나에 일어난다. 따라서 스스로 교정하거나 다른 이를 만져 줄 때 스스로 혹은 서로 간에 호흡을 잘 읽어야 한다. 숨을 다 내쉬고 멈춘 순간을 포착해 가볍게 뼈를 움직여야 한다. 호흡을 무시하고 무리하게 힘을 가하면 오히려 해를 입힐 수도 있다. 엎드린 상대방의 등뼈를 무리하게 누르면 쇄골 및 갈비뼈가 부러지는 경우도 있다.

### 교정된 뼈가 자리 잡는 기간
뼈를 교정한 후 스스로 제자리를 잡는 데는 약 5일 정도 걸린다. 따라서 뼈 교정 후 일정 기간은 몸을 무리하게 움직여서는 안 된다. 맞추어진 상태를 잘 유지해야 다시 틀어지는 경우를 줄일 수 있다. 일부 뼈를 만진다는 곳에서 매일 뼈 교정을 하는 것은 잘못된 것이다. 뼈가 제자리도 잡기 전에 날마다 흔들고 비틀어서 교정하는 것은 바람직하지 않다.

### 뼈의 기억
출산의 경험이 있는 여성이 해마다 산달만 되면 몸이 불편한 느낌을 갖는 것은 뇌의 기억이 아니라 골반 뼈가 기억을 가지고 반응을 하기 때문이다.

### 연골의 수명

인체에는 뼈와 뼈를 연결하는 관절에 연골 조직이 있는데, 척추에는 추간판이라는 연골이, 무릎에는 무릎 연골이 있다. 연골은 사람이 살아가는 평생 동안 사용해도 닳아 없어지지 않을 정도로 유연하고 질기다. 시신이 흙 속에서 썩게 되면 나중에 남는 것이 뼈인데 이 연골은 매장한 지 50년이 지나도 썩지 않고 얇은 비닐막처럼 그대로 남아 있을 만큼 질기고 수명이 오래간다. 관절의 이상으로 연골이 닳아 없어졌다는 것은 잘못된 것이고, 단지 연골이 제자리에서 밀려 안 보인다고 하는 것이 맞는 말이다.

### 골격 교정의 적기

사람의 골격은 12~14세에 완성되므로, 뼈의 성장이 마감되는 이 시기에 맞추어 이상 부위를 교정하고 평상시 올바른 자세로 몸을 관리하면 성인이 되어도 항구적으로 정상적인 골격을 유지할 수 있는 기틀을 마련하게 된다. 이러한 점에서 초등학교나 중학교의 교과 과정에 바른 자세 교육이 절실히 필요하다. 성장기 청소년들의 자세가 바르게 되어야 나라가 바로 서고 우리의 미래가 보장되는 것이다.

### 2) 맥의 조절 기능

"맥이 없다", "맥이 빠졌다", "맥 놓고 있다"고 할 때 맥은 몸을 영위하는 근본 에너지(기운)의 흐름 상태를 말한다. 수맥水脈, 금맥金脈, 혈맥血脈, 산맥山脈처럼 흐르는 줄기를 이루는 모습에 '맥'이라는 글자를 사용한다. 또 '가장 중요한 지점'을 뜻하기도 한다. 인체에서도 기운이 흘러가는 중요한 지점을 '맥'이라고 한다.

많고 복잡한 경락과 경혈을 총괄하는 기본적인 맥이 있는데, 이를 독맥督脈이라고 한다.

기본 독맥은 모두 인체의 뒤편에 있다. 그 위치는 양쪽 발목에서 한 뼘 위인 종아리와 양쪽 무릎 뒤편에서 한 뼘 위, 흉추12번과 요추 1번 사이의 좌우, 흉추 7번 좌우, 흉추 3번 좌우, 후두골의 밑 부분 양옆, 그리고 양쪽 귀 끝에서 손가락 두 개 포갠 만큼의 위쪽 7군데에 있다. 근육의 움직임과 신경의 흐름을 주관하므로 독맥은 신경과 근육을 다스린다고 할 수 있다.

몸을 많이 움직여 신경을 과도하게 사용하면 신경의 흐름을 독맥에서 자동으로 조절하게 된다. 다리를 많이 사용했을 경우 종아리 근육이 뭉치는 것도 독맥의 작용이다. 인체의 기본인 뼈가 잘못되어 신경이나 근육이 긴장될 때도 독맥은 굳어지는데, 약해진 곳에 신경이 덜 가게 해서 통증을 줄이고 보호하려는 것이다. 고관절이 틀어졌을 때 허벅지 뒤쪽 독맥이 굳어지는 것도 같은 경우다. 따라서 이상이 생긴 부위의 원인을 찾아 전체적인 평형을 잡아 주고 막혀 있는 독맥을 틔워 주어야 신경과 근육이 정상적으로 움직일 수 있다.

### 3) 판막 작용

인체의 내부와 외부는 판막으로 차단되어 있다. 호흡기는 외부의 공기를 들이마셔서 산소는 취하고 불필요한 가스는 내보내지만, 내부의 폐나 공명까지 이르는 중간에 이러한 막이 있어 내부와 외부 공간을 차단한다.

소화기의 경우에는 여러 곳에서 흐름을 조절한다. 우선 입과 식도 사이에 막이 있고, 식도에서 위에 이르는 도중에도 막이 있으며, 위에서 소장으로 가는 곳, 소장이 구부러지는 부분, 대장이 구부러지는 부분에도 막이 있어서 이미 내려간 음식물이나 위산이 역류하지 못하도록 한다.

이러한 차단 작용으로 몸 내부에서 썩는 일은 없다. 대장의 숙변이 아무리 오래 되었더라도 내부에서 썩지는 않는다. 외과 수술 후 병세가 갑자기 악화 되는 경우가 있는데, 이는 인체의 내부가 강제로 노출되면서 미생물이 급격히 퍼지기 때문이다. 우리 몸의 평형상태가 깨진 것이다.

인체 내 관管에는 필요한 곳마다 흐름의 방향을 조절하는 막이 있다. 마치 수도관에 역류를 방지하기 위한 밸브가 있는 것과 마찬가지다. 몸의 흐름이 순리대로 가도록 되어 있는데, 그 막을 인위적으로 망가뜨리는 일은 결코 바람직하지 않다.

위나 대장 내시경 검사를 하면서 그 판막들을 흐트러 놓으면 인체의 자연스러운 흐름에 악 영향을 준다. 내시경 검사 후 위에서 신물이 자주 올라오거나 속이 답답한 것이 오래 지속되는 경우는 이러한 이유 때문이다. 또한 대장 청소를 위해서 항문을 관장하는 경우가 있는데, 잘못하면 장의 움직임이 부자연스럽게 되기 때문에 배변에 문제가 생길 수도 있다.

### 4) 인체의 '좌와 우'의 작용

인체는 오른쪽의 것이 주된 작용을 하고 왼쪽의 것은 보조 역할을 한다. 척추에서도 오른쪽 신경이 주 작용을 하고, 목에서 머리로 올라가는 신경 또한 오른쪽에서 주기관인 뇌와 연결되며, 왼쪽 신경은 얼굴의 눈, 코, 귀, 입의 기능적 측면에 관여한다. 콩팥도 오른쪽에 붙어 있는 것이 주기능을 하고 있다.

### 5) 인체의 '방향성'

우리 인체에서는 일정한 '방향성'에 맞추어 기관이 형성되고, 뼈가 모양을 갖추며, 신경과 근육이 생겨난다. 이러한 '방향성'은 인체가 본래의 모습에서 흐트러졌을 때 이를 바로 잡는 방향의 기본이 된다.

이는 인체의 기본틀(뼈, 신경, 근육)을 바로 잡아줄 때 순리적인 방향으로 해야지 반대로 역행하게 되면 오히려 이상이 생길 수 있다. 상대를 제압하는 무술의 동작은 인체 생성의 역방향으로 이루어져 있기 때문에, 인술과 무술은 근본적으로 차이가 있다.

근육을 푸는 방향도 인체의 기본 성장 방향에 맞추되, 근육이 굳은 원인 부위를 향하여 근육의 결을 따라 풀어주어야 한다.

**안에서 밖으로**

인체는 처음 형성될 때 내부에서 변화하여 바깥으로 성장해 간다. 내부 장기가 만들어지고 그후 외부와 연결되는 구멍의 막이 터지면서 바깥과 소통이 시작된다.

**가운데서 위 아래로**

나무가 아래로 뿌리를 내리고 위로 줄기를 뻗치는 것처럼 인체 또한 몸의 중심에서 위와 아래로 성장한다. 척추를 시작으로 머리와 뇌 및 팔 다리가 자라난다.

**뒤에서 앞으로**

척추를 중심으로 뒤편에서 시작해서 앞쪽의 기관들이 만들어진다.

## 6) 인체의 균형

사람이 둥근 공처럼 항상 완벽한 중심을 잡고 있을 수는 없겠지만, 그 본 모습대로 평형을 유지하고 있다. 이러한 평형 상태가 어떠한 이유에서든 흐트러지게 되면 몸과 마음에 이상이 생긴다.

인체의 기본틀인 뼈대의 균형이 깨지게 되면, 신경이나 근육에도 영향을 미쳐 움직임이 불편해지고 통증이 뒤따르는 등 문제가 나타난다. 어느 한 부분의 불균형은 온 몸에 영향을 미치게 되는 것이다.

척추가 휘어지는 것도 균형을 잃는 것이고, 면역체계의 이상도 균형상태가 깨진 것이요, 몸과 마음이 조화롭지 못한 것도 균형이 깨진 것이다. 오장육부의 문제도 뼈대의 균형이 무너지면서 일어나기 쉽다. 틀어진 골반은 신장을 처지게 하고, 처진 신장으로 인해 방광이 압박을 받게 되고, 그리하여 각각의 기능이 약해지고, 몸은 힘들어 쇠약해지고, 의지나 정서도 고갈된다.

모든 생명체가 다 그러하듯이 인간도 모든 부분은 전체와 하나로 연결되어 있기 때문에, 본래의 위치에서 제 기능을 다해야만 건강을 유지 할 수 있다. 사람은 항상 본 모습 그대로 상·하·좌·우·전·후의 균형六合이 이루어져야 건강한 몸을 유지할 수 있다.

## 7) 우리 몸에 존재하는 것은 모두 이유가 있다

　인체의 모든 기관은 모두 필요에 의해서 존재한다. 따라서 어느 한 부분도 소홀히 할 수 없으며 또한 함부로 자른다면 그것은 참으로 경솔한 짓이다. 살을 빼기 위해 위의 일부를 도려내거나, 맹장이 쓸데없는 기관이라며 일부러 수술해서 잘라내거나, 한동안 성행하던 포경수술 등 몸에 있는 기관을 경솔하게 손상시켜서는 안 된다.

　맹장은 소장에서 대장으로 연결되는 시작 부분에 꼬리처럼 달려 있는 것인데, 배 안의 소장과 대장이 유동적으로 움직이면서도 나름대로 제 위치를 잡을 수 있는 것은 맹장이 추 역할을 해주기 때문이다. 맹장을 떼어내면 소장과 대장이 균형추를 잃어버리는 결과가 된다. 또 임파선을 떼어내면 호르몬을 생성 할 수 없어 평생 인위적으로 만든 호르몬을 투입해야 한다.

　이처럼 인체 내부의 모든 활동은 자연적으로 조화롭게 이루어지기 때문에 피치 못할 사정이 아닌 한 스스로의 회복력을 극대화시키는 방법을 찾도록 노력을 기울여야 한다.

우리는 자기 스스로 속박하고 있으며,
방황과 모든 고통, 시련도
스스로 택한 것이다.

우리는 본디
편안하고, 자유로운 존재다.

몸살림이란…
어느 장소, 어떤 상황, 어떤 환경에서도
자기를 찾는 것이며,
존재의 실체를 일깨우는 것이며
자아를 일으켜 세우는 작업인 것이다.

그러므로 몸살림이란…
변화와 개혁을 위한 발상의 전환으로
모든 자기 일에 온전히 충실함을 말한다.

몸살림이야기, 둘

# 기본운동

건강의 기본은 인체의 기본 틀인 뼈와 신경과 근육이 균형된 상태로 제 역할을 다 하도록 하는 데 있다. 특히 인체의 모든 신경이 시작되는 척추가 올바로 서 있는가, 공명이 제대로 트여 있는가에 따라 병이 생기기도 하고 치유되기도 한다. 척추가 바로 서고 공명이 제대로 작용하면 우리 몸이 가진 자연 치유력과 복원력을 극대화할 수 있는 것이다.

자연 치유력을 강화하기 위해 골격과 근육을 스스로 바로 잡고, 인체의 각 기관이 원래의 기능을 회복하도록 하는 동작이 기본 운동이다.

'몸살림팔법'이라 부르는 8가지 동작은 사람이 살아가는 데 가장 기초적인 움직임인 '앉고', '서고', '눕는' 자세를 활용하는 것인데, 작은 공간에서도 할 수 있는 간단한 동작이다. 기본운동은 몸의 관절을 무리하게 사용하지 않고 남녀노소 누구나 쉽게 따라할 수 있도록 구성되어 있다.

그에 앞서 소개할 '기본숙제'는 우선 허리를 바로 세우기 위해서 먼저 실행할 필요가 있는 동작이다. 가장 간단하고 일상 생활과 밀접한 동작이므로 누구나 할 수 있다. 마치 하루 일과를 시작하면서 또는 일과를 마치기 전에 숙제를 한다는 기분으로 꾸준히 하면 몸의 변화를 느낄 수 있을 것이다.

# 1 기본숙제

사람에게 오는 병의 대부분은 고관절이 틀어진 것으로부터 시작한다. 고관절이 틀어지면 처음에는 허리가 아프지만 우리 몸에는 스스로 통증을 줄이고 차단하는 기능이 있기 때문에 며칠이 지나면 통증이 사라지게 된다. 그리고 고관절이 틀어졌다고 해도 고관절 자체에 통증이 오는 경우는 거의 없기 때문에, 우리는 대부분 고관절이 틀어진 것을 모르고 살아간다.

그러나 이런 상태가 오래 지속되면 등과 허리가 굽고 어깨가 한쪽으로 처지는 등 몸이 점점 휘어지며 굳어 버리게 되어 몸에 이상이 나타난다. 이렇듯 오랜 시간에 걸쳐 몸이 휘어지고 굳은 것이기 때문에 원상태로 돌아가는 것은 일순간의 교정으로 할 수 있는 것이 아니며, 더욱이 남이 해줄 수 있는 것은 더더욱 아니다. 자신이 의지를 가지고 꾸준히 운동을 해야만 몸을 바르게 만들 수 있는 것이다.

여기서 소개하는 '숙제'는 몸살림운동에서 가장 기본이 되는 운동이다. 매우 쉽고 간단해서 누구나 한 번만 배우면 쉽게 따라 할 수 있다. 운동을 하는 데 시간이 많이 들어가지도 않고 힘도 별로 들지 않는다.

그래서 이런 운동 같지도 않은 것이 무슨 효과가 있겠냐고 여길 수도 있겠지만, 이 간단한 운동의 위력은 정말 대단해서, 이 운동만 꾸준히 해도 평생 건강이 보장된다고 해도 과언이 아니다. 특히 매일 아침에 걷기숙제 20분과 잠 자기 전 방석숙제 10분은 꼭 하는 것이 좋다. 그 어떤 보약이나 운동법보다 건강에 도움이 될 것이다.

## 1) 방석숙제

방석숙제(방석운동)는 허리를 세워 허리가 정상적인 S자 곡선이 되도록 만드는, 스스로 허리를 바로잡는 기본 운동법이다.

이 운동을 하면 허리에 만곡이 생기고 틀어진 골반이 바로 잡히고 굽은 등이 펴진다. 운동시간은 10분~ 20분 정도가 적당하다.

### 방석숙제를 하는 방법

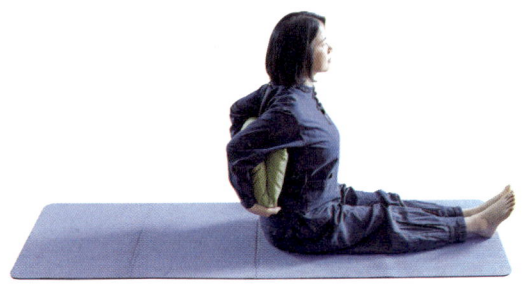

① 가정에서 흔히 사용하는 방석(좌우 45~50센티미터 정도)을 반으로 접어 접힌 2개 면이 있는 쪽을 겨드랑이에 대고 눕는다.

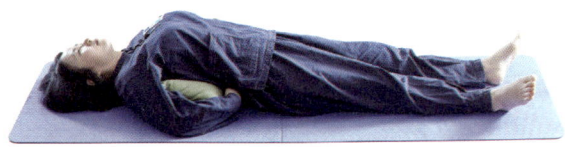

② 방석 접힌 쪽(볼록한 부분)을 아래로 하여 허리에 대고 누운 후 허리와 방석사이에 양손날을 수직으로 세워 양 손끝이 만나는 지 확인한다. 방석의 2개 면이 있는 윗부분을 겨드랑이에 대게 되면 흉추3번 지점에 위치하고, 방석의 접힌 아래 부분은 체격에 따라 다르지만 흉추 9,10번 정도에 닿는다.

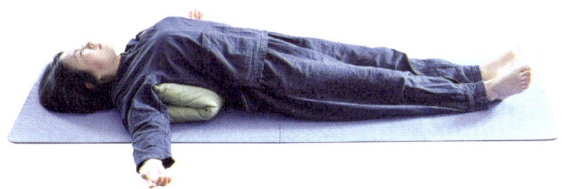

③ 팔은 어깨보다 아래로 편안히 하고 다리를 뻗고 누워서 10~20분 정도 있는다. 이때 호흡은 아랫배 공명까지 편안히 내쉰다.

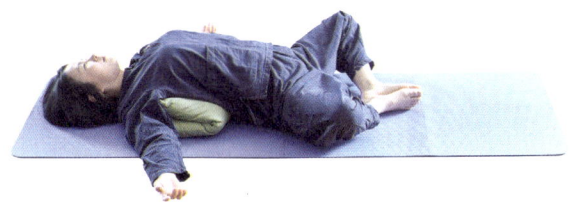

④ 다리를 뻗은 상태에서 다리를 모아 오므리고 양발바닥을 붙여 나비자세로 누워 있어도 된다.

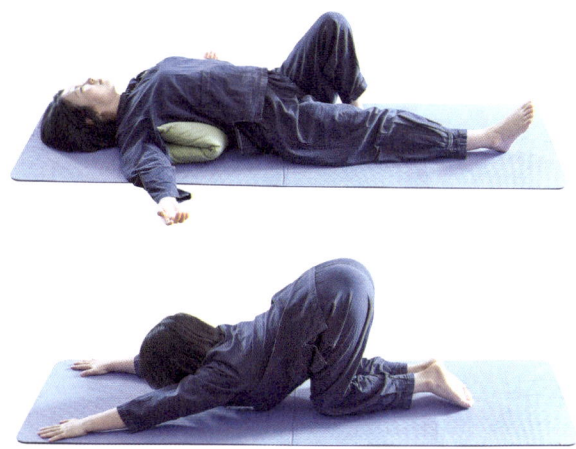

⑤ 운동 후 곧바로 일어나지 말고 반드시 몸을 한 쪽으로 돌려 엎드린 후 엉덩이를 위로 하고 상체를 낮춰 고양이 기지개 켜듯 일어난다.

## 2) 방석숙제 상세설명

### 방석숙제의 유래

방석을 허리와 등에 대고 드러누워 틀어진 몸을 바로 잡는 방석숙제는 필자의 스승이신 무애스님께서 전해 주신 비법이다.

70년대 강원도 암자에서 스승과 생활할 때 몸이 많이 틀어진 상태로 만난 필자에게 스승께서는 허리에 통나무를 대고 누워 있도록 했다.
며칠 계속해서 했더니 허리가 끊어질 듯 아프고 등이 딱딱하게 굳어 고통 속에 있는데 스승께서는 아프지 않느냐고 물으셨다. 당연히 힘들다고 하자, 그럼 왜 아픈데 계속하느냐고 하시면서 방석을 허리에 대도록 하셨다. 방석을 허리에 대고 누워 보니 정말 아픈 허리가 시원하고 좋았다.
이렇게 허리를 바로 잡는 방석숙제가 필자와 만나게 된 것이다.
그 후로 필자가 허리 아픈 사람들을 만나 교정을 해 준 후에 꼭 방석숙제를 하도록 권했다.

### 방석숙제의 변화

방석숙제는 초기 몸살림운동을 보급할 때 부터 엉치부분이나, 엉치보다 약간 위 지점(1~2센티미터)에 대고 했는데 허리가 많이 아픈 사람에게는 특히 효과가 있었다.

그런데 차츰 허리가 잡혀가면 방석이 허리에 닿는 느낌이 없을 정도이고, 방석숙제를 엉덩이쪽에 대고 하게 되면 일자허리가 되는 경우도 많이 발생했다. 방석숙제의 목적이 척추를 만곡으로 만들어 주는 것이므로 방석 대는 위치를 조금 더 등쪽으로 옮겨서 해보니 가슴이 열리고 하수된 위장이 제자리로 돌아오고 등이 펴지고, 허리가 완만한 곡선이 되는데 탁월한 효과를 느끼기 시작했다.

2016년부터 몸살림운동본부 회원들에게 방석위치를 엉치에서 한뼘 위로 올리도록 하여 임상을 해보니 훨씬 틀어진 척추를 바로 잡는데 효과가 입증되었다. 방석위치에 대해서 궁금해 하는 사람이 많아 이번 개정판에서 방석숙제에 대해 자세히 설명한다.

방석을 정확히 대기 위해서는 접힌 2개 면을 겨드랑이에 대고 누우면 알기 쉽다.

그 다음에는 허리와 방석사이에 손을 넣어 세워진 양 손날이 서로 만날 정도이면 적당하다.

겨드랑이에 방석의 접힌 2개 면을 대면 흉추3번 지점에 닿는다.

방석의 아래 접힌 면은 아래 흉추 9,10번 지점에 닿는다고 보면 된다.

누운 상태에서는 양 손날을 수직으로 세워서 방석과 허리사이에 손이 서로 닿으면 좋다.

굳이 방석위치를 변경하는 이유는 이렇게 하면 훨씬 좋기 때문이다.

허리는 물론 고관절을 비롯한 무릎, 굽은 등, 하수된 위장이 제자리를 잡는다. 공명도 쉽게 트여져 저절로 복식 호흡이 된다.

운동시간도 종전에는 10분을 넘기지 말도록 했는데 20분정도가 가장 효과가 있는 것으로 확인됐다.

다만, 아무리 좋아도 40분을 넘기면 등이 굳어 오니 더 이상은 삼가기 바란다.

접힌 면이 위로 가는 2번 방석숙제는 폐지한다. 그 이유는 접힌 면이 위로 가게 할 경우 등을 굳게 할 가능성이 있다. 하지만 접힌 면이 아래로 해서 등에 대면 등뼈(흉추)에는 힘이 들어가지 않고 살짝 덮인다.

견갑골이 틀어진다는 걱정도 쓸데없는 기우에 불과하다. 백문이 불여일견이고, 백견이 불여일행이다. 한번 해보면 알 수 있다.

## 3) 걷기 숙제

오랫동안 굽어있던 허리와 등을 세워 주어 척추가 S자로 만곡을 이루게 해주는 운동이다. 뿐만 아니라 가슴과 어깨를 펴 주어 심장과 폐의 기능을 향상시키고 오장육부로 통하는 신경이 트이게 하며 고관절 주변의 근육을 강화시켜 주고 필요 없는 근육은 없어지게 한다.

이 운동은 살을 빼는 데에도 효과가 탁월하므로, 매일 아침 일어나 걷기 숙제를 20분만 하면 살찔 걱정은 안 해도 될 것이다.

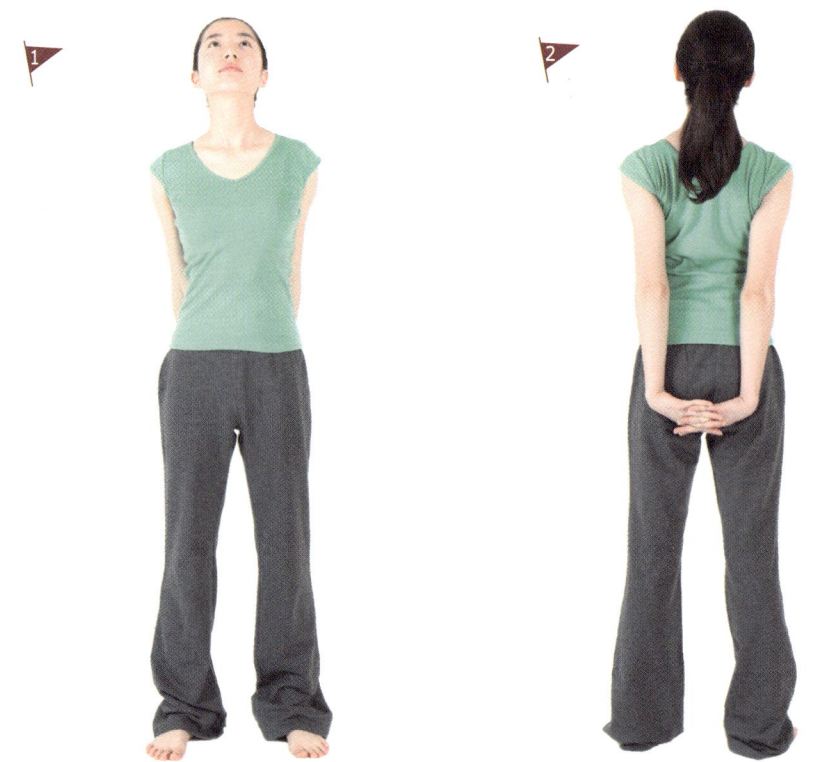

**1** 허리를 세우고, 가슴을 펴고, 고개는 상방 15도로 하여 편안하게 선다. 어깨를 으쓱해서 뒤로 넘기고 나서 양손을 깍지를 껴서 허리 밑으로 쭉 내린다. **2** 어깨와 팔에 힘을 빼고 손목은 팔과 손바닥이 직각이 되도록 구부린 채, 팔꿈치를 마주보게 하듯이 살짝 비틀어 주어 어깨와 가슴이 활짝 펴지게 한다. **3** 이런 자세에서 20분 동안 제자리 걸음을 한다.

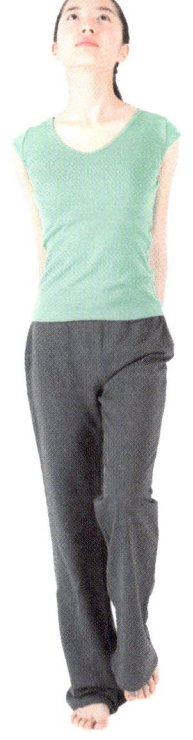

- 몸살림운동의 다른 모든 운동과 마찬가지로 몸의 힘을 뺀 상태로 운동을 해야 된다.
- 일부러 힘을 주지 않아도 위의 동작을 따라하면 자연스럽게 척추가 만곡을 이루게 되어 있다. 여기서 더 힘을 주면 오히려 어깨가 지나치게 뒤로 젖혀지게 되고 배를 앞으로 내밀게 되어 부자연스러운 자세가 된다.
- 허리를 세운다고 배를 앞으로 내밀어서는 안되며 가슴이 위로 당겨 올라간 듯 옆으로 활짝 펴지게 되면 배는 자동으로 펴지게 된다.
- 가슴을 편다고 어깨를 과도하게 젖히면 등 근육이 오히려 굳게 되므로 주의해야 한다. 기준점은 어깨와 고관절이 일직선이 되게 해주는 것이다.
- 제자리 걸음을 할 때는 바닥을 디딘 후에 다리가 무릎까지 완전히 펴지게 한다는 느낌으로 걸어야 한다.
- 운동시간은 20분 정도가 가장 적절하며 넘치는 것은 좋지 않다.

- 제자리 걸음은 앞꿈치는 바닥에 붙이고 뒤꿈치만 떼면 되지만, 상체가 자꾸 앞으로 쏠리는 느낌이 들면 발을 바닥에서 떼는 제자리 걸음으로 몸의 중심을 잡아가면서 해도 좋다.
- 제자리 걸음을 할 때 눈을 감으면 자신의 자세를 느낄 수 있고 평형감각을 찾으려고 세포가 활성화되기 때문에 더욱 효과적이다.

## 4) 등 뒤로 손 짚고 걷기

다리가 불편하여 걸음이 자연스럽지 못한 사람은 걷기 숙제를 제대로 하기 어렵다. 그럴 경우 의자나 탁자, 책상 등을 잡고 제자리 걸음을 하면 훨씬 수월하게 걷기 숙제를 할 수 있다.

여기서 중요한 것은 몸 앞 쪽으로 손을 짚는 것이 아니라 등 뒤로 손을 짚어야 한다는 것이다. 그래야만 어깨가 펴지고 허리가 세워져 바른 자세로 걸을 수 있다.

몸이 심하게 휘어진 상태라 처음에는 손을 짚고 걷기 숙제를 하더라도, 몸이 어느 정도 균형을 이루게 되면 손을 짚지 않고 할 수 있게 된다.

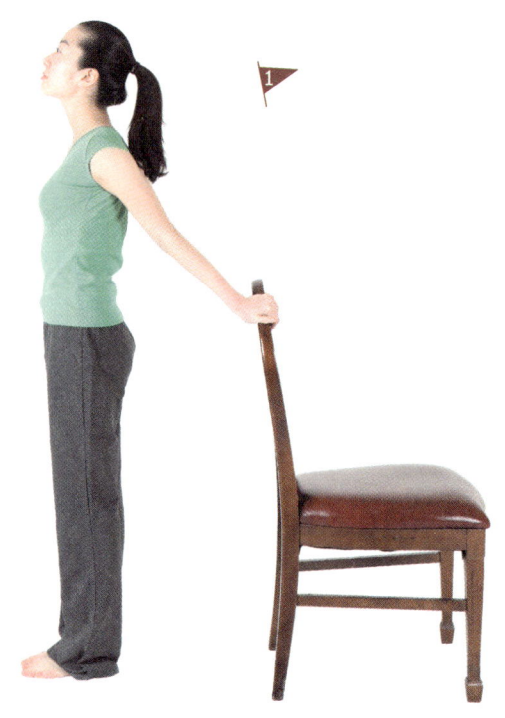

**1** 선 자세로 양손을 뒤로 해서 의자나 탁자 또는 책상 등을 자연스럽게 잡는다.  **2** 목이 바로 서도록 고개가 상방 15도를 향하게 하고 제자리 걸음을 한다.

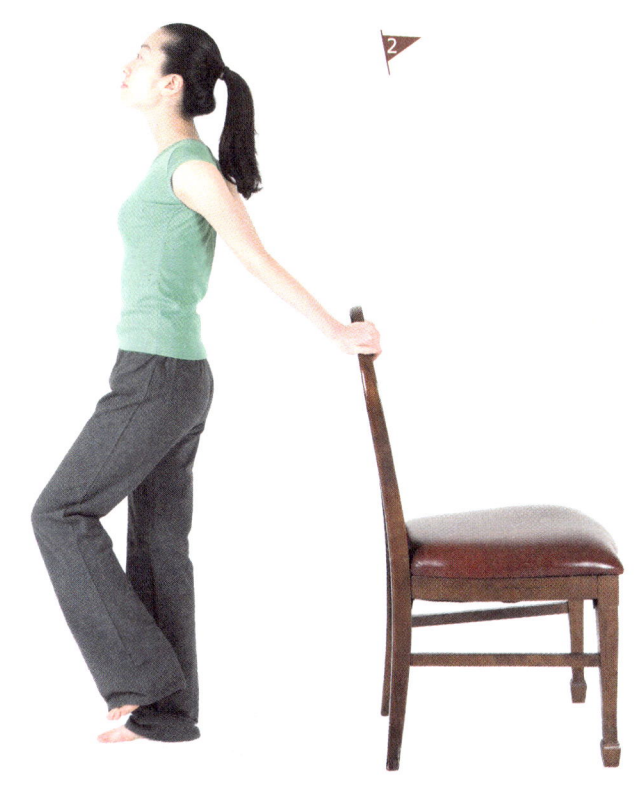

● 의자 등에서 약간 앞으로 떨어져서 서면 자연스럽게 팔이 쫙 펴지고 어깨가 뒤로 젖혀진다.

## 5) 엉치 밟아주기

　엉치가 아래로 쳐져 있을 경우 엉치 밟아주기를 하면 엉치뼈가 점차 제자리를 잡게 된다. 또한 피시근에 자극을 주어 강화시키기 때문에 치질, 요실금, 전립선염 등의 증상은 이 숙제를 한 달 정도 하면 탁월한 효과를 보게 된다.

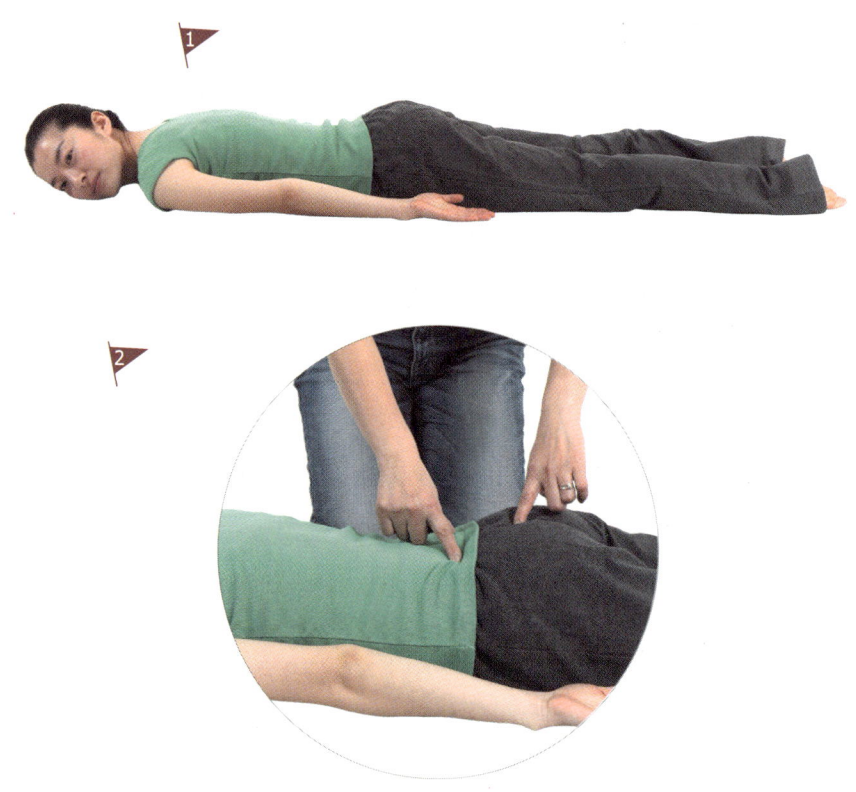

**1** 엎드린 사람의 팔은 아래로 내려 손바닥이 천장을 보게 하고 목은 한 쪽으로 편안히 놓는다. **2** 밟아 주는 위치는 엉치뼈와 꼬리뼈 사이다. 양 엉치뼈와 꼬리뼈가 삼각형을 이루는데, 이 삼각형 위를 밟고 허리쪽으로 약간 밀어 올려 준다. **3** 엉치뼈를 밟는 발에 무게중심을 두고 다른 쪽 발은 바닥에 대어 몸의 중심을 잡는다. 무릎을 살짝 굽힌 다음 양손을 무릎 위에 올려 지긋이 누른다. 이 상태로 매일 1번, 3~5분 정도 밟아 준다.

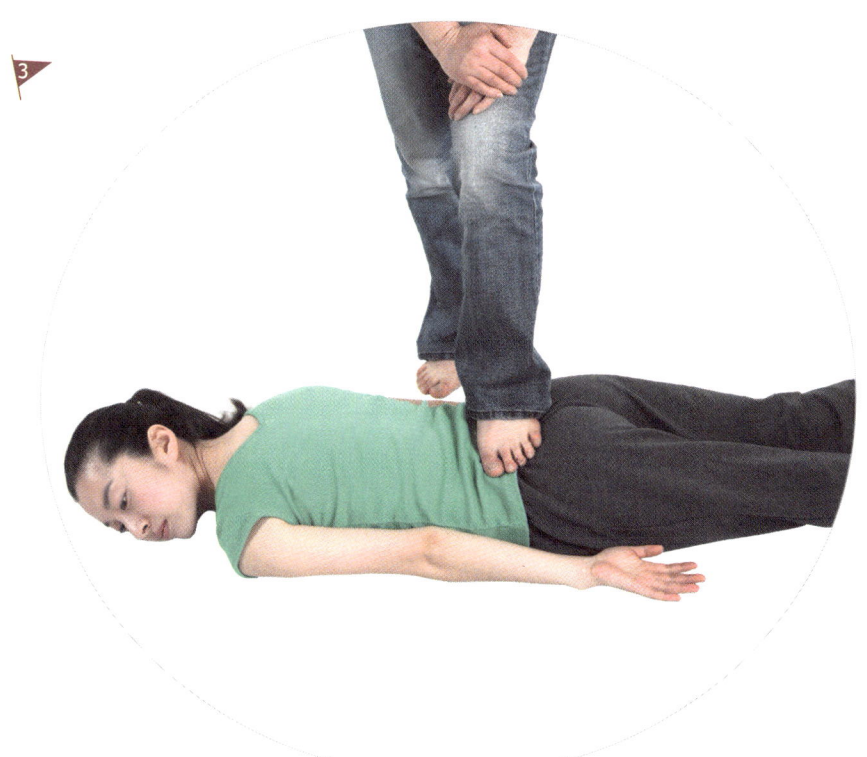

> 🚩 교정후조치

- 엉치뼈는 옆 골반을 검지로 잡고 엄지를 뒤로 돌리면 양쪽에 볼록하게 느껴지는 뼈이다.
- 이 두 개의 엉치뼈와 꼬리뼈 사이의 삼각형 부분을 발바닥의 오목한 중앙 부분이 닿게 올린다.
- 엉치를 허리쪽으로 약간 밀어 올려 주는 느낌으로 지그시 누른다.
- 족아치(발바닥 오목한 부분)가 허리 방향으로 향하도록 하여 밟아 준다.

✔ 잘못하여 허리를 밟게 되면 요추가 상할 수 있으니 밟는 위치가 엉치뼈 돌기 선을 넘지 않도록 주의해야 한다.

## 6) 주먹으로 엉치 올려주기

밑으로 처진 엉치뼈를 제자리로 올려주는 운동이다. 엉치뼈가 제자리를 잡아야 그 위에 놓인 척추도 바르게 될 수 있다. 엉덩이를 볼록하게 올려주고 O자나 X자로 휜 다리를 교정해 주는 효과도 있다.

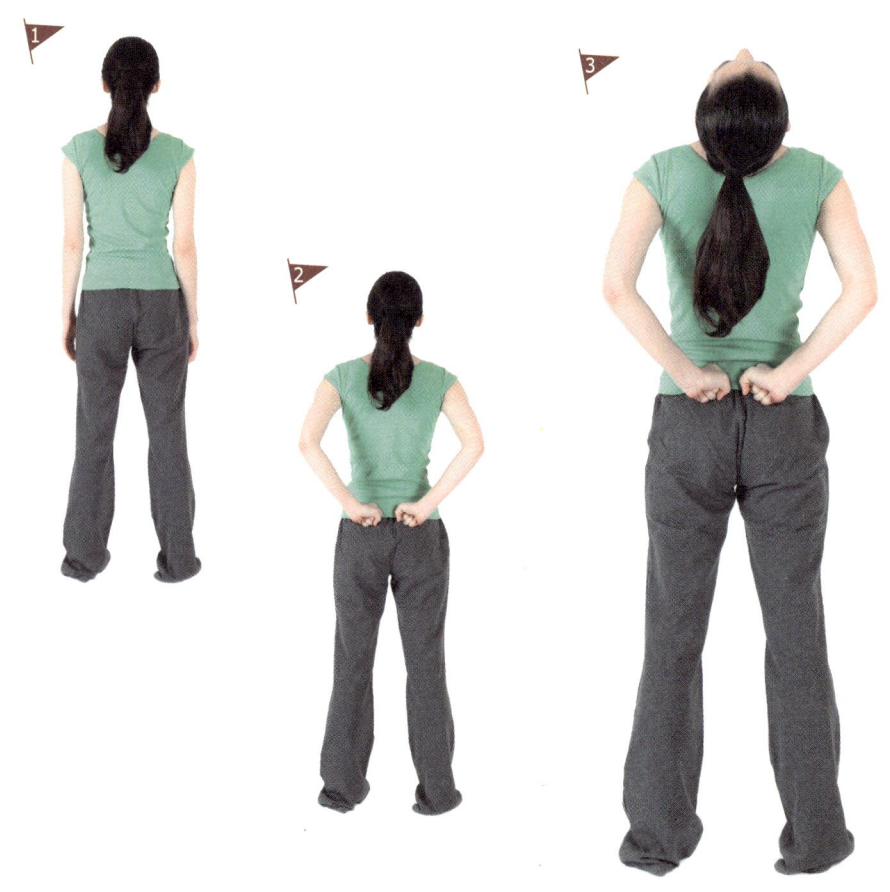

**1** 두 발을 어깨 넓이로 벌리고 편안하게 선다. **2** 주먹을 쥔 양손을 뒤로 돌려 엉치뼈에 八자 모양으로 갖다 댄다. **3** 이 상태에서 고개를 먼저 넘긴 다음 숨을 내쉬는 동안 주먹으로 엉치뼈를 모아 올려주면서 허리를 천천히 뒤로 젖힌다. 이 동작은 하루에 틈나는 대로 15회 이상 하는 것이 좋다.

# 2 몸살림팔법

몸살림팔법은 "척추를 바로잡고", "공명을 숨쉬게" 하며, "오장육부가 제자리를 찾게" 하는 것을 목표로 하는 8가지 기본운동이다. 이 운동을 할 때는 모든 운동이 그렇듯이 "힘을 빼고, 천천히, 몸의 중심을 유지"하는 세 가지를 명심해야 한다.

건강은 절대로 남이 거저 주는 것이 아니다. 어떤 운동이든 꾸준하게 해야 효과를 볼 수 있다. 더구나 건강을 돈으로 사려고 해서는 안 된다. 자신의 땀방울이 건강의 지름길임을 명심해야 한다.

(1) 온몸운동: 전체 마디를 풀어 주고 제자리를 잡게 한다.
(2) 서서 허리 굽히기: 허리의 유연성 및 주변 근육의 연성을 강화하고 엉치뼈가 제자리를 잡게 한다.
(3) 서서 팔 돌리기: 어깨와 팔의 근골이 제자리를 잡게 한다.
(4) 팔 뒤로 어깨 젖히기: 어깨 주변 및 등 근육과 고관절 주변의 근육을 강화한다.
(5) 앉아서 허리 비틀기: 옆구리의 유연성을 강화하고 오장육부가 제자리를 잡게 한다.
(6) 누워 등뼈 바로잡기: 등뼈 마디마디를 자리 잡게 하고 다리 근육을 자극해 강화시킨다.
(7) 누워 공명 틔우기: 공명을 틔워 온 몸의 기운을 활성화시킨다.
(8) 앉아 척추 바로세우기: 목뼈, 등뼈, 허리뼈 전체를 바로 서게 하며 더불어 마음 수양도 한다.

## 1) 온몸 운동

　사무실이나 학교에서 책상에 오래 앉아 공부나 일을 하고 일어설 때나 운동 전후에 이 운동을 하면 좋다. 특히 아침에 잠자리에서 일어난 직후 이 운동을 하게 되면 자는 동안 흐트러지고 굳어 있는 몸을 바로 잡아 주고 신경을 틔워 줌으로써 상쾌한 하루를 시작 할 수 있게 해 준다.

　특별히 장소나 시간의 구애를 받을 필요 없이 자주 할 수 있는 동작이다. 사지 관절 및 척추를 유연하게 해 주고, 반복해서 하다 보면 발목에서 목까지 모든 관절을 움직여 주는 동작임을 느낄 수 있을 것이다. 만일 어느 부위에 미세한 이상이 있으면 투두둑 하는 소리와 함께 제자리를 잡는 소리가 들릴 것이다.

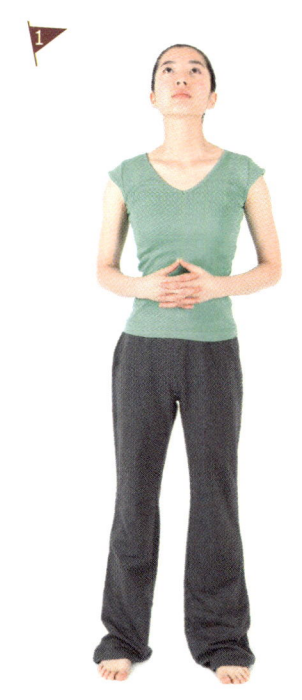
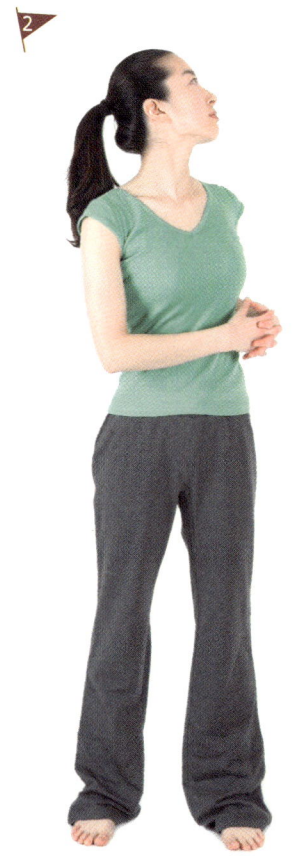

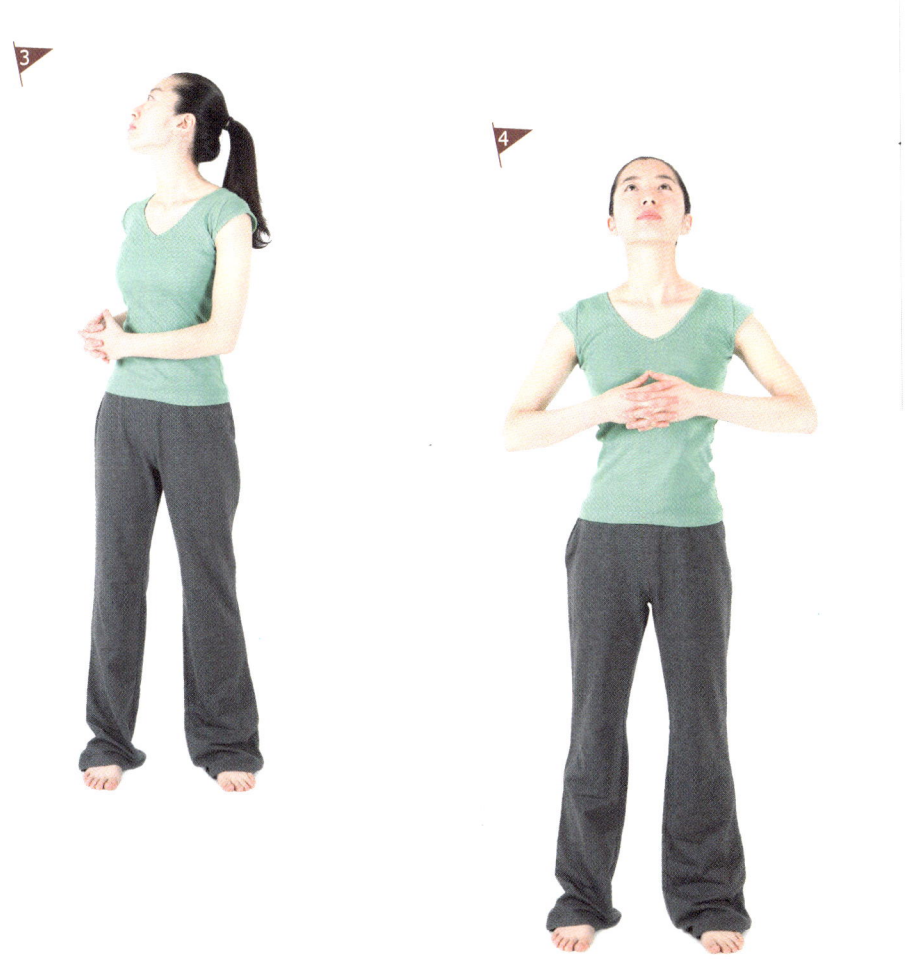

**1** 서서 허리를 곧게 세운 상태에서 몸의 긴장을 풀고 발은 편안하게 어깨 넓이만큼 벌린다. 고개는 15도 정도 위로 든다. 양손은 깍지를 낀 후 배 앞에 주먹 하나 들어갈 정도 거리를 두고 놓는다. 엄지 손가락을 서로 맞대어 삼각형 모양을 이루게 한다.  **2** 발을 바닥에서 떨어지지 않게 밀착시키고 발목에서 머리까지 온몸을 좌우로 가볍게 10회 정도 돌려 준다. 이때 돌리는 방향의 반대쪽 손의 엄지(왼편으로 몸을 돌리면 오른손 엄지)로 미는 듯한 느낌으로 팔을 먼저 돌리고 몸통이 따라가는 동작이 되도록 한다. 고개도 같은 방향으로 돌린다.  **3** 자신의 몸이 허락하는 범위에서 무리가 가지 않도록 한다. 배에서 가슴 높이까지 손의 높이를 바꿔가며 동작을 해본다. 이때 흉추에 자극이 가는 부분이 달라진다.  **4** 손을 가슴 높이로 올려 동작을 해 본다. 손의 위치에 따라 흉추의 자극점이 달라진다.

## 2) 서서 허리 굽히기

엉치뼈의 제자리를 잡아 주고 허리와 골반 근육의 연성을 강화하며 허리 근육을 위아래로 재배열해 주는 동작이다. 허리를 숙일 때 '후' 하고 숨을 크게 내쉬면 공명에 있는 탁기도 배출할 수 있고, 허리뼈 앞쪽에 있는 공명을 자극해 대장, 신장, 방광 및 생식기능 회복에도 도움이 된다.

허리나 고관절 및 골반에 이상이 있을 경우 뒤 근육이 당겨 깊이 숙여지지 않을 수 있다. 뼈에 이상이 없는 사람은 꾸준히 반복하면 허리가 유연해지고 굴신이 자유로워진다. 이에 따라 연관된 기관의 기능이 저절로 좋아지는 것을 느낄 수 있다. 또한 잠을 자는 동안은 낮에 활동하고 있을 때보다 숨을 적게 쉬기 때문에 뱃속에 탁한 공기가 더 많이 쌓이게 되는데, 아침에 일어나 이 운동을 하게 되면 한 번에 다 뱉어 버릴 수 있다.

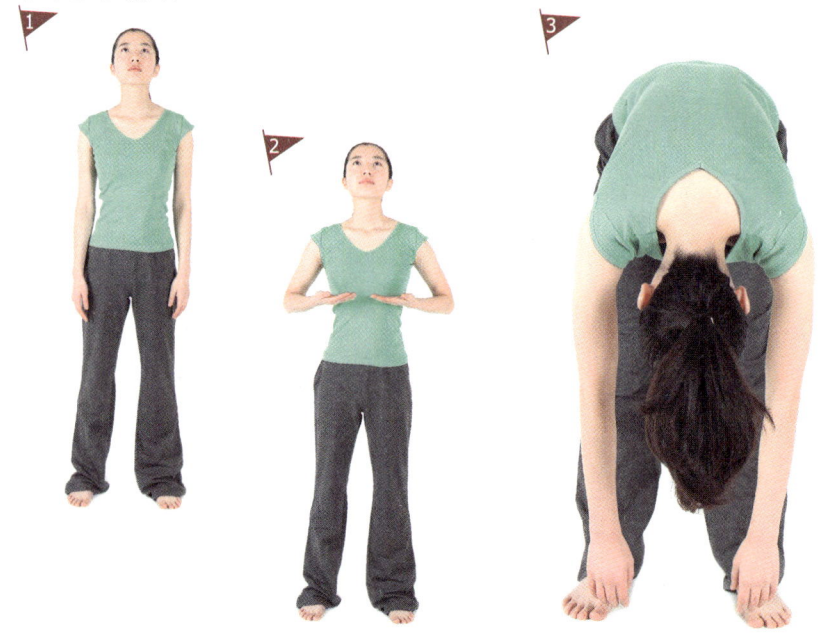

**1** 숨을 고르고 발을 어깨 넓이로 벌리고 선다. **2** 양 손바닥이 하늘로 향하게 하고 가슴 앞까지 끌어 올리면서 숨을 천천히 공명까지 들이 마신다. **3** 숨을 '후' 하고 크게 내쉬면서 상체만 천천히 내린다. 손은 편안하게 바닥으로 늘어뜨리면 된다.

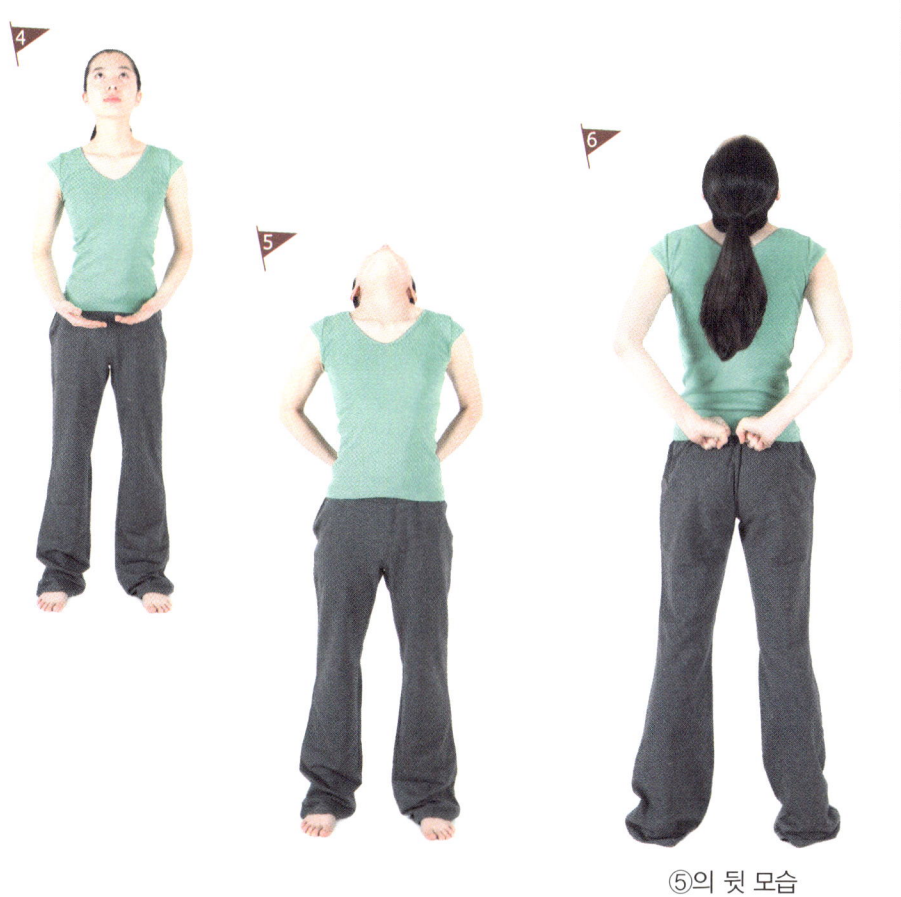

⑤의 뒷 모습

**4** 허리를 완전히 굽힌 상태에서 5초 정도 호흡과 동작을 멈추었다가 숨을 들이쉬면서 다시 상체를 서서히 들어 올려 처음의 자세로 돌아온다.  **5** 가슴과 팔꿈치를 뒤로 젖히고 양 엉치뼈에 주먹을 댄 후 엉치뼈를 모아 허리 쪽으로 밀어 올려주며 숨을 내쉬면서 상체를 뒤로 젖힌다. 숨을 마시면서 원 상태로 돌아 온다.

교정후조치

● 앞으로 굽히는 동작 두 번과 뒤로 젖히는 동작 한 번을 한 세트로 해서 3~5번 정도 반복한다.

몸살림이야기, 둘 기본운동 이야기

## 3) 서서 팔 돌리기

어깨 주변의 근육을 풀어 주고 앞으로 처진 어깨가 제자리를 잡게 해 주는 운동이다. 또한 앞으로 처진 어깨가 뒤로 돌아가면서 가슴도 최대한 펼 수 있게 해 준다. 평소에는 팔을 앞쪽으로만 사용하므로 어깨 운동을 할 때에는 팔을 뒤로 움직여 주어야 한다. 이 운동을 꾸준히 하면 오십견, 견비통 등과 같이 어깨에 통증이 생기는 증상을 예방할 수 있다.

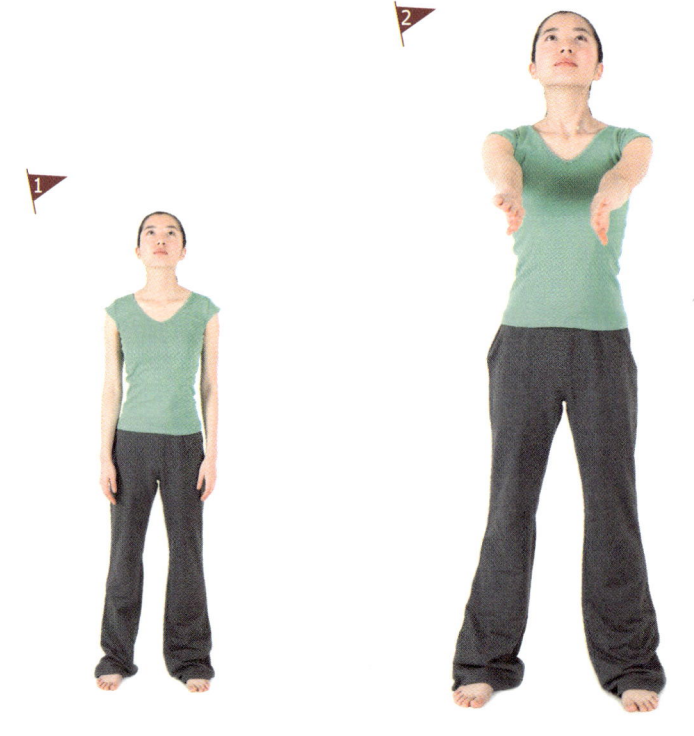

**1** 발을 어깨 넓이로 벌리고 선 상태에서 가슴을 펴고 고개는 상방 15도 정도 든다. 양 팔은 힘을 빼고 아래로 늘어뜨린다.  **2** 손목을 안쪽으로 돌려 양 손등이 마주 보게 한 후 숨을 들이마시면서 양팔을 손끝까지 쭉 뻗은 채로 천천히 들어 올린다.  **3, 4** 양팔의 안쪽이 귀를 스칠 만큼 양팔을 최대한 모으면서 뒤쪽으로 돌린다. 팔이 귀를 스치는 지점까지 오면 숨을 자연스럽게 뱉으면서 팔을 뒤로 돌려 내린다. 좌우에 하나의 큰 원을 그린다는 느낌으로 돌려주면 된다.  **5** 같은 동작을 5~10회 반복한다.

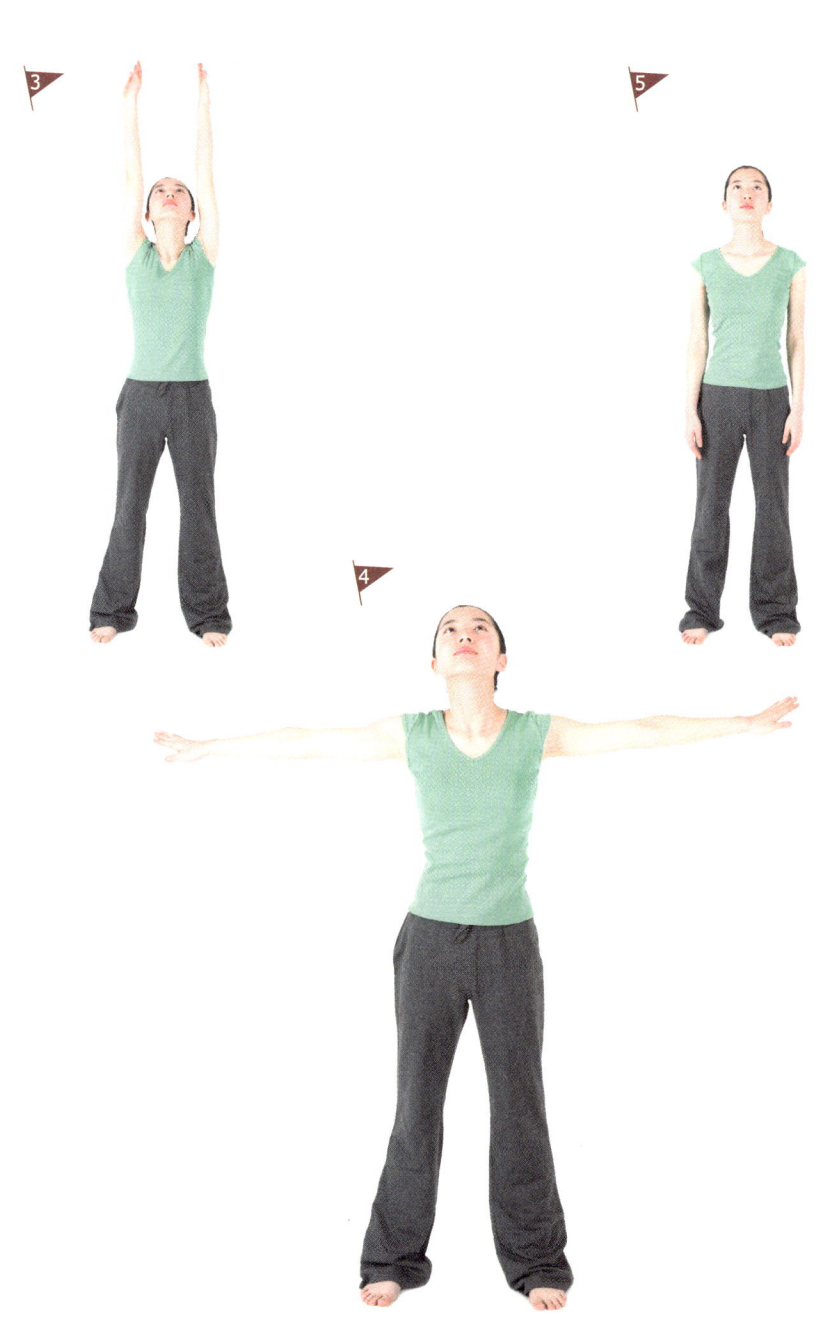

몸살림이야기, 둘 기본운동 이야기 51

## 4) 팔 뒤로 어깨 젖히기

　우리 몸의 근본 근육인 엉덩이 위쪽의 근육을 강화시킴으로써 상체와 하체 사이의 밸런스를 유지하게 하고 고관절 주변 근육을 강화하는 운동이다. 그리고 어깨 및 양 어깻죽지 사이에 굳어 있는 근육을 풀어 주고, 어깨뼈와 등뼈(흉추) 1, 2, 3번 주변의 근육에 자극을 주는 효과가 있다. 두 사람이 한 조가 되어 동작하는 것이 바람직하나 혼자일 경우 적당한 높이의 물체를 이용해도 무방하다.

　엄지발가락을 모으고 뒤꿈치를 들고 앉았다 일어나는 동작(굴신)은 발끝에 마음을 집중하면 온몸의 힘을 빼는 데 도움이 되며 발가락 끝에서 머리끝(용천혈에서 백회)까지 신경이 고루 퍼지는 효과도 기대할 수 있다.

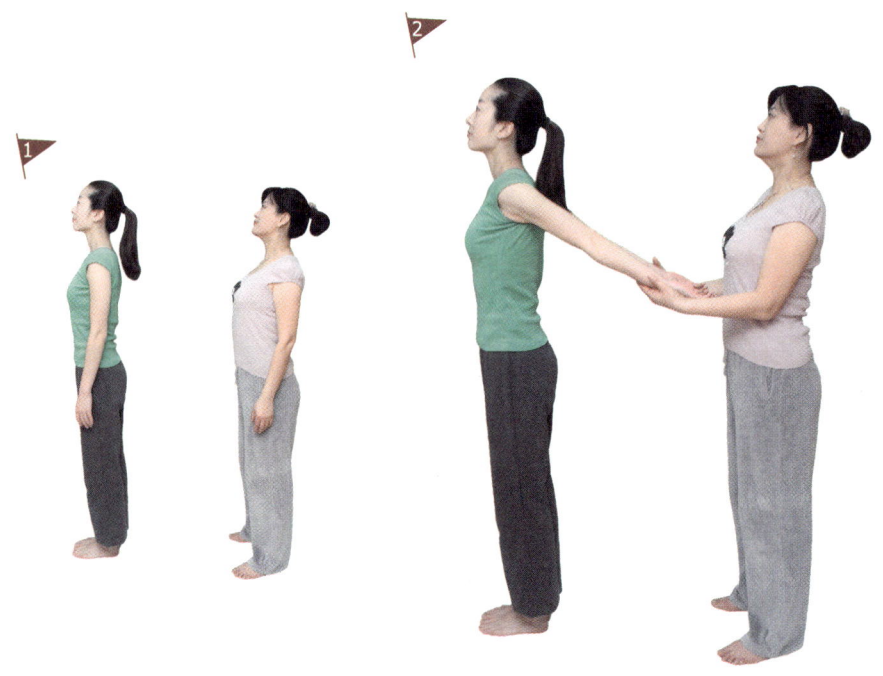

**1** 두 사람이 앞뒤 반 팔 간격으로 나란히 선다. 앞 사람은 엄지발가락과 뒤꿈치가 붙도록 발을 완전히 모은다. 뒷 사람은 발을 편안하게 어깨 넓이로 벌린다. 두 사람 모두 고개는 15도 위로 든다　**2** 앞 사람은 손바닥이 하늘을 향하게 하고 팔을 뒤로 올린다. 뒷 사람은 앞 사람의 손목을 손바닥으로 받쳐 준다. 이때 뒷사람은 몸통에 양 팔꿈치를 밀착시켜 앞 사람의 손목이 움직이지 않게 한다.

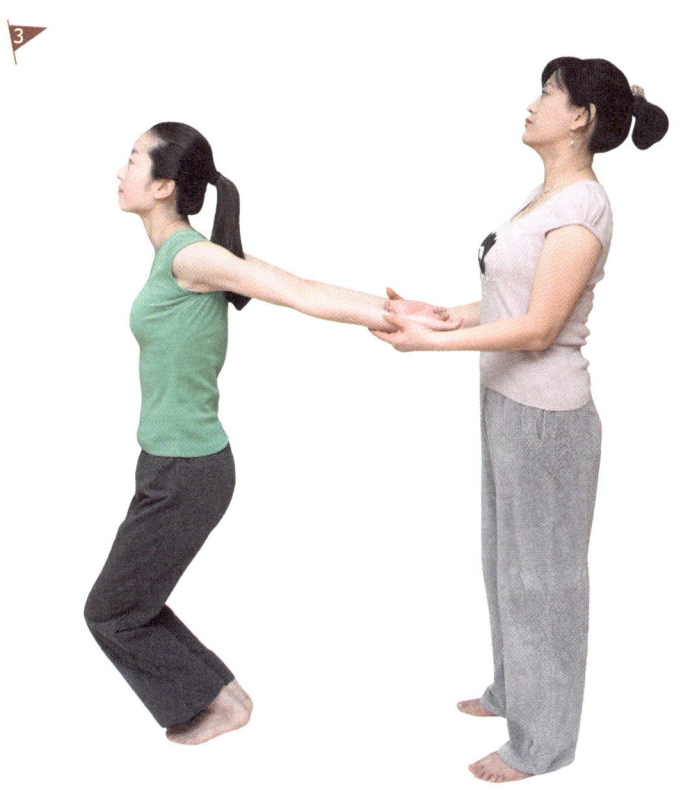

**3** 앞 사람은 숨을 들이마셨다가 내쉬면서 무릎을 서서히 굽혀 몸을 아래로 낮추면서 발 뒤꿈치를 조금씩 든다. 이때 상체가 앞뒤로 기울지 않고 일직선으로 움직이도록 한다. 내려가다 보면 다리가 떨리면서 힘이 가장 많이 들어가는 지점이 있다. 여기에서 멈추어 숨을 참고 5초 정도 머물러 있다 숨을 마시면서 천천히 일어난다. 이 동작을 적어도 5회 이상 반복 한다.

✓ ● 뒤로 뻗은 팔의 손바닥은 하늘을 향하도록 한다.
  ● 무릎을 굽히고 펼 때 천천히 해야 한다.
  ● 무릎이 구부려지는 만큼 자연스럽게 발 뒤꿈치를 들어주고 무릎이 펴지면서 발 뒤꿈치가 자연스럽게 바닥에 닿게 한다.
  ● 무릎을 굽혀 내려 갈 때 5초 정도, 올라올 때도 5초 정도의 시간이 걸리도록 한다.

## 5) 앉아서 허리 비틀기

　이 운동은 허리부터 어깻죽지까지, 골반 위에서 목 아래에 있는 몸통 전체의 근육을 유연하고 부드럽게 해 준다. 특히 엉치뼈와 요추 사이의 연결 부분을 제자리 잡게 도와 주고, 근육 연성을 키워 탄력 있는 허리힘을 갖게 한다. 동시에 골반을 고정시킨 채 몸통을 돌리기 때문에 등뼈(흉추)나 갈비뼈(늑골)의 이상을 교정하는 효과가 있다.

　옆구리 근육에 자극을 주는 동작이기 때문에 골반과 명치 사이에 있는 대장, 신장, 방광 및 생식기능의 향상도 꾀할 수 있다. 더불어 목뼈나 어깨 관절 및 등뼈(흉추) 5, 6, 7번 교정 효과가 있어 당뇨나 류머티스 관절염의 완화에도 도움이 된다.

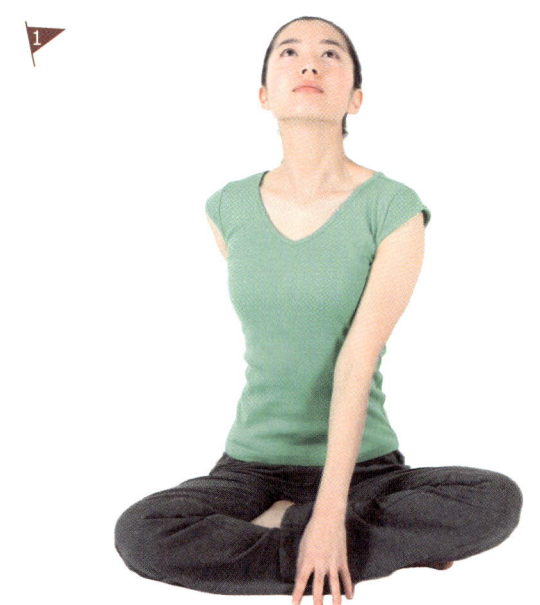

**1** 책상다리를 하고 앉는다. 허리를 앞쪽으로 당겨 바로 세우고 가슴을 편다. 고개는 상방 15도 정도 들어준다. 왼손은 앞으로 내밀어 바닥에 놓고 오른손은 등 뒤로 돌려 자신의 꼬리뼈 뒤의 바닥을 짚는다. 오른팔과 어깨의 힘을 이용하여 상체를 위로 들어 올리고 그 힘으로 척추가 허리부터 등까지 최대한 펴지도록 한다. 호흡은 몸을 돌리기 전에 충분히 들이 마시고 몸을 돌리면서 내뱉어주고 원위치로 돌아오면서 자연스럽게 들이 마신다.

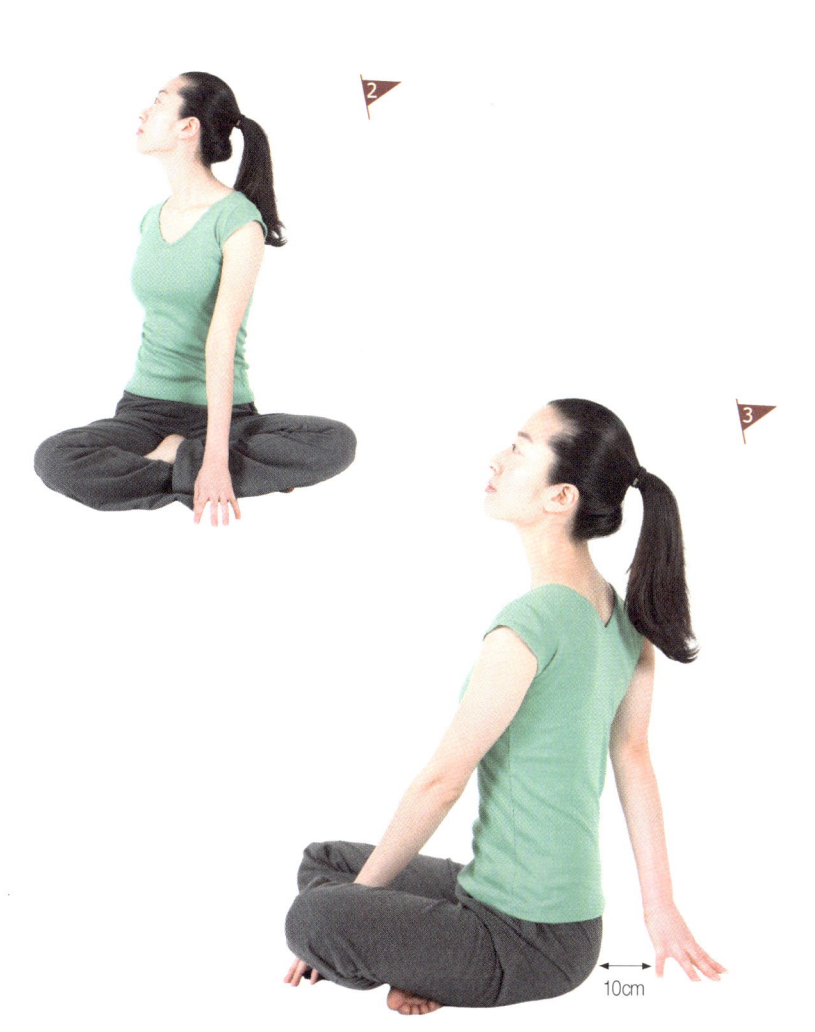

10cm

**2** 어깨를 들어 올려 척추를 곧게 세운 상태를 유지하면서 허리를 오른쪽으로 돌린다. 동시에 바닥을 짚은 오른손을 당겨 어깨를 끌어 오고 어깨를 따라 상체가 돌아가게 한다. 고개도 상방 15도 정도 든 상태로 허리가 돌아가는 방향으로 최대한 돌린다. **3** 이번에는 좌우의 손을 바꾸어 몸통을 좌측으로 돌렸다가 원 위치한다. 이 동작을 3~5회 반복한다. 운동을 마친 후에는 앉은 상태에서 온몸 운동을 하듯이 깍지를 끼고 허리를 양옆으로 부드럽게 돌려 준다.

## 6) 누워 등뼈 바로잡기

등뼈 열두 마디와 갈비뼈 연결 부분의 이상과 척추 자체의 문제를 스스로 바로잡는 자세다. 마치 철봉에 매달리는 것과 마찬가지로 척추와 그 주변 근육을 자극해 척추의 이상을 바로 잡고 동시에 틀어지는 것도 예방할 수 있다. 또한 자고 일어나 자리에서 기상하기 직전 꼬마들이 얼굴이 벌개지도록 하품 한번 하면 금방 생기가 도는데, 바로 그와 같은 효과를 갖는 자세다. 등뼈와 자율신경으로 연결된 심장, 기관지, 각 소화기관, 신장, 방광 등 생식기의 기능을 향상시키는 효과도 있다.

발끝을 아래로 내릴 때는 다리의 종아리와 대퇴부 앞 근육을 자극해 강화시키고, 반대로 발끝을 하늘(발목이 직각)로 향하면 정강이와 대퇴부 뒷근육을 자극해 강화시킨다.

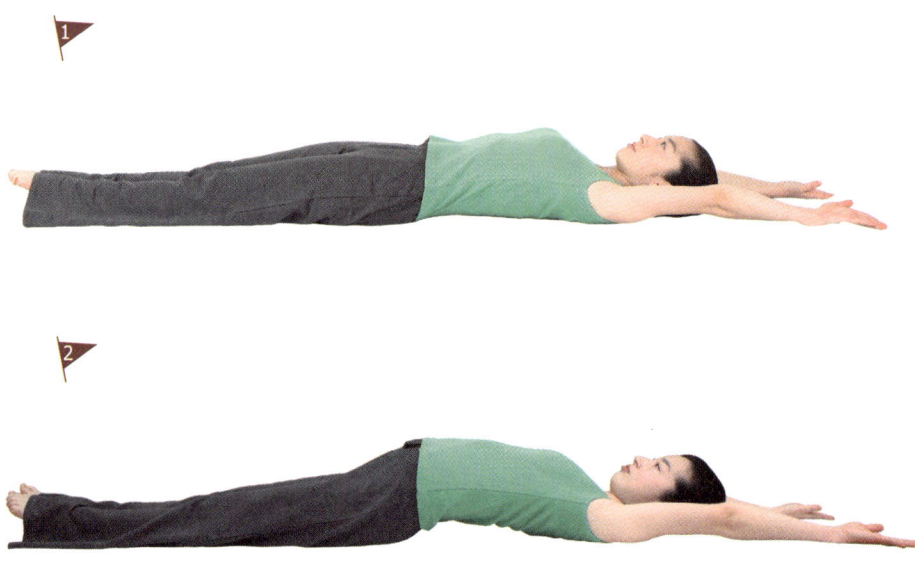

**1** 바닥에 드러누워 숨을 들이마시면서 팔을 바닥과 수평을 이루게하고는 머리 위로 쭉 뻗는다. 동시에 발과 다리를 아래로 최대한 뻗는다.  **2** 숨을 충분히 마셔 아랫배(공명)까지 내려보낸 뒤 숨을 멈춘다. 참을 수 있는 데까지 최대한 숨을 내쉬지 않고 참는다. 이때 어깨와 엉덩이만 어깨에 닿고 척추는 아치가 되도록 한다.

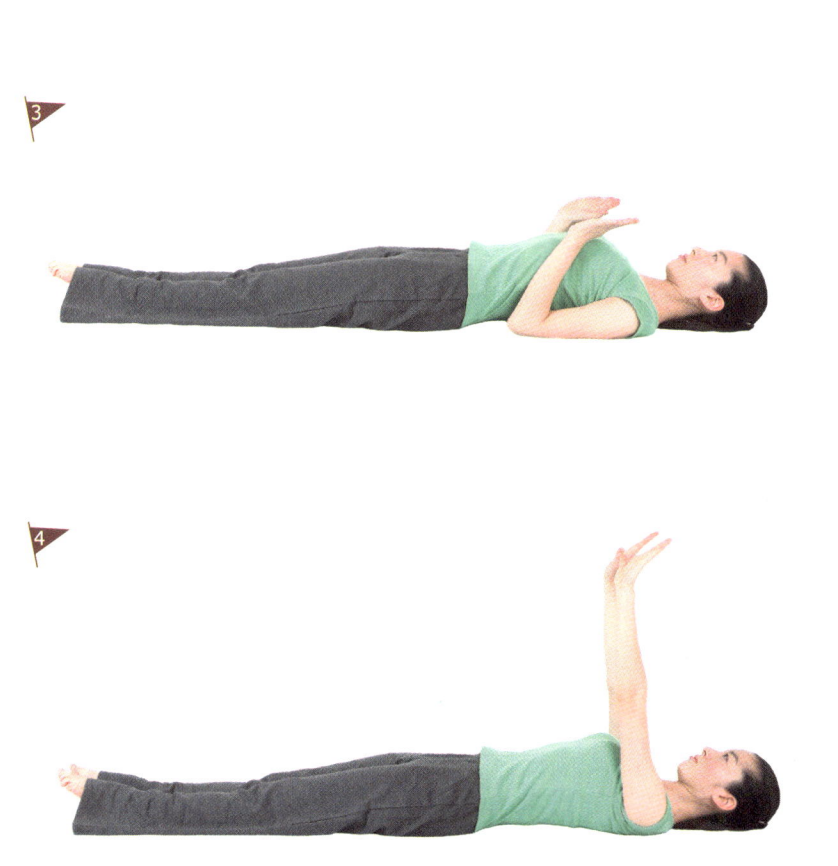

**3** 더 이상 숨을 못참게 되면 다리는 아래로 뻗고 있는 상태를 유지하면서 양손을 끌어 내려와 가슴 옆에 두고 손바닥이 천장을 향하도록 한다. **4** 그런 다음 손바닥을 앞으로(하늘로) 빠르게 뻗으면서 참고 있는 숨을 공명에서부터 한꺼번에 '훅' 하고 내쉬며 다 뱉는다. 이와 같은 동작을 5~10회 반복한다.

✔ 공명을(아랫배 또는 하단전) 중심으로 상·하체의 힘을 고루 배분해 주며, 엉덩이와 어깨(견갑골) 양쪽만 바닥에 닿아 척추를 지탱함으로써 척추 전체의 모습은 아치의 형태가 되도록 한다.

## 올챙이 운동

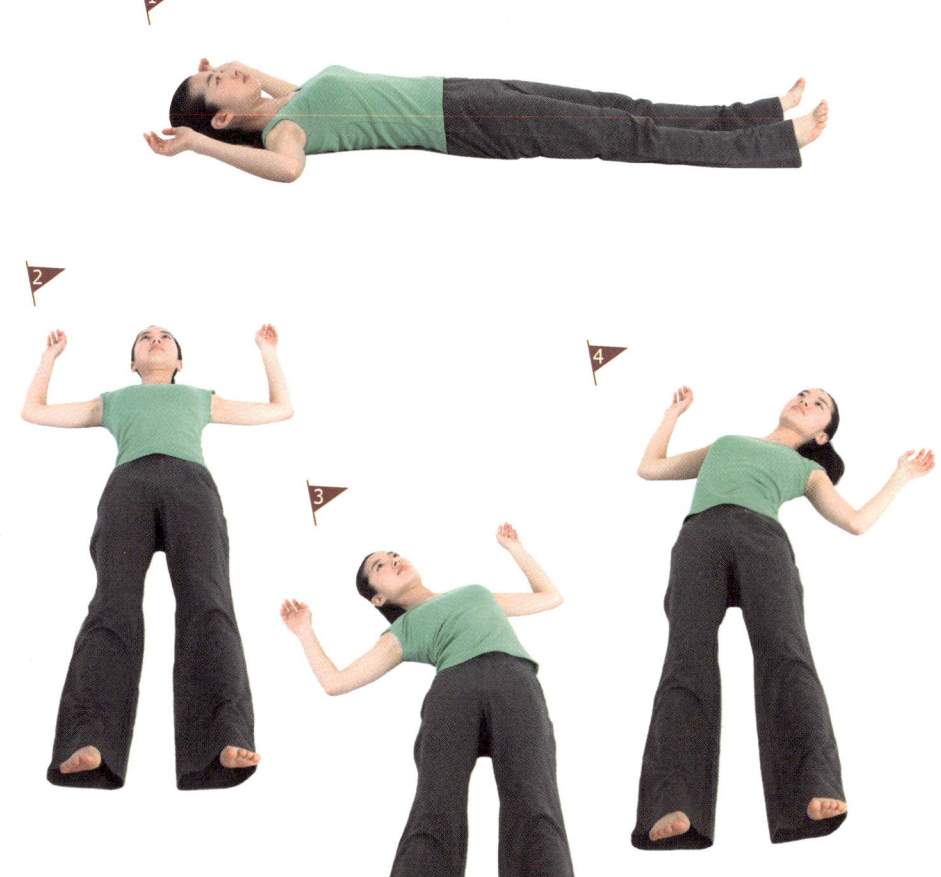

**1** 천장을 보고 누운 다음 양손이 머리 옆에 오도록 팔을 구부려 바닥에 놓는다. 양팔로 바닥을 가볍게 누르고 허리를 바닥에서 들어 척추 전체가 바닥에서 뜨면서 아치 형태가 되게 한다. **2** 팔과 어깨를 아래 위로 흔들어 등뼈가 따라서 움직이게 한다. **3. 4** 다리(하체)는 움직이지 말고 상체만 좌우로 흔들어 등뼈를 교정한다.

## 7) 누워 공명 틔우기

아랫배 대장과 신장 사이에 있는 공명을 틔워 주어 기운을 북돋아 주며, 하복부 신경총을 자극해 생식기와 연결된 신경을 활성화시켜 준다. 복부까지 연결된 미주신경을 자극하면, 흉곽과 복강을 구분해 주는 횡격막의 운동을 원활하게 해 복식호흡이 순조로워지며, 전체 오장육부를 강화하고 몸의 기운이 잘 돌게 해 활기가 넘치게 된다. 여성의 경우 명치 아래에서 묵직하고 답답한 느낌이 드는 증상도 이 자세를 꾸준히 해 보면 효과를 느낄 수 있을 것이다.

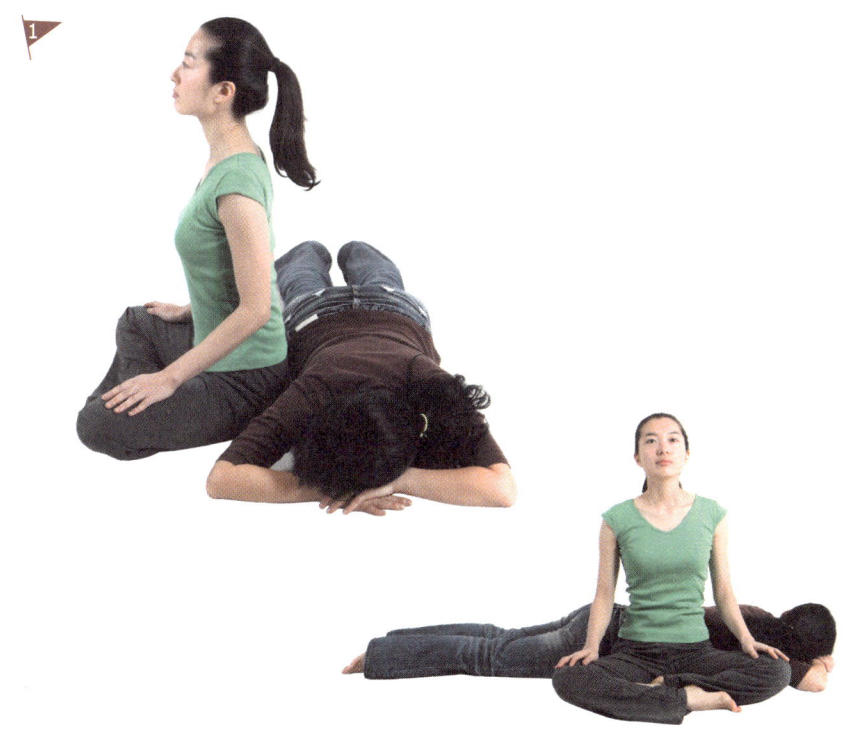

1 두명이 짝을 지어 하는 운동이다. 한 명은 양팔을 포개 그 위에 머리를 기대고 편안히 엎드린다. 다른 한 명은 엎드린 사람의 허리에 자신의 허리를 붙여 책상다리나 반가부좌를 하고 앉는다.

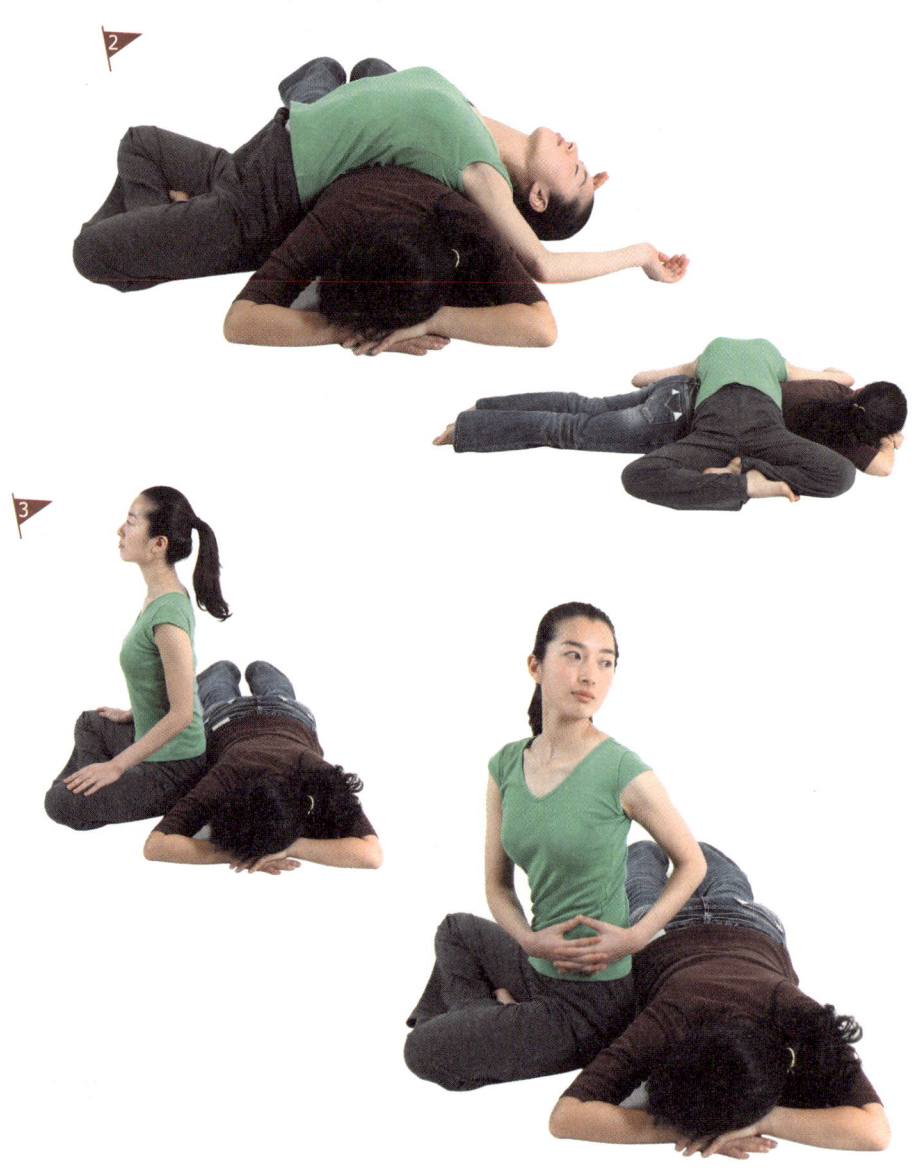

**2** 앉아 있던 사람이 팔을 머리 위로 들면서 엎드린 사람의 허리를 베고 뒤로 눕는다. 어깨가 펴질수 있도록 팔은 양 옆으로 펼치거나 머리 옆에 놓는다. 호흡을 깊고 편안하게 하면서 이 자세로 최소한 5분 이상 있도록 한다. **3** 일어날 때는 몸을 옆으로 돌리지 말고 허리 힘으로 그대로 일으켜 세우도록 한다. 가능한 빠른 속도로 한 번에 일어나도록 해야 한다. **4** 앉은 상태에서 온몸 운동을 하듯이 깍지를 끼고 허리를 양옆으로 부드럽게 돌려 몸을 풀어준다.

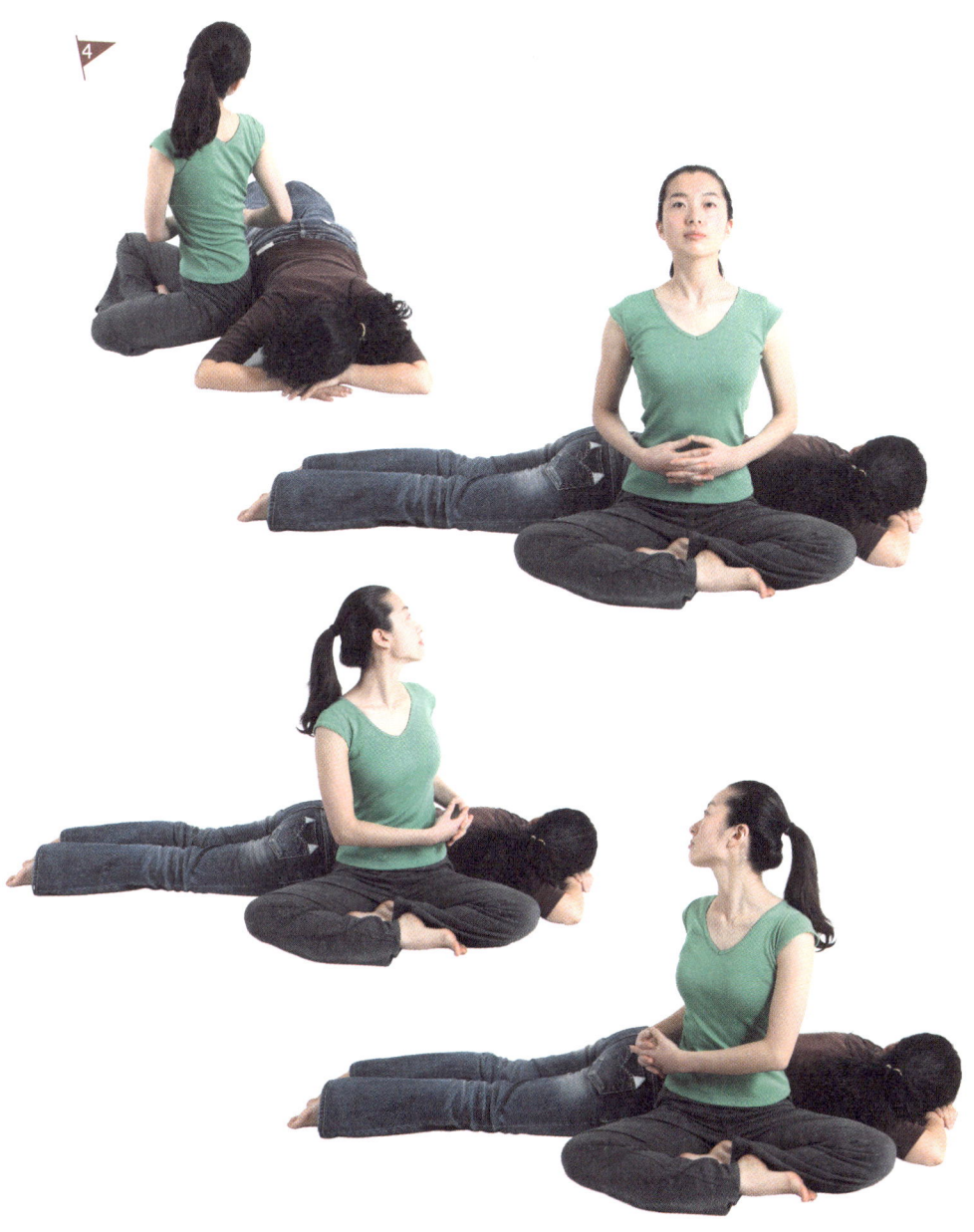

✔ 앉아 있던 사람이 엎드린 사람의 허리를 베고 뒤로 누울 때 엉덩이는 반드시 바닥에 닿아야 한다. 엉덩이가 바닥에서 뜨면 아무런 효과도 없으며 허리에 무리가 가게된다.

### 8) 앉아 척추 바로세우기

일상생활을 하면서 앞으로 구부러지는 등의 편향된 자세에 익숙해진 근골과 그에 따른 신경을 바로잡아 준다. 몸의 기둥인 척추가 바로 서게 되고 잘 사용하지 않는 근육을 이용하게 됨에 따라 척추에서 비롯된 뇌와 얼굴의 각 기관 및 호흡기, 소화기, 내분기계를 자연스럽게 활성화시켜 주는 자세다.

또한 명상이나 단전호흡을 쉽게 유도할 수 있으므로 마음 수련을 통해 정신건강에도 도움을 줄 수 있다. 하루의 일과가 끝난 후 가족 구성원 전부가 모여 함께 하면 더더욱 가족 사랑이 깊어질 수 있다.

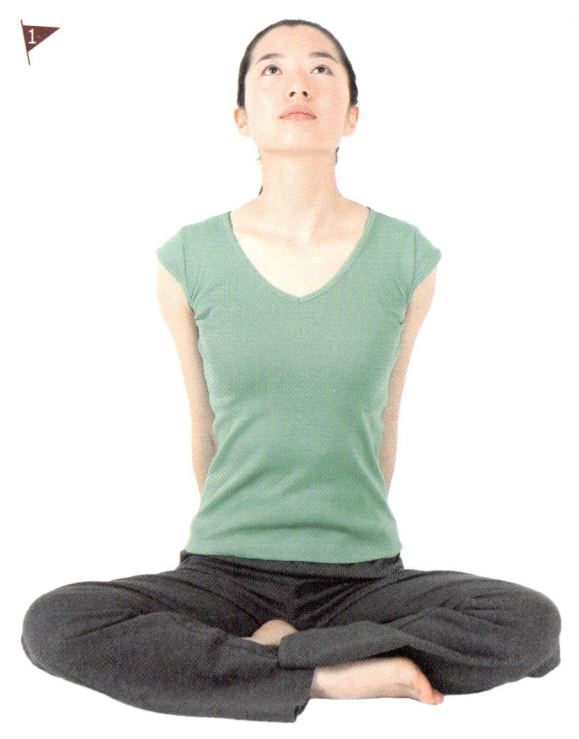

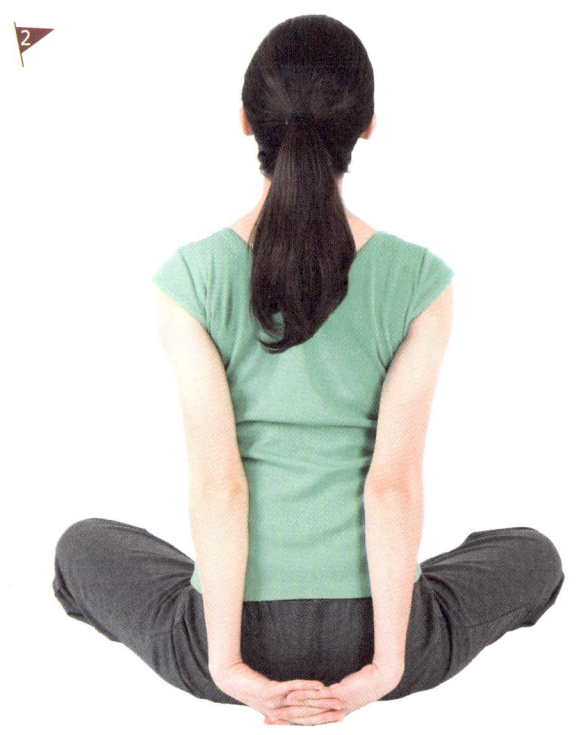

**1** 어깨에 들어가 있는 힘을 빼고 대신 깍지를 낀 손에 힘을 주어 팔꿈치를 가운데로 모아 그 힘으로 어깨를 당겨 펴지게 한다. 고개는 상방 15도 정도로 들고 있어야 한다. **2** 이 자세를 완성하면 가슴과 어깨가 완전히 펴지고 허리는 안으로 살짝 들어가 만곡을 이루게 된다. 그리고 어깨와 고관절을 이은 선이 지면과 수직이 되어 매우 안정된 자세가 된다. 적어도 5분 이상 앉아 있도록 한다.

✓ 호흡은 가늘고 깊게, 천천히 끊어지지 않게 한다. 골반과 허리근육 또한 척추 및 어깨에 변형이 생겨 관련된 근육과 신경이 굳어지거나 압박을 받고 있으면, 이 자세를 잡는 데 불편할 수도 있다. 잘못된 곳을 바로잡고 나서 적어도 하루에 15분 정도 꾸준히 하면 그 효과를 몸으로 느낄 수 있을 것이다.

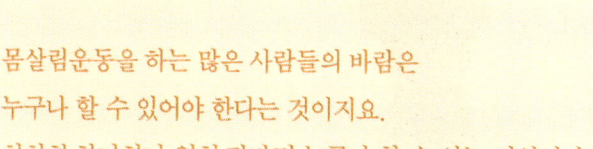

몸살림운동을 하는 많은 사람들의 바람은
누구나 할 수 있어야 한다는 것이지요.
천천히 하나하나 익혀 간다면 누구나 할 수 있는 것입니다.

근본을 지키며 배려와 나눔의 참 뜻을 이해하는
혜안이 있는 사람들의 과제이며 그들의 이상이
몸살림운동의 희망입니다.

원하는 모든 이에게 주고 싶은 게 내 마음입니다.

천천히, 차분하게, 형식이 아닌 마음으로 배워갑시다.
천천히, 기술이 아닌, 자신을 내어 주는 마음으로 배워갑시다.

그리고 가족을 위하고 가족에게 행복을 주는 사람이 됩시다.
또한, 이웃과 나누는 정이 많고 따뜻한 사람이 됩시다.
그래서 몸살림운동을 하는 우리 모두는
행복하고 아름다운 사람들이 됩시다.

몸살림이야기, 셋
## 내 몸 바로잡기

여기에서는 자기 몸을 자기 스스로 바로 잡을 수 있는 방법을 소개하고자 한다. 사람은 누구나 자기 몸에 이상이 생기면 스스로 해결할 수 있는 능력을 가지고 있다. 다만 지금까지 그 방법을 잘 모르고 병원에서 치료 받는 것에 너무 익숙해져 있기 때문에 스스로 실행하지 못하고 있을 뿐이다.

자가교정법은 그 원리와 방법이 지극히 단순하고 간단하기 때문에 특별히 심하게 다치거나 몸이 불편한 사람이 아니면 누구나 쉽게 배워서 행할 수 있다. 즉, 몸에 힘을 뺀 상태에서 배운 동작을 정확하게 그대로 따라하기만 하면 틀어진 뼈를 간단하게 바로 잡을 수 있는 것이다.

뼈대를 바로 잡는 것은 한 번이면 충분하다. 한 번 맞아 들어간 뼈대는 주의사항만 잘 지키면 다시 틀어지지 않는다. 문제는 틀어진 뼈대로 인해 경직되어 있는 근육을 풀어 주어야 한다는 것이다.

관절이 오랫동안 틀어져 있으면 그 관절을 둘러싸고 있거나 관절 주변에 있는 근육이 굳어 있게 되는데, 이는 관절이 다시 틀어지거나 통증이 지속되게 하는 원인이 되기도 한다. 그러므로 틀어진 뼈를 바로 잡고 난 후, 앞에서 소개한 기본 숙제와 8가지 기본 동작을 꾸준히 한다면 몸의 이상에 대한 예방과 함께 자연 치유력을 극대화할 수 있을 것이다.

 이것은 자기 몸을 알고 또 기본운동을 꾸준히 한다는 것을 전제로 해야지, 교정법만 가지고 그때그때 대처하라는 뜻은 아니다. 단지 틀어져 있는 인체의 기본 틀이 균형을 유지하도록 스스로 바로 잡는 방법일 뿐이다. 이 방법을 완전히 익혀서 경미한 부상일 경우 병원에 가기 전에 스스로 몸을 바로잡아, 늘 활기찬 생활을 해나가길 바란다.

# 1 뼈와 관절 바로잡기

## 1) 목

목뼈(경추)는 척추의 맨 윗부분 7마디로 이루어져 있으며 위로는 머리를 떠 받치고 있다. 그리고 머리가 자유롭게 움직일 수 있게 하기 위해 상하좌우 모든 방향으로 움직이는 뛰어난 유연성을 가지고 있지만 외부의 충격에 약하고 그만큼 문제가 생기기도 쉽다. 경추의 왼쪽에서는 얼굴에 있는 이목구비와 관련되는 신경이 갈라져 나오고, 오른쪽에서는 대뇌와 연결되는 신경이 갈라져 나온다. 다음은 목뼈를 바로잡는 방법이다.

### 삔 목 바로 잡기

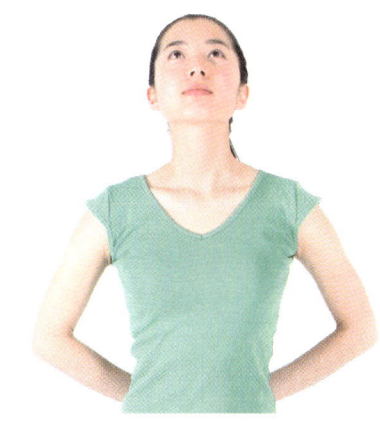

**1** 양손은 엉치뼈 위로 뒷짐을 진 자세로 편안하게 선다. 고개를 상방 15도 정도 들고 목에 들어가 있는 힘을 최대한 뺀다.

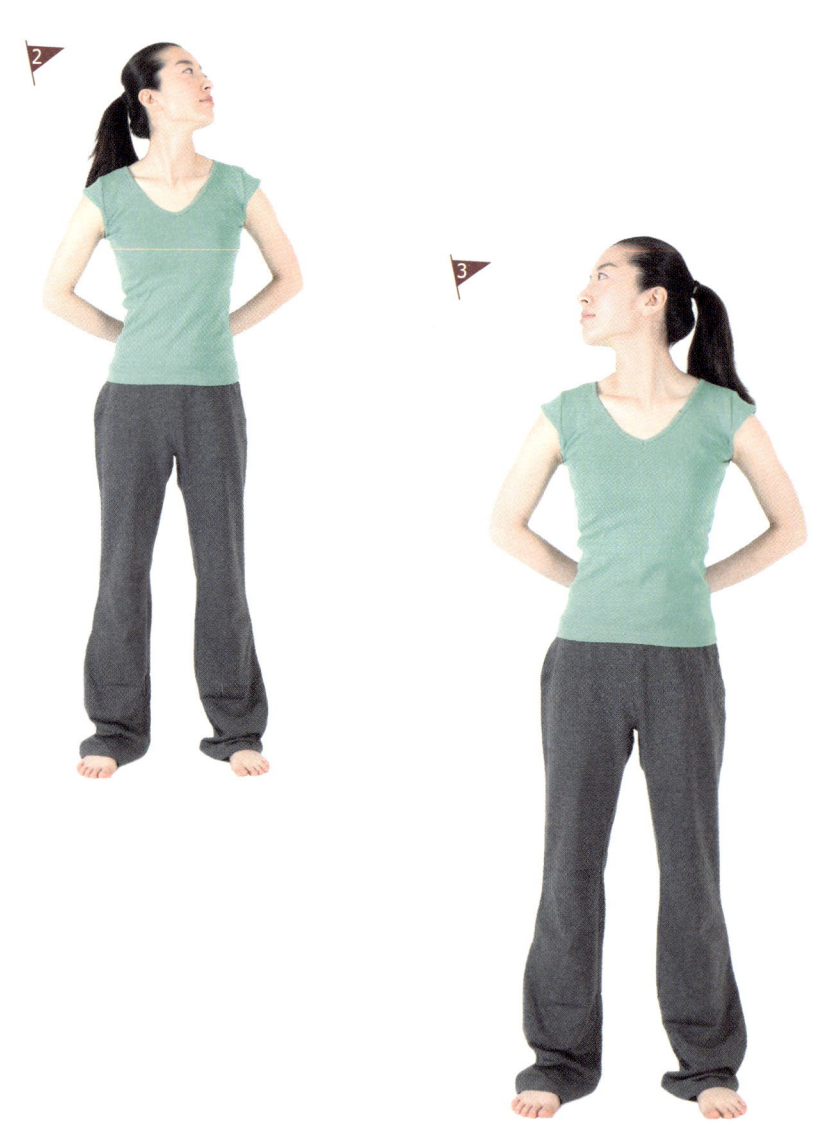

2 목이 불편한 쪽으로 고개를 최대한 돌렸다가 반대편으로 순간적으로 돌린다.   3 "뚝" 하는 소리와 함께 틀어져 있던 경추가 맞아 들어간다.

## 접질린 목 바로 잡기 1 - 엄지 손가락으로 치기

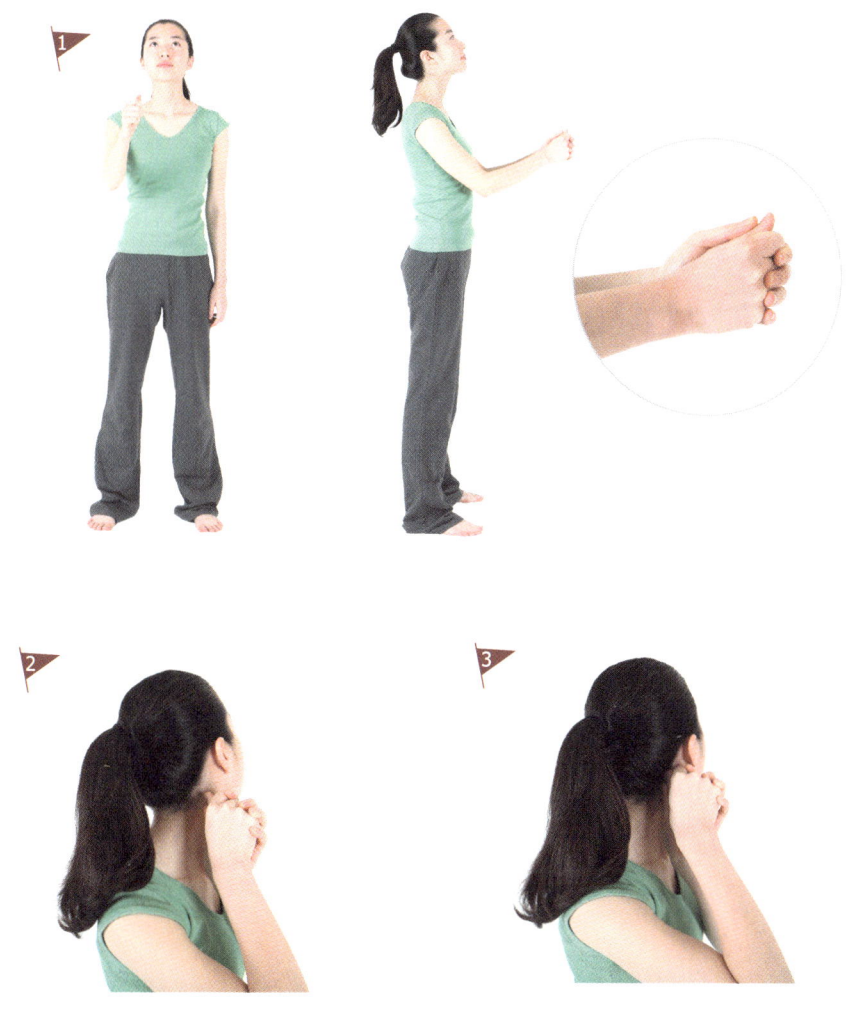

**1** 가슴을 펴고 편안한 자세로 선다. 고개를 상방 15도 정도 들고 목에 들어가 있는 힘을 최대한 뺀다. 목의 오른쪽이 접질렸을 때에는 오른손 주먹을 가볍게 말아 쥔 후 엄지 손가락을 조금 앞으로 내민다. **2** 오른쪽 후두골 밑에 있는 독맥에 내민 엄지 손가락 끝을 갖다 댄다. 왼손으로 오른쪽 주먹을 말아 쥐고 엄지손가락 끝을 독맥에서 1cm정도 떨어뜨린다. **3** 순간적으로 위로 쳐 올린다. 목의 왼쪽이 접질렸을 때에는 반대로 해주면 된다.

## 타점 찾기

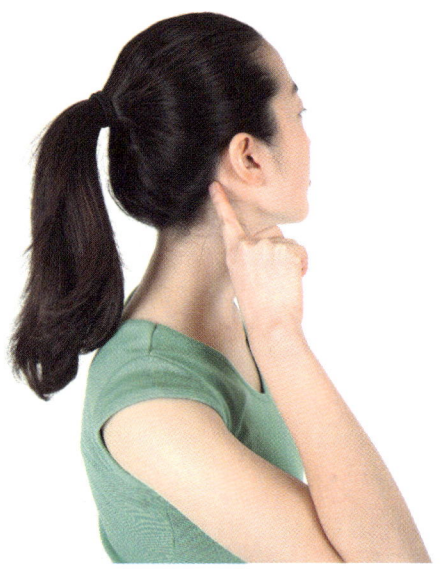

손가락 끝으로 귓바퀴에서 손가락 한 마디 정도 위를 만져 보면 두개골 중 약간 튀어나와 있는 부분이 느껴지는데, 이 부분을 따라 목 뒤쪽으로 손가락을 움직여 보면 두개골이 끝나고 목 근육이 시작되는 지점에 움푹 들어가는 곳이 있다. 여기가 후두골 밑에 있는 독맥이고 타점이다

## 접질린 목 바로 잡기 2 - 수건으로 바로잡기

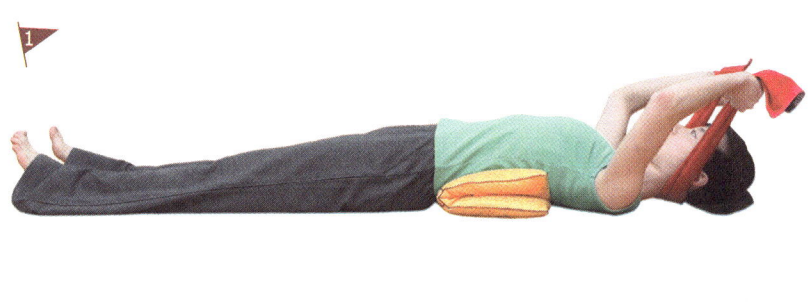

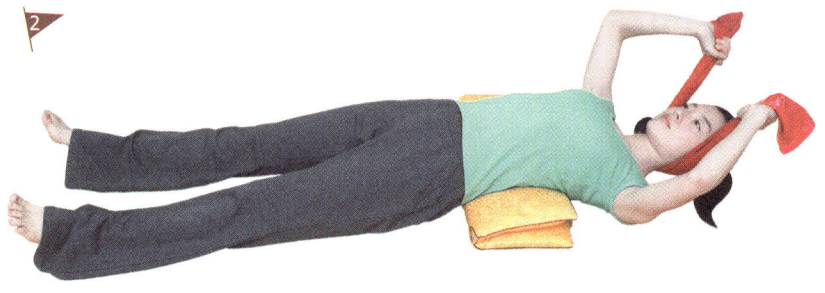

**1** 1번 방석숙제를 한 자세로 편안하게 자리에 눕는다. 수건을 목 뒤로 감아서 양손으로 말아쥐고 살짝 위로 올린다. 이때 목이 바닥에서 뜨는 상태로 들어 올려지지 않도록 한다. **2** 목에 힘을 뺀 상태에서 양손을 45도 위로 살짝 스냅을 줘서 쳐 올린다

**교정후조치**

- 찬물을 교정한 목부위에 끼얹거나 찬물에 적신 수건으로 덮어 준다.
- 목운동 : 목 교정 후 뼈에 이상이 생기면서 굳어진 근육을 풀어 주어 뼈가 제자리를 잘 잡도록 도와주는 것이다. 목에 힘을 빼고 고개를 상방 15도 정도 들고 양손은 뒷짐을 진 후 좌우로 도리도리 운동을 하면 좋다.
- 목을 좌우로 꺾는 동작은 주변 근육의 긴장을 유발할 수 있으므로 피해야 한다. 목을 위아래로 숙이고 쳐드는 것도 목뼈가 자리잡기 전(교정 후 7일 정도)까지는 삼가도록 한다.
- 목이 틀어지면 머리로 올라오는 신경이 약해지게 되는데 경추를 바로잡는다고 해도 신경이 바로 트이지는 않는다. 이럴 때는 머리 양 옆 귀 위에 있는 독맥을 손가락으로 자꾸 두드려 주면 신경이 빨리 트이게 된다.

2) 어깨

어깨 관절은 전후좌우 및 회전운동 등 우리 몸에서 가장 운동 범위가 크며 유연하다. 어깨가 틀어진다는 것은 어깨 관절에서 상완골(위팔뼈)이 앞쪽으로 약간 빠져 있는 것을 말하는 것이므로 어깨를 교정할 때는 팔이 틀어진 방향의 반대쪽으로 순간적인 힘을 가해주면 정상으로 돌아온다.

어깨 관절은 몸의 앞쪽으로만 틀어질 수 있으며 뒤쪽으로는 틀어질 수가 없다. 어깨가 틀어졌을 때 생기는 가장 대표적인 증상이 오십견이다. 다음은 어깨 이상을 바로 잡는 방법이다.

### 어깨 치기

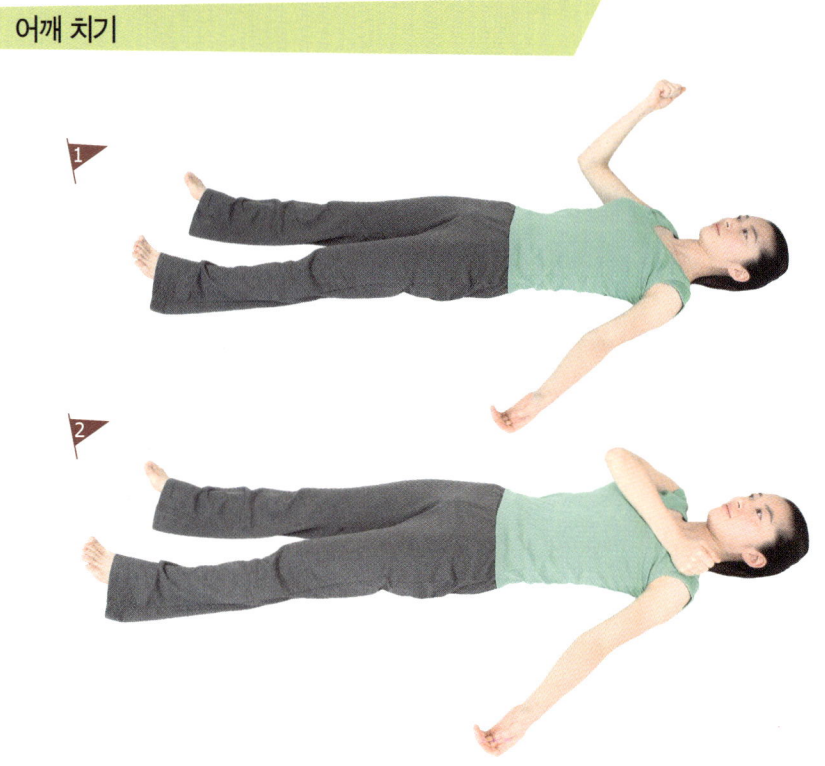

**1** 편안하게 눕는다. 불편한 쪽 팔을 손바닥이 하늘로 향하게 하여 옆으로 45도 정도 되게 놓는다. 반대쪽 손은 가볍게 주먹을 말아 쥔다. **2** 주먹을 쥔 손을 불편한 쪽 어깨에 갖다 대 위치를 다시 확인한 후 충분히 거리를 두었다가 주먹의 말아 쥔 손날 부위로 어깨를 쳐 준다. 제대로 맞으면 앞쪽으로 틀어져 있던 어깨 관절이 제자리로 돌아간다.

## 타점찾기

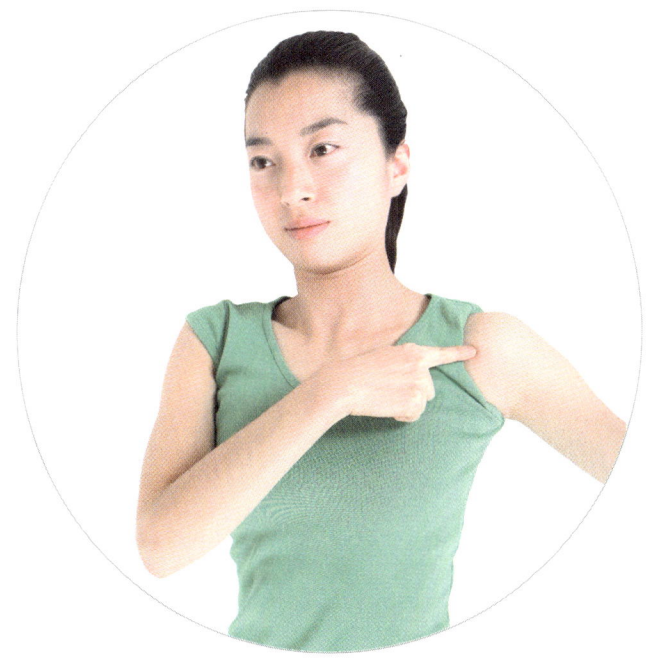

손가락을 겨드랑이에 대고 어깨 쪽으로 지면과 수직인 방향으로 따라 올라오다 보면 근육 사이로 약간 움푹 들어가는 지점이 만져진다. 이곳이 어깨 관절이 있는 곳이고 타점이 된다

## 누워 만세 부르기

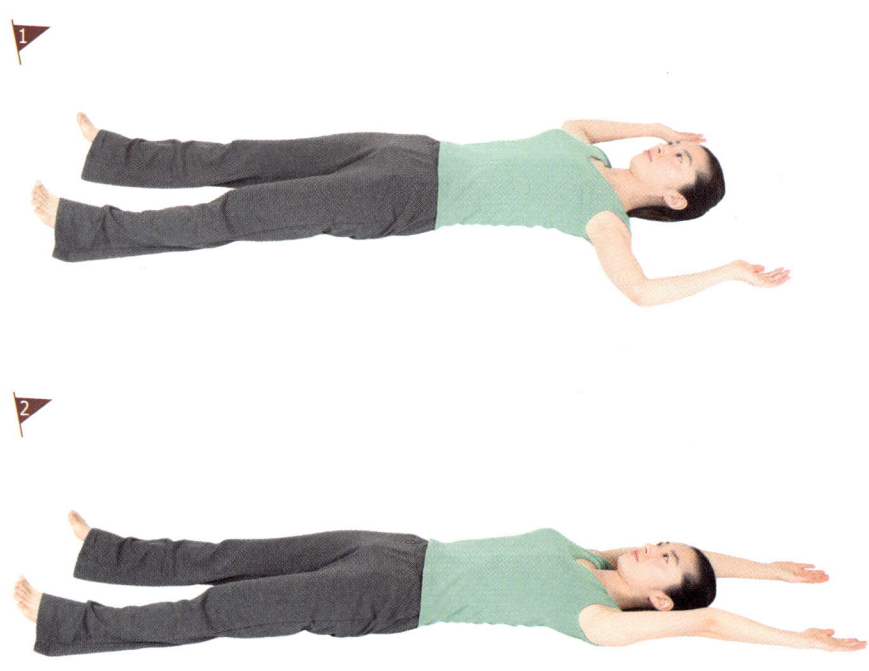

1 편안하게 누워 힘을 빼고 양손은 위로 니은(ㄴ) 자로 올린다. 2 온 몸에 힘을 뺀 상태에서 순간적으로 만세를 부르듯이 위로 뻗어 올린다. 일어서서 할 경우에는 발을 어깨 넓이로 벌리고 허리를 세우고 목을 15도 정도 들고 몸에 힘을 뺀 상태로 하면 된다.

**교정후조치**

- 찬물요법: 교정 후 어깨에 찬물을 5분에서 10분 정도 뿌리거나 찬 수건을 대어주어 부기를 다스리고 뼈가 자리를 잘 잡도록 한다.
- 운동법: 어깨를 교정한 후 어깨를 싸고 있는 근육을 풀어 주어야 한다. 요령은 팔법 중 서서 팔 돌리기를 수시로 해준다.

3) 손

사람의 손은 그 어떤 기계도 따라올 수 없을 만큼 정교하고 세밀한 움직임이 가능하다. 그런 만큼 몸의 다른 부분에 비해 상대적으로 관절의 견고함은 떨어진다. 일상생활 속에서 땅바닥을 손으로 잘못 짚거나, 빨래를 짜는 등 비교적 작은 충격에도 다치는 경우가 많다. 또한 손목에 이상이 생기면, 아래팔 근육이 굳어지면서 팔꿈치 통증이 유발 되는데 이것을 흔히 테니스엘보라 부르기도 한다. 다음은 일상생활에서 흔히 삐게 되는 손목을 바로잡는 방법이다.

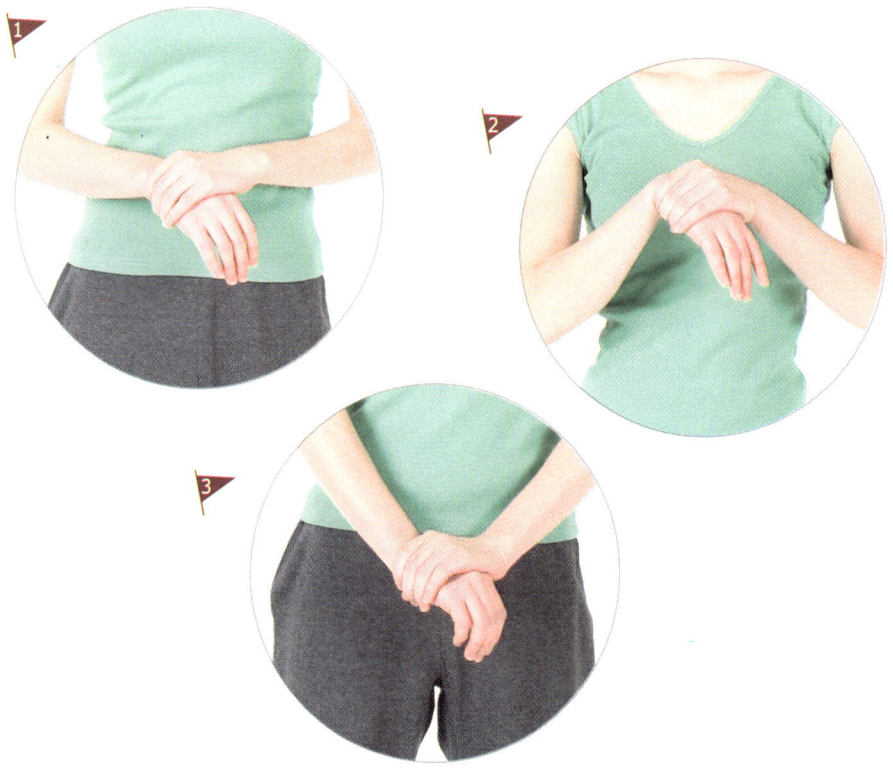

**1** 오른 손목이 잘못되어 있을 때에는 오른손의 손등에 왼손의 손바닥을 얹어 놓고 손목 관절의 움푹 들어간 부분을 엄지와 검지로 감싸 쥔다. 양팔의 힘을 빼고 아래로 내려뜨린다. **2** 왼손을 순간적으로 위로 젖혀 올려 오른 손목이 위로 꺾이게 한다. 이때 손목의 관절이 빠져나오게 된다 **3** 곧바로 이어서 이번에는 들어 올렸던 왼손을 밑으로 눌러 오른 손목이 제자리로 돌아가게 한다. 이번에도 왼손의 엄지와 검지가 지렛대 역할을 하므로 순간적으로 큰 힘이 들어간다.

## 팔꿈치 받치고 손 털기

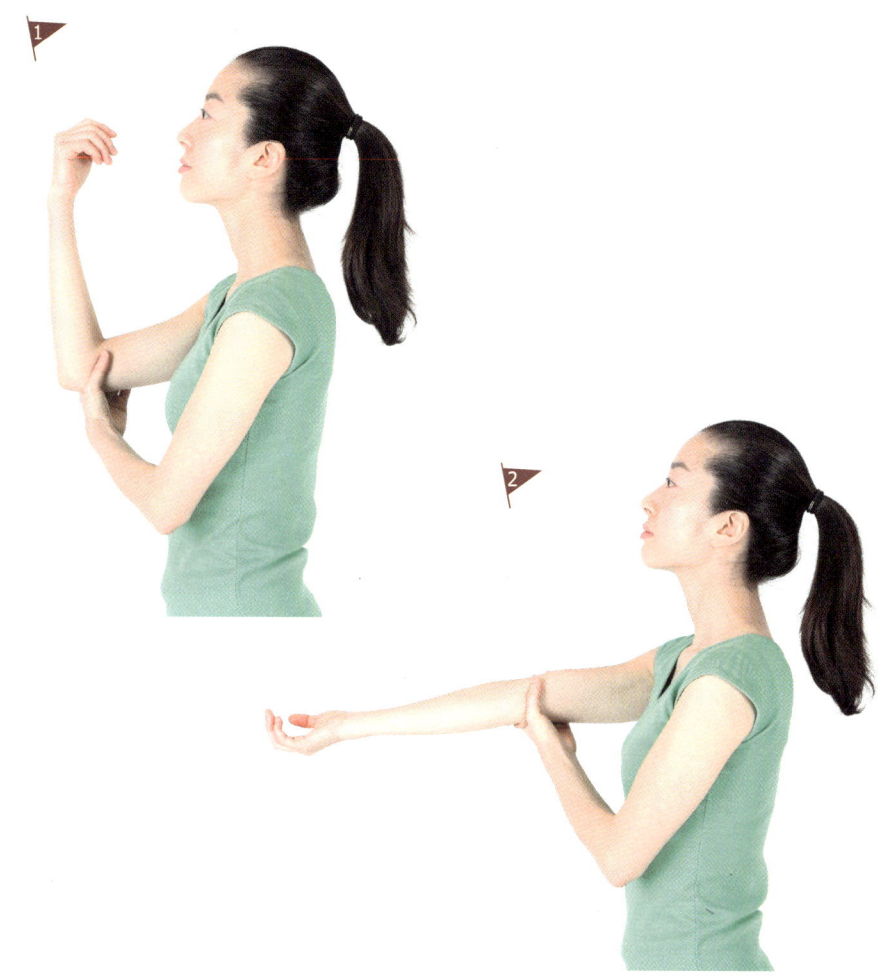

1 불편한 손목이 있는 쪽의 팔꿈치를 반대편 손으로 받친후 팔을 굽힌다. 손바닥이 하늘로 향하게 한다.   2 굽혔던 팔을 팔꿈치가 완전히 펴지도록 앞쪽으로 가볍게 털어준다. 팔과 손목에서 "툭" 하는 소리가 나면서 굳어 있던 근육이 풀린다.   3 같은 방법으로 손바닥의 방향만 바꾼다. 손바닥을 세워서, 손바닥이 바닥을 향하게 해서 해본다. 그러면 자극을 받는 근육이 달라질 것이다.

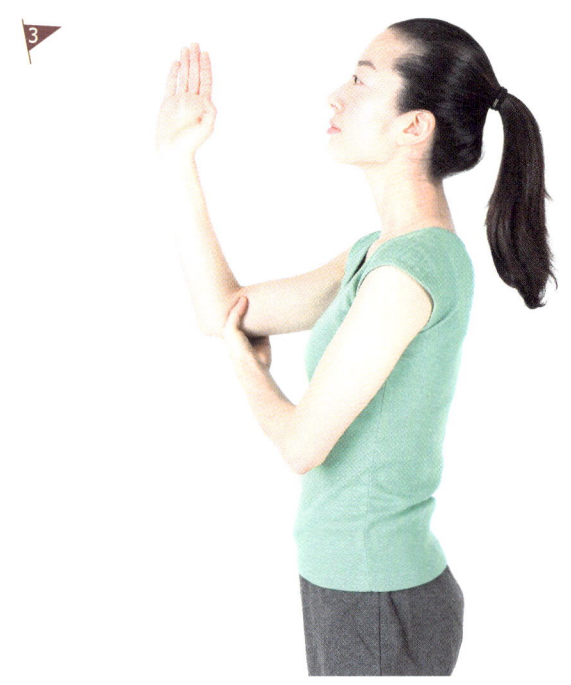

> 교정후조치
- 찬물요법 : 교정 후 손목을 찬물에 5분 정도 담가 부기를 다스린다.
- 운동법 : 손목을 위아래로 움직이거나 주먹을 쥐락펴락 하면 손목관절 주변 근육이 풀어진다.

✔ 손목은 비틀어질 때 가장 약하므로 바로잡은 손목이 자리잡히기 전까지 비틀어지지 않도록 주의해야 한다.

### 4) 손가락

손가락을 삐거나 접질릴 경우 유용하게 쓸 수 있는 방법이다.

**손가락 비틀기**

**엄지손가락 교정**

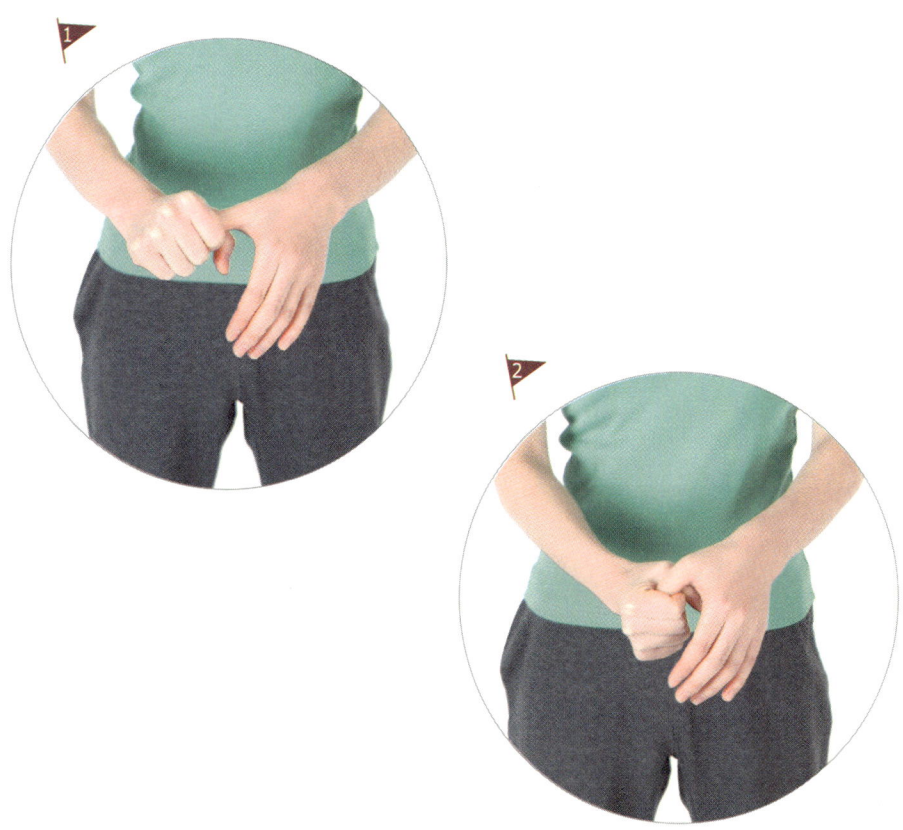

**1** 불편한 쪽 엄지 손가락을 반대편 손의 엄지, 검지, 중지를 이용해 움켜 잡는다. **2** 몸 바깥쪽, 즉 검지 쪽으로 비튼다. "톡" 하는 소리와 함께 틀어져 있던 손가락이 교정된다.

## 네 손가락 교정

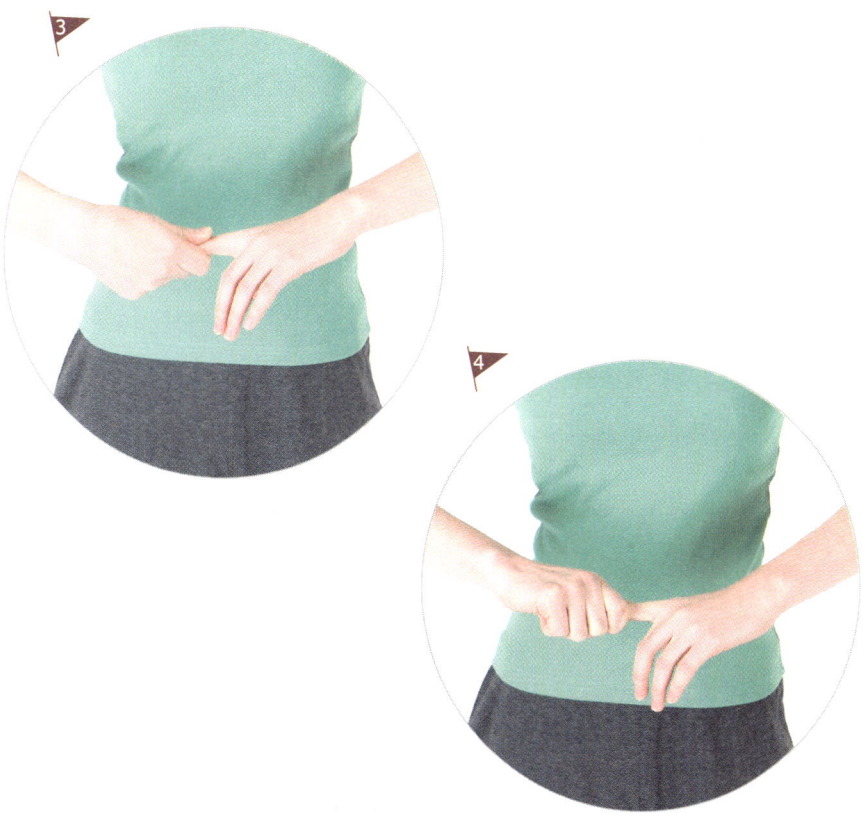

3 불편한 쪽 나머지 네 손가락을 하나씩 반대편 손의 엄지, 검지, 중지를 이용해 움켜 잡는다. 4 몸 안쪽, 즉 엄지 쪽으로 당기면서 비튼다. "톡" 하는 소리와 함께 틀어져 있던 손가락이 교정 된다.

● 찬물에 손가락을 5분 정도 담가 부기를 가라앉히고 손가락을 쥐었다 폈다 하는 동작을 반복해 관절과 근육이 제자리를 잡도록 도와준다.

5) 고관절(엉덩이 관절)

고관절은 골반과 대퇴골을 이어주는 관절인데 사람의 골격 구조에서 가장 중심에 위치한 중요한 관절이다. 즉, 골반이 척추라는 탑의 주춧돌 역할을 하고 있다면, 양 다리는 주춧돌을 받치고 있는 지반의 역할을 하고 있는 것이다. 그래서 골반을 받치고 있는 양 다리 중 한쪽이라도 제 위치에서 벗어나게 되면 골반이 균형을 잃게 되고 그 위에 있는 척추 전체에 이상이 오게 되는 것이다. 따라서 고관절의 이상은 몸 전체에 영향을 미치게 되고, 대부분 질병의 근본 원인이라고 보면 된다. 다음은 고관절을 바로잡는 방법이다.

### 옆으로 누워 꺾기

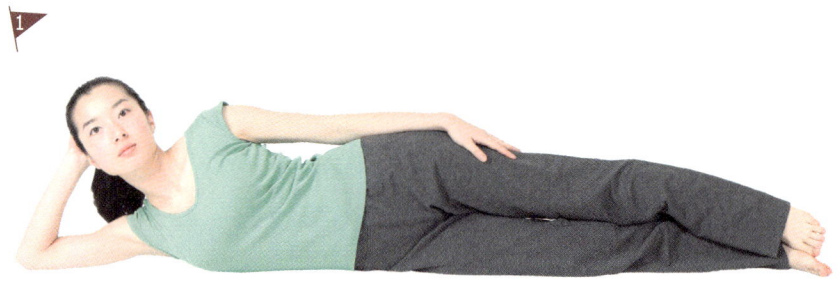

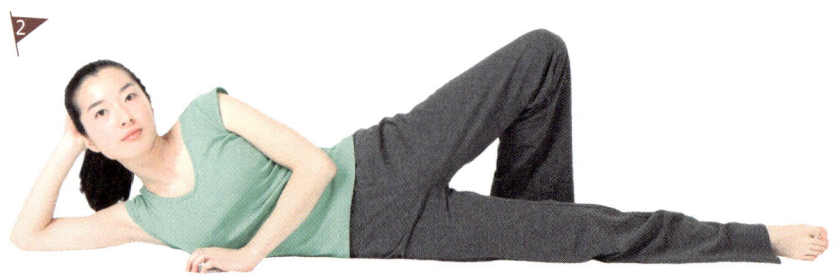

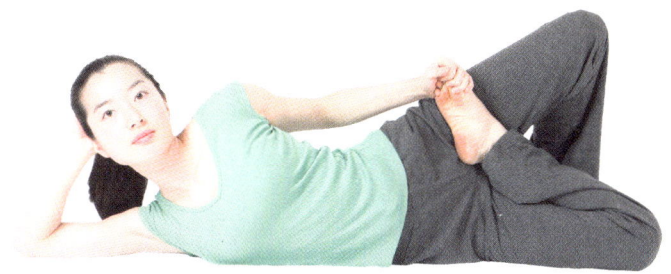

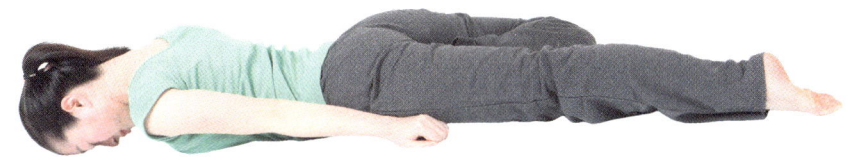

**1** 오른쪽의 고관절에 이상이 있는 경우는 몸을 오른쪽으로 모로 눕히고 오른손으로 머리를 받친다.
**2** 왼쪽 무릎을 굽히고 왼발로 바닥을 딛고 왼쪽 다리가 삼각형 모양으로 서게 한다. **3** 오른쪽 무릎을 구부린 후 왼손으로 오른쪽 발을 최대한 잡아 당겨 발목을 왼쪽 대퇴부 위로 올려 놓는다. 오른 무릎을 최대한 왼발 쪽으로 밀어 몸통과 다리가 1자를 이루게 하고 허리를 편다. **4** 왼발로 바닥을 밀어 오른쪽으로 구르면서 넘어진다. 넘어지는 도중에 고관절에 힘이 가해져 교정이 된다. 오른발을 잡고 있는 손은 동작을 마칠 때까지 놓지 않도록 해야 한다. 왼쪽 고관절은 위의 동작과 같은 요령으로 손발을 바꾸어 한다.

## 옆으로 다리 들어 올리며 고관절치기

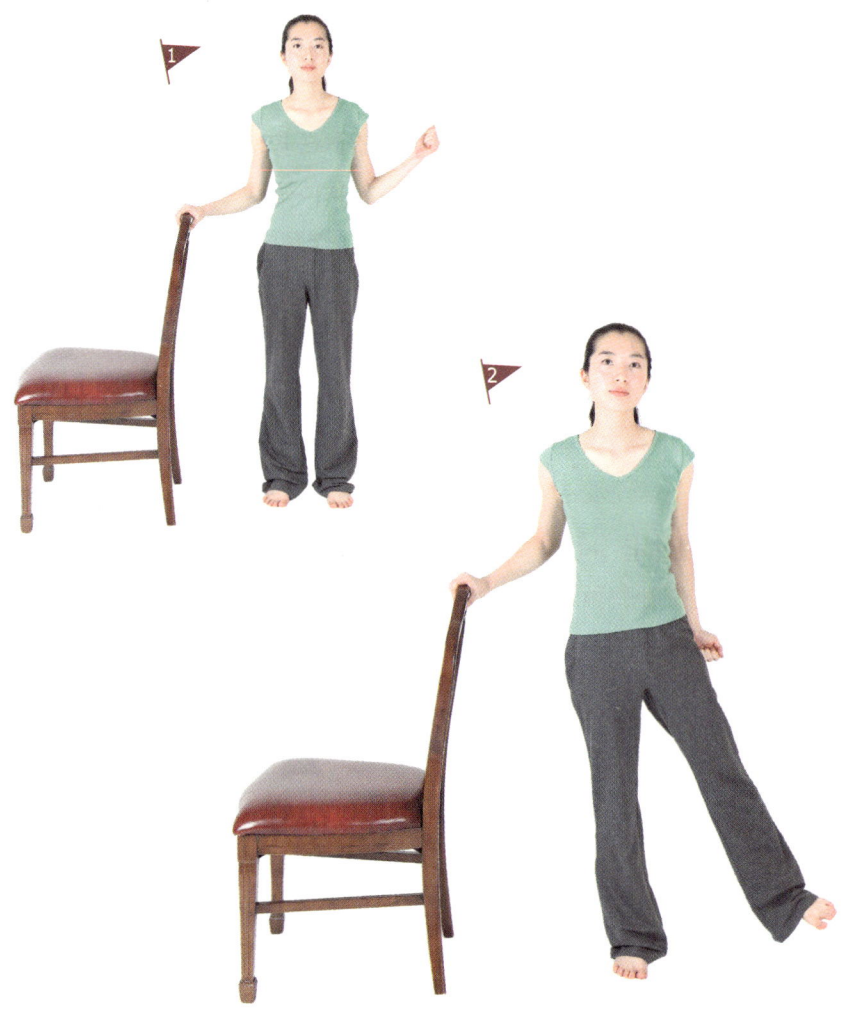

1 오른쪽 고관절이 틀어져 있을 경우 몸이 반대편으로 기우는 것을 막기 위해 왼손으로 벽이나 의자 등을 짚고 선다. 오른쪽 주먹을 가볍게 말아 쥐고 가슴 높이 정도로 들어서 고관절 바로 옆에 있는 대퇴골의 돌출된 부분인 고관절에서 대퇴골 큰 돌기를 칠 준비를 한다  2 오른쪽 다리를 옆으로 들어 올리면서 주먹으로 타점을 골반 쪽으로 때린다. 다리가 올라가는 도중에 맞도록 해야 한다. 왼쪽 고관절이 틀어져 있을 경우 반대 방향으로 하면 된다.

## 엎드려 다리 뒤로 들어 올리기

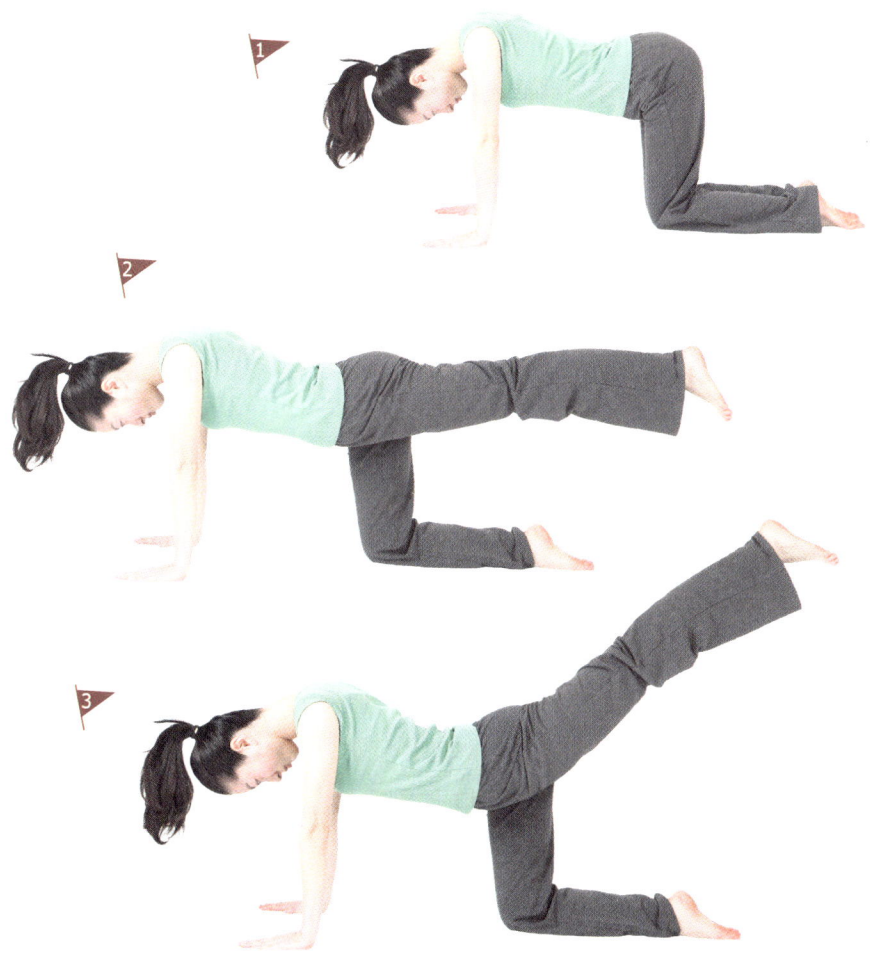

1 몸에 힘을 빼고 편안한 자세로 양손으로 바닥을 짚고 무릎을 꿇는다. 머리는 아래로 늘어뜨리고 허리는 만곡을 이루도록 한다   2 왼쪽 다리를 수평이 되게 뒤로 들어 뻗는다.   3 다리에 힘을 뺀 상태에서 살짝 뒤로 올려 준다. 여성인 경우에는 이때 치골도 함께 잡힌다. 이때 다리를 쭉 펴야 한다.

✔ 힘의 배분이 중요하다. 다리에 힘이 너무 들어가면 교정이 어렵다. 반복해서 하다 보면 요령을 익힐 수 있다.

### 타점찾기

골반 옆에 손바닥을 대고 허벅지 쪽으로 내려오면 뼈가 달걀 모양으로 돌출되어 있는 곳이 만져지는데, 이곳이 고관절을 이루고 있는 대퇴골의 큰돌기인 타점이다.

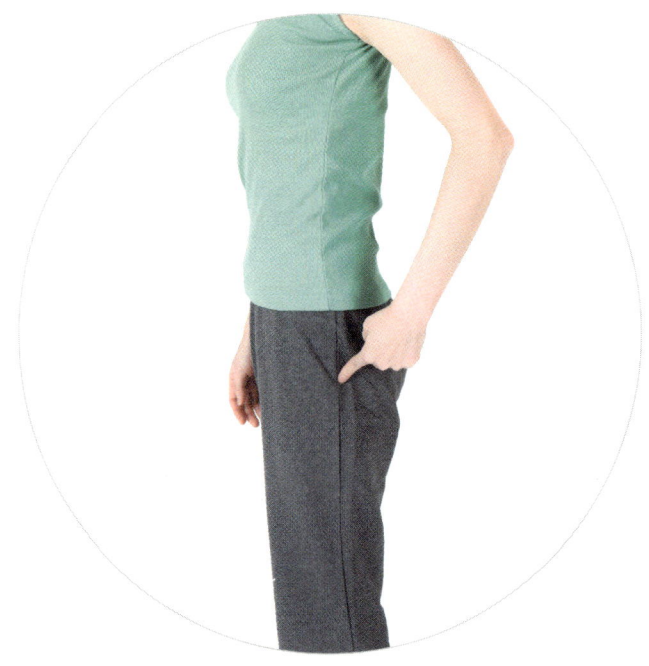

### 고정후초치

- 찬물요법을 실시한다. 찬물에 들어가 허리 아래를 10분 정도 담근다.

## 고관절 강화 운동

고관절의 뼈가 제자리를 잡은 후(약 1주일 후) 주변 근육을 잘 풀어 주어 탄력 있게 만들어야 재발을 방지할 수 있다.

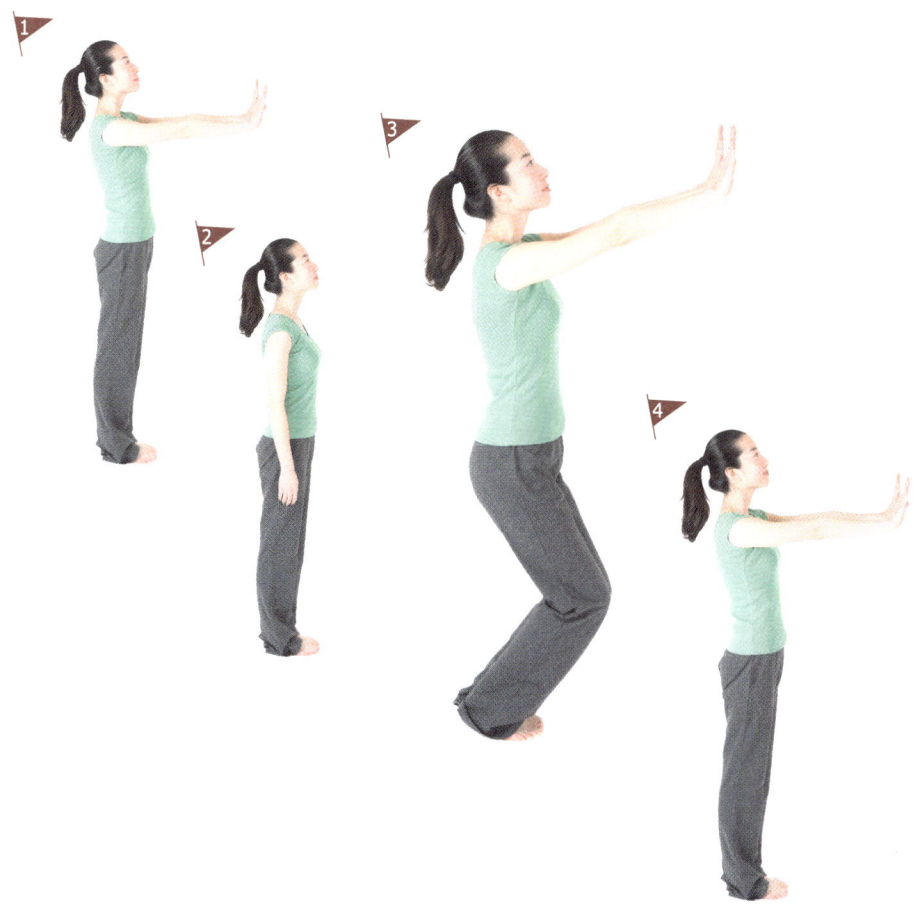

1 벽에서 한 걸음 물러나 벽을 바라보고 선다.  2 두 발을 모으고 두 손을 어깨 높이로 들어올려 손바닥을 벽에 고정시킨다.  3 발끝과 양 무릎을 모으고 발꿈치를 들면서 무릎을 구부려 천천히 앉는다.  4 손바닥을 벽에 고정시킨 채 충분히 내려간 다음 잠시 멈추고(5초 정도) 다시 천천히 일어선다. 이를 5회 정도 반복해서 한다.

### 6) 엉치뼈

엉치뼈는 척추라는 기둥을 받치고 척추로부터 전달되는 힘을 받아서 골반에 전해 주는 역할을 한다. 이 뼈는 위로는 넓고 아래로는 좁아 꼬리뼈가 연결되는 역삼각형의 구조를 하고 있으며, 엉치뼈의 구조상 허리뼈와 만나는 곳에서 앞뒤로 밀리면서 어긋나 심한 통증을 유발하는 경우가 있다. 다음은 엉치뼈가 몸의 앞 혹은 뒤로 어긋나 있을 때 바로잡는 방법이다.

**엉치뼈가 몸의 앞쪽으로 밀린 경우**

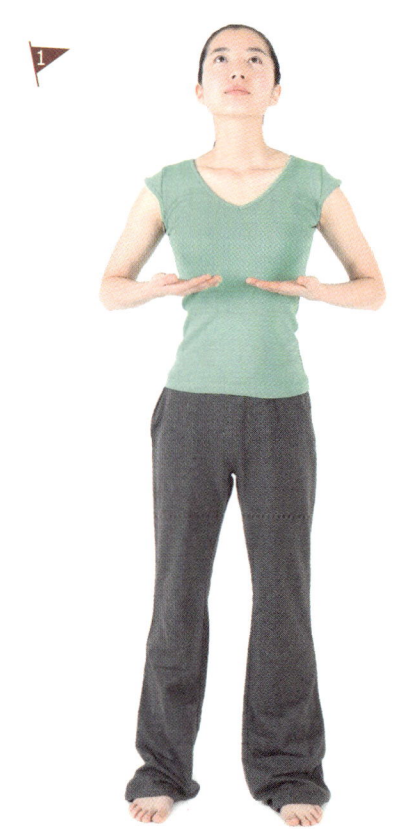

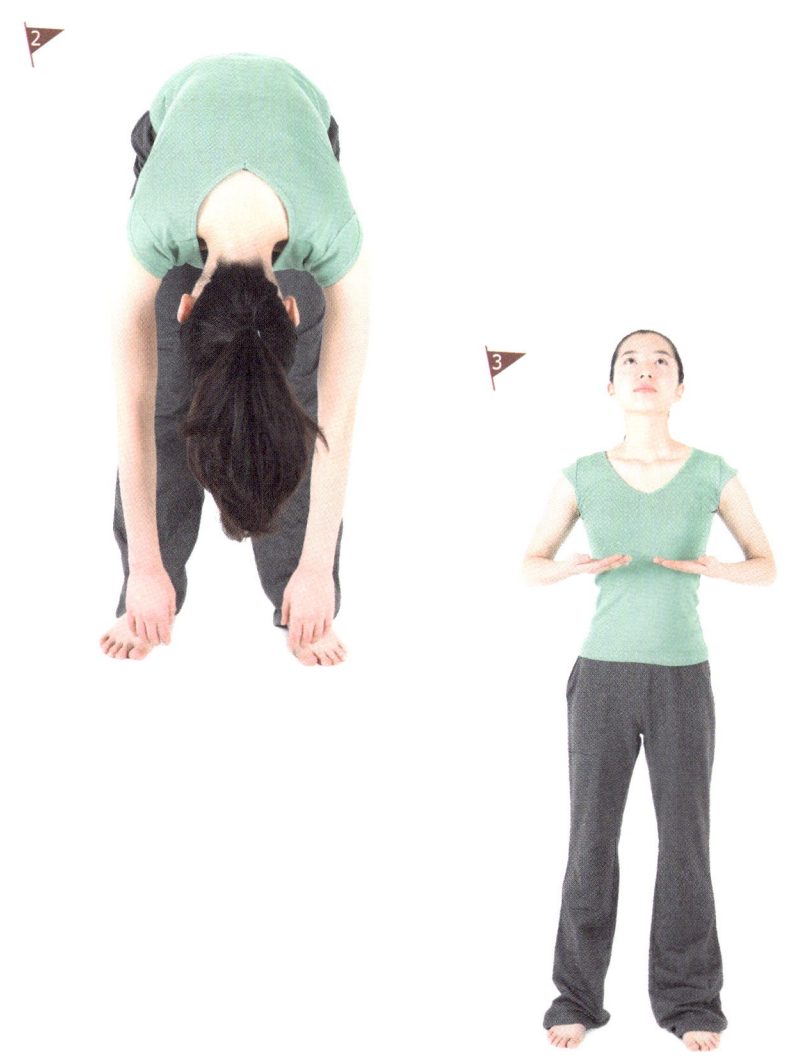

1 두 발을 어깨 넓이로 벌리고 서서 양손을 가슴 앞까지 올린다.  2 상체의 힘을 뺀 상태에서 양손을 내리면서 순간적으로 허리를 굽히고 상체를 밑으로 떨어뜨린다.  3 천천히 허리를 세워 처음의 자세로 돌아간다. 같은 동작을 3회 정도 되풀이한다.

## 엉치뼈가 몸 뒤쪽으로 밀리거나 밑으로 내려온 경우

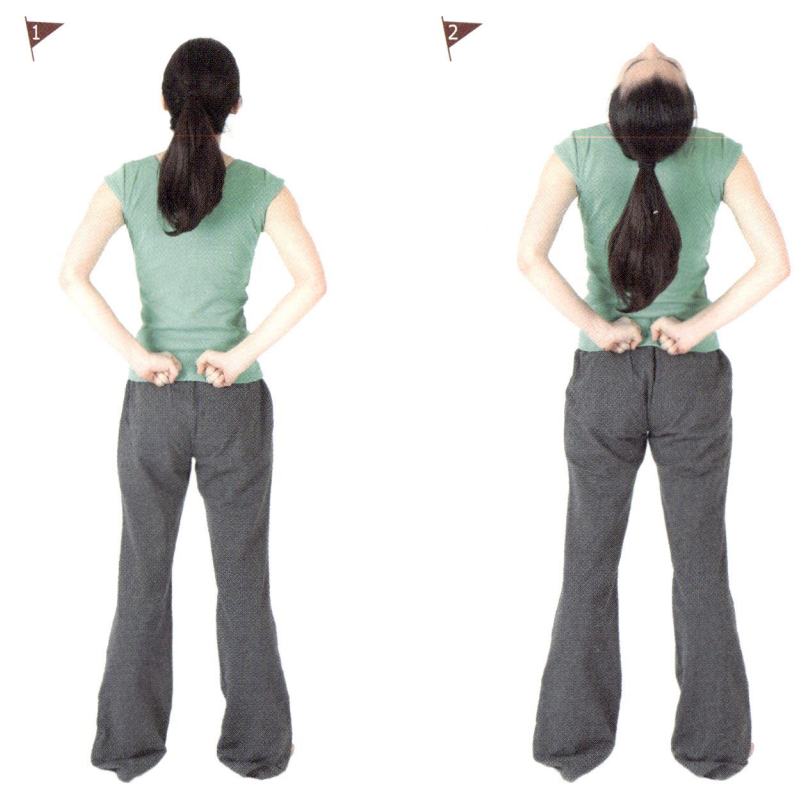

**1** 두 발을 어깨넓이로 벌리고 서서 주먹을 쥐고 양 주먹이 八자를 이루게 하여 약간 힘을 주어 엉치뼈를 받쳐 준다. 이때 양 손은 좌우의 엉치뼈 돌기 위에 얹어 놓는다. **2** 목을 먼저 뒤로 넘긴 후 상체를 20도 정도만 뒤로 순간적으로 젖혀 준다. 이와 동시에 엉치뼈를 받치고 있던 주먹을 45도 각도로 밀어 주어 엉치뼈가 허리 쪽으로 올라오게 한다.

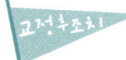

- 찬물요법을 실시한다. 찬물에 들어가 허리 아래를 10분 정도 담근다.

7) 허리뼈(요추)

　허리뼈(요추)는 일상생활 속에서는 특별히 이상이 생기지 않을 만큼 튼튼한 구조로 되어 있다. 교통사고나 아니면 외부의 물리적 충격이 가해지지 않으면 잘못되는 일이 거의 없으므로 스스로 바로 잡을 일은 없다. 다만 평소에 허리힘을 강화시켜 주는 체조나 동작을 통해서 주변 근육의 연성을 배가시켜 주는 것이 좋다.

　요추의 이상은 근본적으로 엉치뼈나 고관절에서 비롯되므로 이를 바로잡고 척추를 곧게 세우는 운동과 아울러 주변 근육의 탄성을 길러 두는 것이 좋다. 여기에 적합한 운동은 팔법 중에서 다음과 같다.

①  온몸 운동
②  서서 허리 굽히기
③  앉아서 허리 비틀기


8) 등뼈(흉추)

　등뼈(흉추)는 척추 중에서 허리뼈(요추)와 목뼈(경추)를 제외하고 갈비뼈가 붙어 있는 척추를 말하는데, 흉추에서 갈라져 나오는 자율신경은 우리 몸의 내장기관과 밀접한 관계가 있으므로 아주 중요하다. 따라서 등이 구부러지거나 옆으로 휘는 것을 예방해야 스스로 건강을 지킬 수 있다. 도움 되는 운동은 다음과 같다.

①  누워 등뼈 바로잡기
②  올챙이 운동

## 의자에 앉아 팔 뒤로 돌리기 (흉추 1~6번 교정)

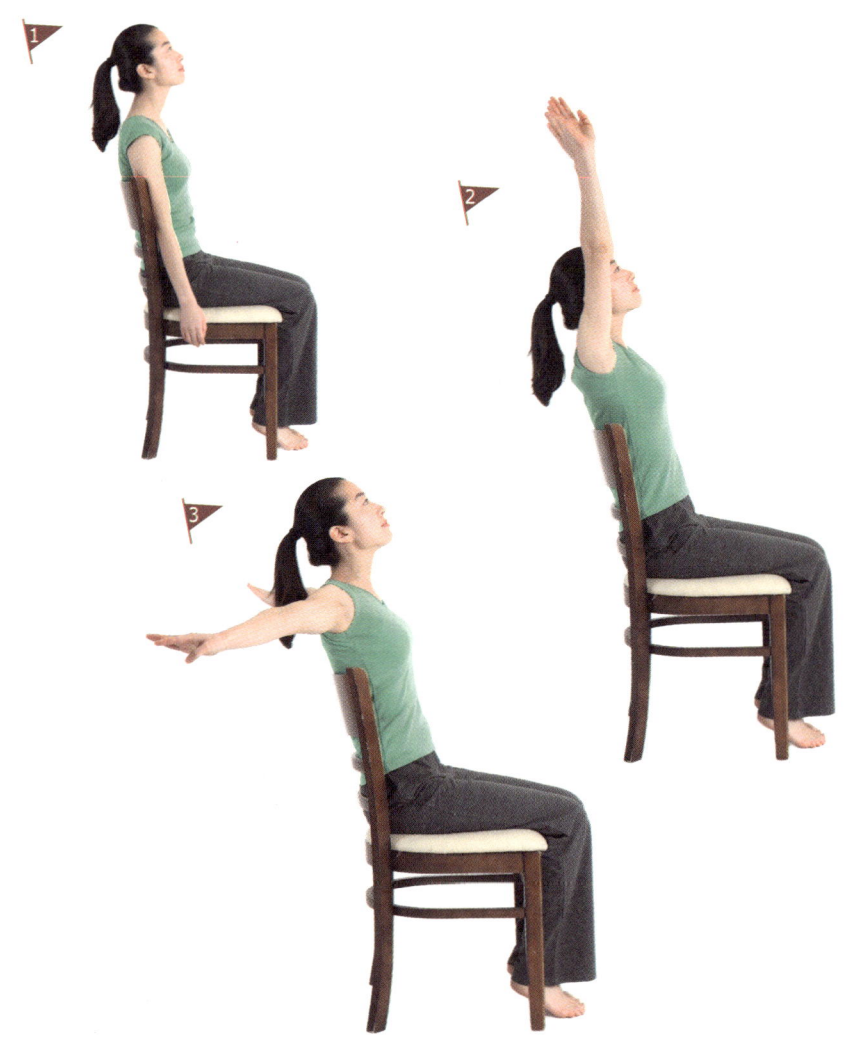

**1** 등받이가 낮은 의자에 엉덩이와 등을 등받이에 바짝 붙이고 편안하게 앉는다. 고개는 15도 정도 들어 올린다. **2** 양팔을 천천히 머리 위로 뻗어 올린다. **3** 몸에 힘을 뺀 채 양팔을 최대한 모으면서 뒤쪽으로 천천히 내리도록 한다.

✔ 의자 등받이 높이가 꼭 흉추 8번 위치에 오는 낮은 의자여야 한다.

## 서서 등뼈 쳐올리기(흉추7~12번 교정)

두 손을 뒤로 모아 등뼈를 쳐올려 주는 동작으로 손이 닿지 않는 곳까지 연쇄적으로 교정이 가능하다. 숙달되면 웬만큼 떠 있는 등뼈는 가볍게 교정할 수 있다.

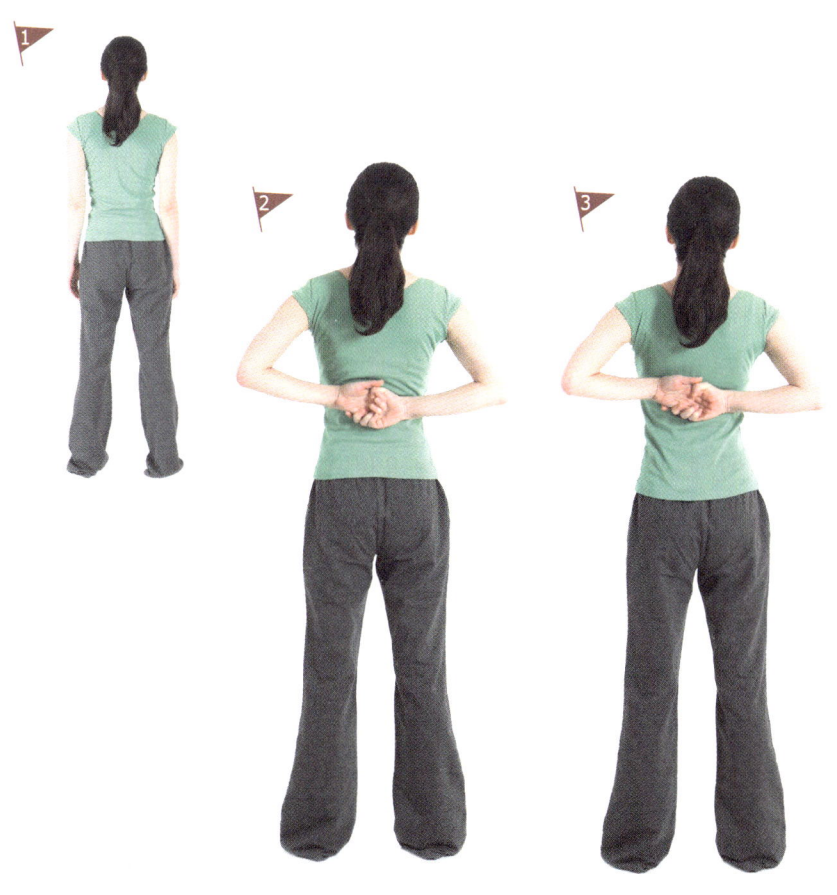

**1** 두 발을 약간 벌리고 서서 몸의 긴장을 풀어 등의 근육이 이완되도록 한다. **2** 두 손으로 뒷짐을 지고 오른손(왼손잡이는 왼손) 손등을 등뼈의 가는 돌기에 댄다. **3** 두 손에 가볍게 힘을 주어 순간적으로 쳐올린다. 등뼈 12번부터 위로 가능한 범위까지 실시한다.

### 엎드려 등뼈 쳐올리기

앞의 '서서 등뼈 쳐올리기' 동작은 어디서나 할 수 있는 간단한 것인데, 엎드린 상태에서 하면 훨씬 효과적이다. 엎드리면 등 근육이 쉽게 이완되고, 바닥의 반발력도 이용할 수 있다. 요령은 앞과 동일하다.

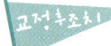

- 찬물로 등뼈 전체를 다스려 준다.
- 앉아서 척추 세우기 운동을 한다.
- 등뼈를 교정한 후에는 필수적으로 등뼈 주변의 근육을 이완시켜 연성을 강화시켜 주어야 한다. 따라서 하루에 1번 방석 숙제를 10분씩 꾸준히 한다.

## 9) 무릎

생활하면서 오는 무릎의 이상은 대개 무릎의 안쪽이 꺾이면서 정강이뼈가 바깥쪽으로 비틀어진 상태가 되었을 때 관절이 틀어지게 된다. 이때 무릎 관절은 항상 몸의 바깥쪽으로만 틀어진다. 다음은 무릎 이상을 바로잡는 방법이다.

## 바닥에 앉아서 교정할 때

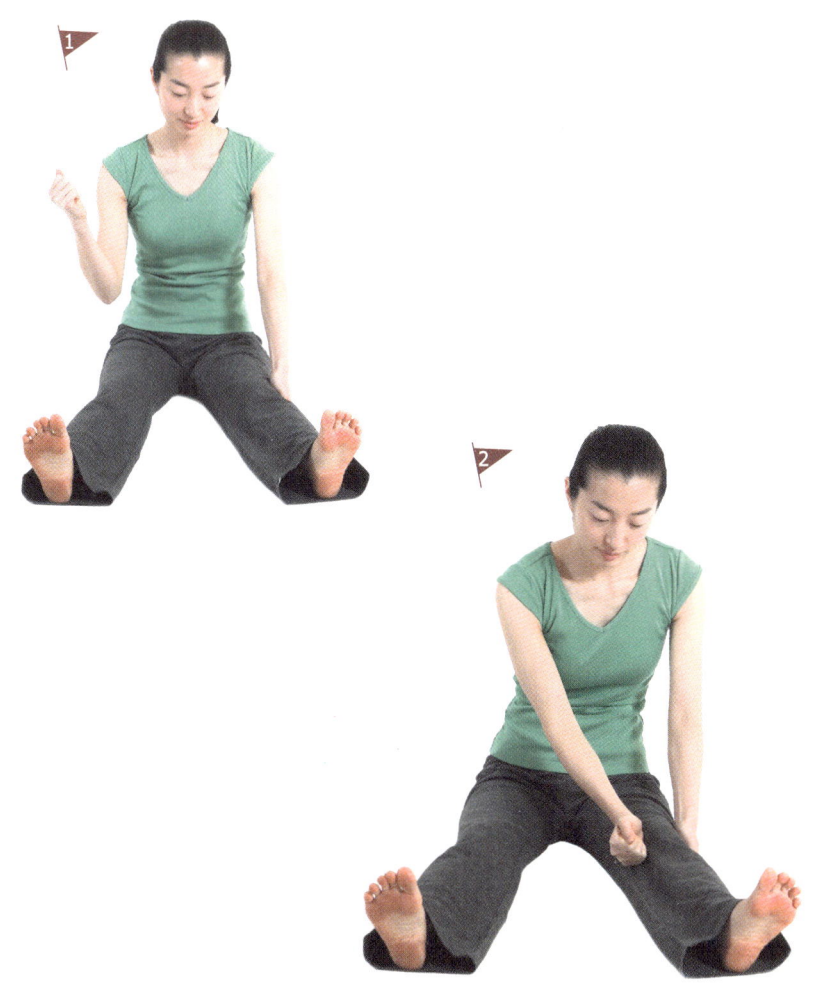

1 왼쪽 무릎이 틀어졌을 경우 왼쪽 다리를 펴고 앉는다. 왼손으로 무릎의 바깥쪽을 받치고 안쪽으로 약간 말아 무릎과 발목이 서게 한다. 2 오른 주먹을 가볍게 말아쥐고 타점에 주먹을 댄 위치를 확인한 후에 주먹의 말아 쥔 손날로 무릎 안쪽의 관절 부분을 45도 각도로 비스듬히 내리친다. 오른쪽 무릎이 틀어졌을 경우에는 손을 바꾸어 하면 된다.

## 의자에 앉아서 교정 할 때

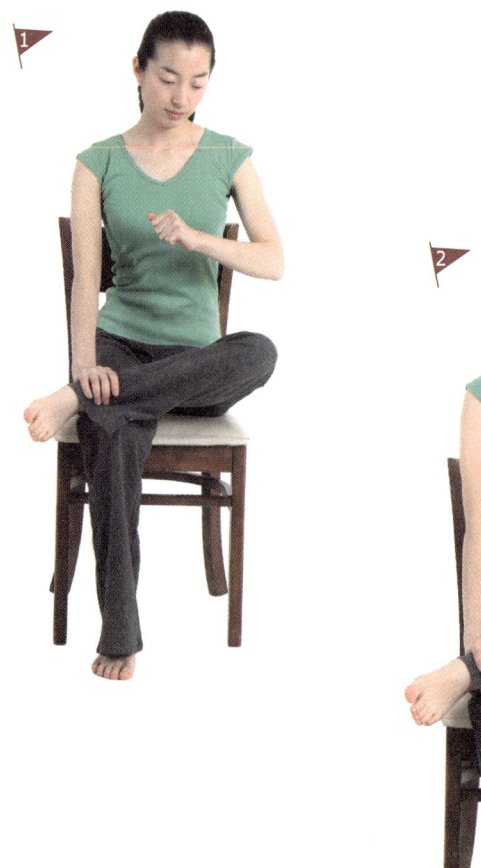
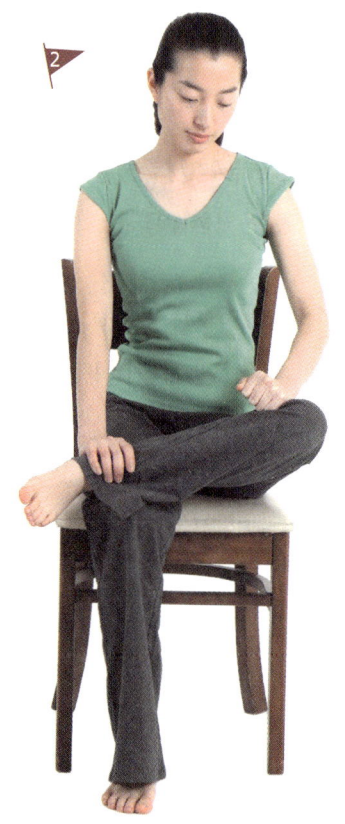

**1** 왼쪽 무릎에 이상이 있을 경우 왼쪽 다리를 들어서 발목을 오른쪽 다리 위에 올려 놓고 오른손으로 왼쪽 발목을 잡는다. **2** 왼쪽 주먹을 가볍게 말아 쥐고 타점에 주먹을 대어 위치를 확인한 후에 주먹의 말아 쥔 손날로 무릎의 안쪽의 관절 부분을 45도 각도로 비스듬히 내려친다. 오른쪽 무릎은 같은 요령으로 손발을 바꾸어 하면 된다.

## 슬개골 올리기

무릎을 위와 같이 교정한 후 공통적으로 슬개골(종지뼈)을 바로잡아 주어야 한다. 교정 동작은 다음과 같다.

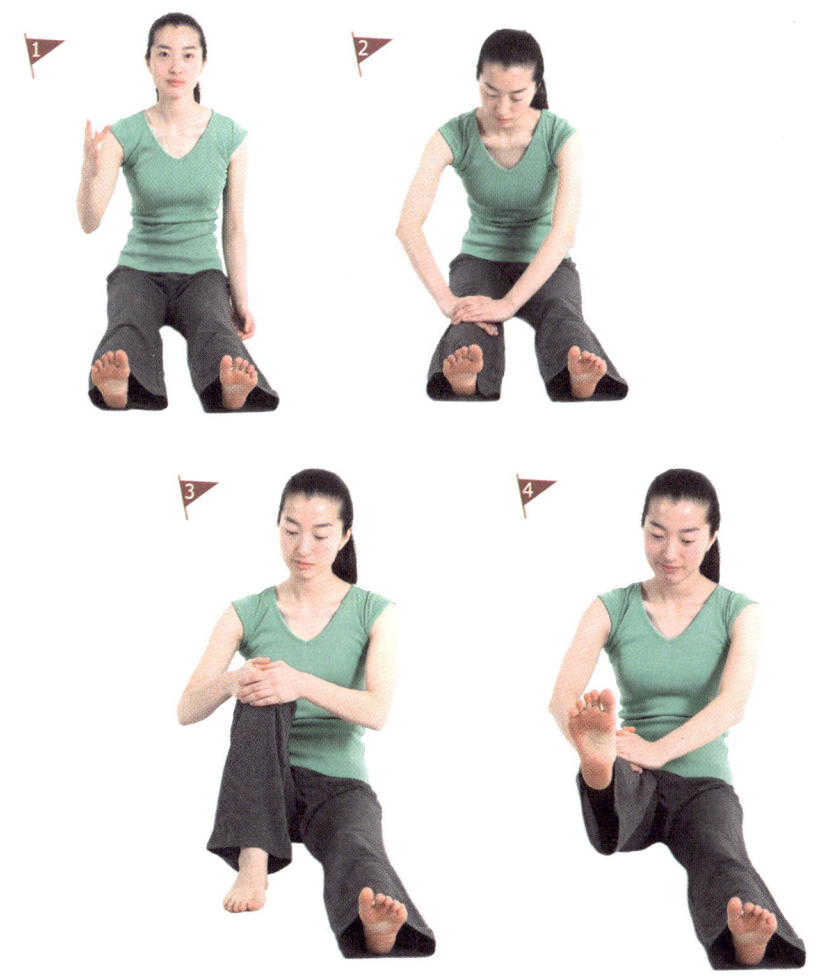

1 이상이 있는 무릎을 펴고 앉는다.  2 왼손을 오른손 위로 포갠 후 안쪽 손 손가락으로 슬개골 아래쪽 끝부분을 걸어 준다.  3 양손을 당겨 슬개골을 끌어 올리면서 무릎을 굽혀 몸 쪽으로 끝까지 당긴다.  4 슬개골을 계속 몸 쪽으로 당기면서 다리를 앞으로 쭉 편다. 그러면 "똑" 하는 소리와 함께 슬개골이 제자리를 잡게 된다.

## 타점 찾기

무릎을 펴고 앉은 후 무릎 위에 있는 슬개골을 찾는다. 슬개골의 밑 부분 끝에 손가락을 대고 그대로 바닥 쪽으로 내려가다 보면 뼈가 돌출되어 있는 곳이 만져지고, 그 바로 밑에 미세하게 홈이 파여 있는데 이곳이 타점이다. 이 지점은 대퇴골과 경골(정강이 뼈)이 서로 만나는 지점 즉 무릎관절이 있는 곳이다.

또는 다리를 펴고 무릎 안쪽 면을 만져 보면 돌출되어 있는 뼈가 세 개 있는데, 그 중간에 홈이 파인 지점을 찾아도 된다.

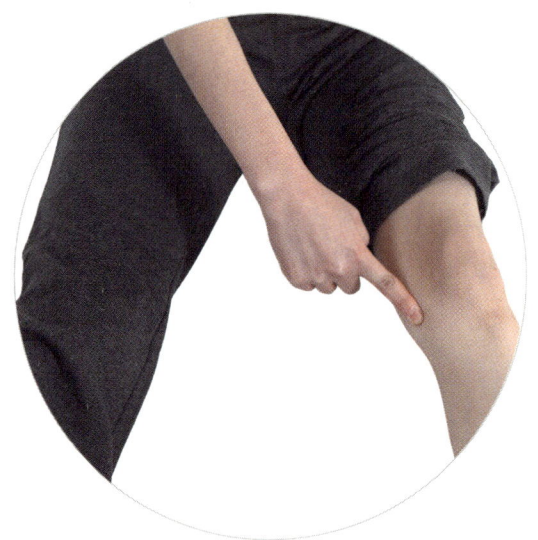

### 고정후조치

무릎에 찬물에 적신 수건을 대고 10여 분 있거나, 찬물에 담근 채 종지뼈를 엄지와 검지를 이용해 여러 번 위로 치켜올려 준다.

✓ • 다리를 펼 때 슬개골을 받쳐 준 손이 떨어지지 않도록 한다.
• 건강한 사람도 오랫동안 서 있거나 무리한 운동을 하면 무릎이 아플 수 있다. 이때 슬개골을 올려 주는 동작을 하면 다리가 편하다.

10) 발목

발목 관절은 발을 제외한 몸 전체의 무게를 지탱하기 때문에 모든 관절 중에서 가장 큰 하중을 받는다. 그러므로 걸을 때나 달릴 때는 온몸의 하중이 한쪽 발목에 전부 실리기 때문에 조금만 부주의해도 발목이 꺾이면서 틀어지기 쉽다. 발목이 삐거나 접질린 경우 혼자 바로 잡는 방법이다. 바닥에 얇은 요나 방석을 깔고 행하는 것이 좋다.

## 앉아서 발목 꺾기

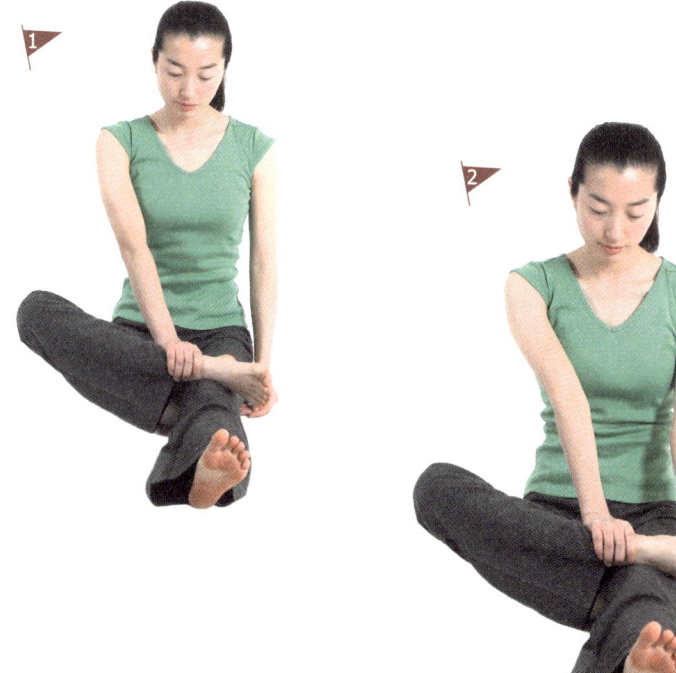

**1** 오른쪽 발목이 불편할 경우 앉아서 오른쪽 발목을 왼쪽 허벅지 위에 올려놓고 오른손으로 오른쪽 발목을 잡는다. 이때 오른팔은 쭉 펴 줘야 한다. **2** 왼손으로 오른발 끝을 말아 쥐고 발을 살살 돌려 발목의 긴장을 풀어 주다가 순간적으로 자신의 몸 쪽으로 잡아 당긴다. 제대로 동작이 이루어지면 "툭" 하는 소리가 나면서 발목이 제자리를 잡게 된다.

## 발뒤꿈치 깔고 앉기

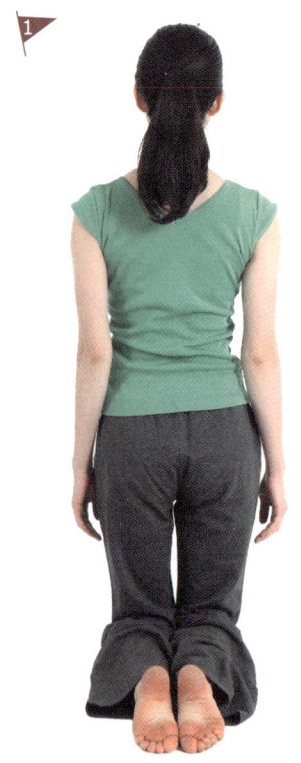
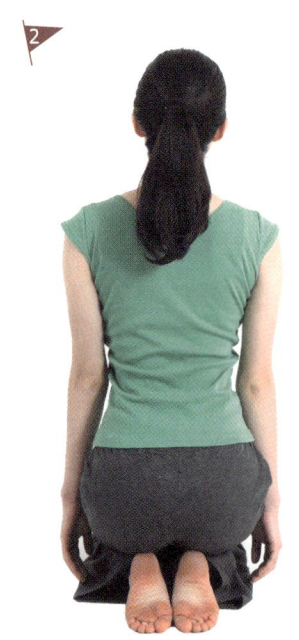

**1** 무릎을 꿇고 앉아 발등을 바닥에 붙인 후 엉덩이와 상체를 일으켜 세운다. **2** 몸의 힘을 뺀 후 순간적으로 엉덩이로 발 뒤꿈치를 깔고 앉는다. 같은 동작을 2~3회 반복한다. 이상이 있으면 '뚝' 소리가 나면서 교정된다.

✔ 대부분 두려움 때문에 살짝 앉거나 앉을 때 발뒤꿈치가 양옆으로 벌어지게 되는데, 발뒤꿈치를 오므려야 좌골과 정확하게 맞닿아 발목이 아래로 눌리면서 접혀 있거나 삔 발목이 펴져 제자리를 잡는다. 발목이 꺾이는 각도는 방바닥의 수평면, 즉 180도를 넘지 않으므로 무서워할 필요는 없다.

## 엎드려 발목 꺾어 주기

발뒤꿈치를 깔고 앉아서도 교정이 안 되는 경우는 심하게 삐거나 접질린 것이므로 엎드린 자세로 발목을 잡아 준다.

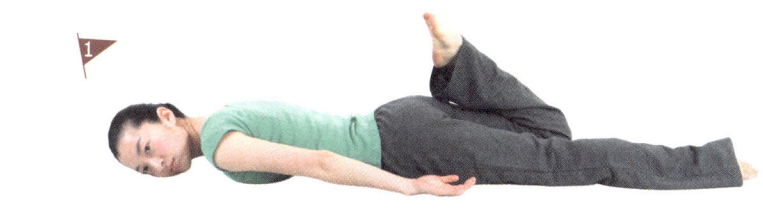

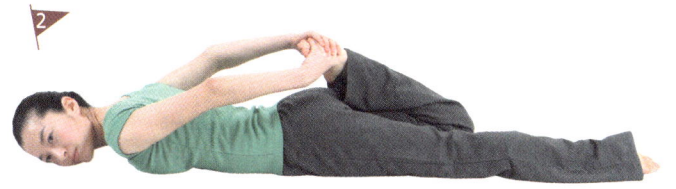

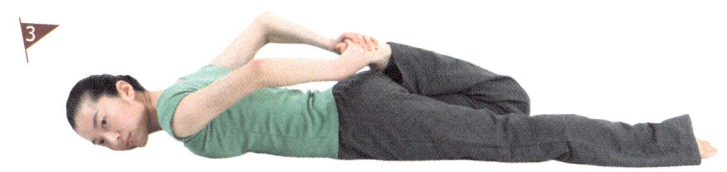

**1** 엎드려 발목에 이상이 있는 다리의 무릎을 뒤로 구부려 올린다.  **2** 두 손으로 발등을 가볍게 잡는다.  **3** 두 손에 힘을 주어 엉덩이 쪽으로 순간적으로 당겨 꺾어 준다. 제대로 동작이 이루어지면 소리가 나면서 발목이 제자리를 잡게 된다.

- 찬물에 발목을 10여 분 담가 부기를 가라앉히고 1주일 정도 무리한 사용을 피한다.
- 다리를 쭉 펴고 발목을 위아래로 움직여 주는 운동으로 발목관절이 제자리를 잡도록 한다.

### 11) 발가락

　발가락은 걷거나 달릴 때 몸의 무게를 최종적으로 받고 균형을 유지하는 데 아주 중요한 역할을 하지만 우리 몸에서 크게 관심을 가지지 않는 부위이다. 그러나 열 개의 발가락 중 하나만 잘못되어도 걸음을 제대로 걸을 수 없다는 것을 알아야 한다. 발가락 중에서 가장 틀어지기 쉬운 것이 엄지 발가락이고 가장 크게 문제가 되는 것도 엄지 발가락이다.

#### 발가락 비틀어 교정하기

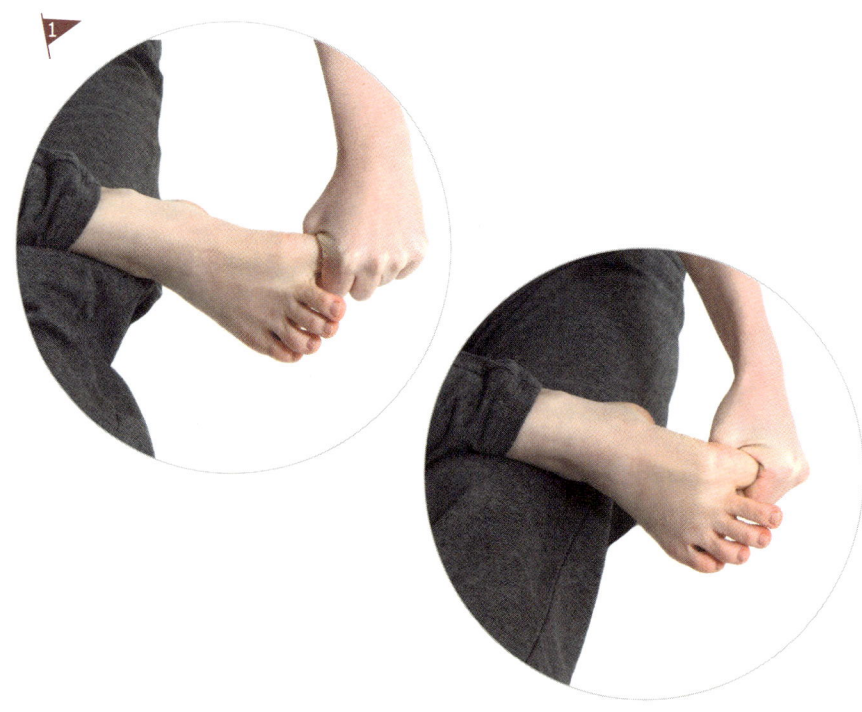

**1** 엄지 발가락은 검지 손가락으로 발가락의 아래를 감싸 쥐고 검지 발가락 쪽으로 당긴다는 느낌으로 비틀면서 잡아 당겨준다.

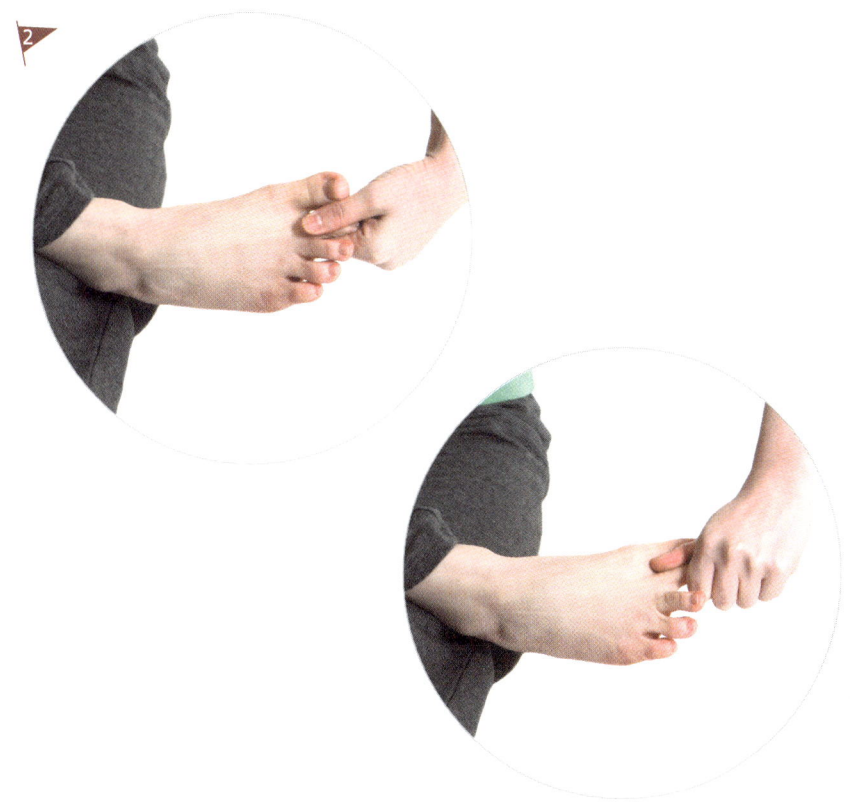

**2** 나머지 발가락은 엄지 손가락 전체와 검지의 가장 안쪽 마디로 집게로 집듯이 잡는다. 엄지 발가락 쪽으로 당긴다는 느낌으로 가볍게 비틀면서 잡아 당겨준다.

✔ • 엄지 발가락은 검지 손가락으로 발가락의 아래를 감싸쥐고 순간적으로 과감하게 비틀어 주어야 한다.
  • 엄지 발가락이 심하게 틀어졌을 경우에는 넓적한 나무 막대기와 끈을 준비하여 잠자리에 들기 전에 막대기 한쪽은 엄지 발가락에 묶고 나머지 한쪽은 발에 고정해서 밤새 엄지 발가락이 펴지게 한다. 보름에서 한 달 정도 하면 발 모양이 정상으로 돌아온다.

## 발가락 전체 위아래로 꺾기

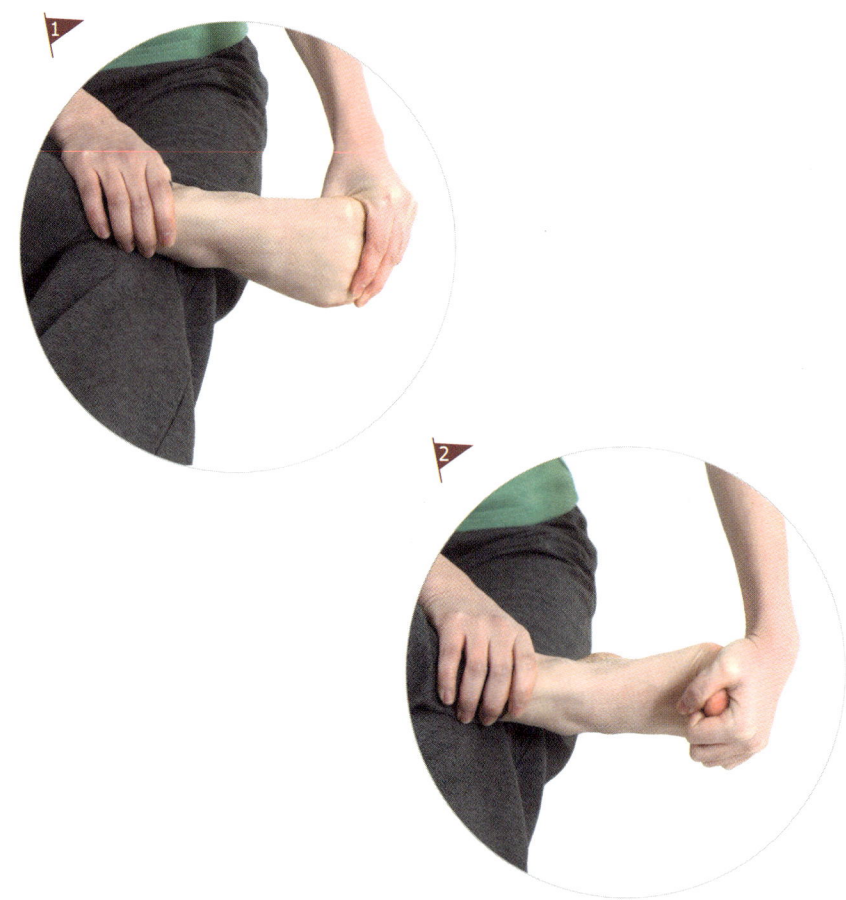

1 한 손으로 발을 잡은 후 나머지 손으로 발가락 전체를 위에서 감싸 쥐고 아래로 눌러 꺾어 준다.
2 그 다음에는 발가락 전체를 밑에서 거머쥐고 위로 올려 꺾어 준다.

- 10분 동안 찬물에 발가락을 담그고 발가락을 위아래로 살살 움직여 눌려있던 신경을 풀어준다.

## 2 신경 다스리기

　인체에는 수 많은 작은 맥들이 있지만 그 중에서도 가장 근본이 되는 맥을 몸살림에서는 독맥督脈이라고 한다. 흔히들 선도仙道에서 말하는 기경팔맥 중에 하나인 독맥과는 그 쓰임새가 완전히 다르다는 것을 미리 밝혀둔다.

　독맥은 근육의 움직임과 신경의 흐름을 주관하는 것으로서, 신경과 근육을 자동적으로 통제하는 역할을 한다. 우리 몸의 한 부분에 힘을 너무 무리하게 사용하거나 과한 외부적인 힘이 가해지면 그 위에 있는 독맥이 스스로 굳으면서 더 이상 무리하지 말라고 경고 신호를 보내게 된다. 그렇게 함으로써 인체의 신경과 근육을 조절하여 우리 몸을 보호하는 것이다.

　사람들은 대부분 앞을 보고 일상생활을 하므로, 독맥은 몸 뒤쪽에 은밀하게 그리고 소중하게 위치해 있다. 기본 독맥 일곱 군데의 위치는 다음과 같다.

① 양쪽 귀 위(귀 끝에서 손가락 두개를 포개어 나란히 한 길이 정도)
② 목의 양옆 후두골 바로 밑(귀 뒤 독맥 또는 귀 밑 독맥)
③ 흉추 3번 양쪽 지점
④ 흉추 7번 양쪽 지점
⑤ 흉추 12번과 요추 1번이 만나는 양쪽 지점
⑥ 양쪽 무릎 뒤쪽에서 한 뼘 위
⑦ 양쪽 발목 뒤쪽에서 반 뼘 위

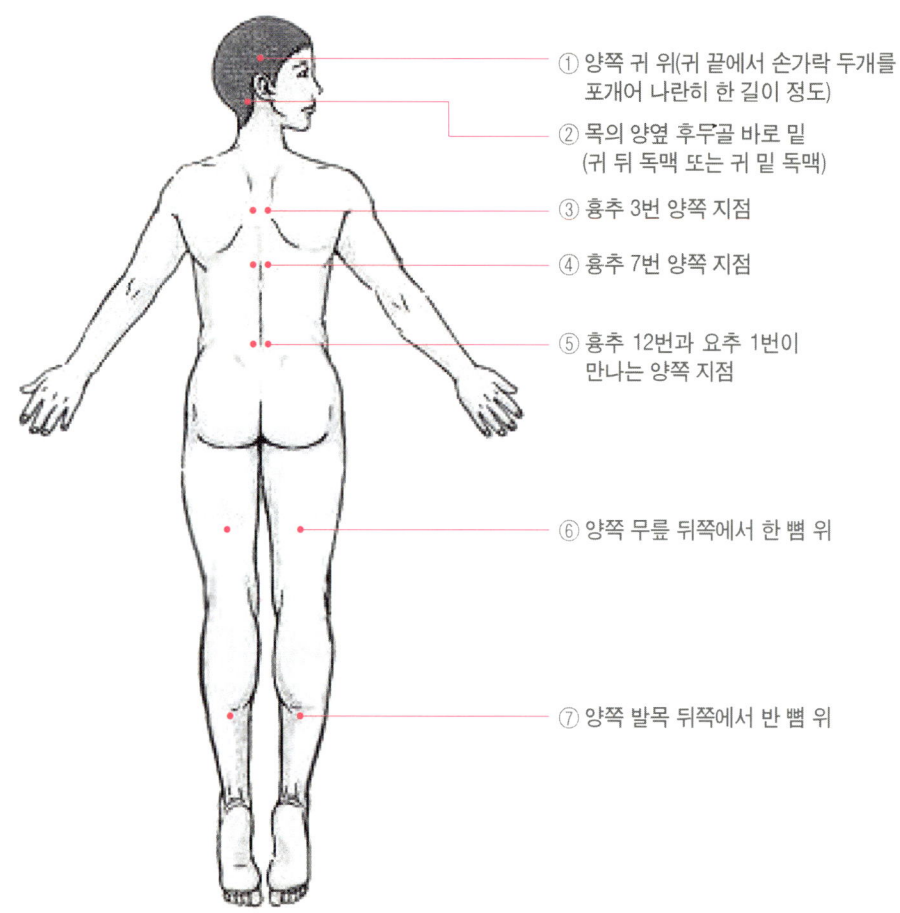

① 양쪽 귀 위(귀 끝에서 손가락 두개를
　포개어 나란히 한 길이 정도)

② 목의 양옆 후두골 바로 밑
　(귀 뒤 독맥 또는 귀 밑 독맥)

③ 흉추 3번 양쪽 지점

④ 흉추 7번 양쪽 지점

⑤ 흉추 12번과 요추 1번이
　만나는 양쪽 지점

⑥ 양쪽 무릎 뒤쪽에서 한 뼘 위

⑦ 양쪽 발목 뒤쪽에서 반 뼘 위

## 1) 머리

　머리는 척추에서 목뼈의 좌우를 지나는 신경에 의해 통제되고 조절된다. 자기 몸의 좌측을 지나는 신경은 보조기능을 하면서 눈, 귀, 코, 입의 작용과 관련이 있고, 우측을 지나는 신경은 주기능을 하며 뇌의 작용과 밀접하게 관련이 있다. 머리에 있는 기본 독맥 두 곳(후두골 바로 밑과 귀 위 독맥)을 자주 풀어 주어 신경이 원활하게 소통 되도록 해야 머리의 모든 기능이 제대로 돌아갈 수 있다.

## 얼굴(눈, 코, 귀, 입) 신경 다스리기

이들 기관은 목에서 좌측으로 올라오는 신경과 관련되므로, 목뼈가 왼쪽으로 틀어지거나 접질리게 되면 신경이 눌려 약해지거나 막히게 된다. 그러면 눈이 침침 해지고 귀에 이명 현상이 오거나 비염, 갑상선 등의 증상이 나타날 수 있다. 이때에는 머리의 독맥을 자주 풀어 주어 신경이 원활하게 소통이 되도록 해야 한다.

목뼈를 바로 잡는 방법은 자가교정의 '목뼈 교정'을 참조하고, 목 근육은 '도리도리' 운동으로 풀어 준다.

## 왼쪽 귀 위 독맥 다스리기

척추를 바로 세우고, 목을 편안하게 한 상태에서 왼쪽 '귀 위 독맥'을 손가락으로 두드려 준다. 요령은 손가락을 구부려 손목의 힘을 빼고 두드리면 된다. 위치는 왼쪽 귀 위에서 손가락 두 개 굵기 위에 있는 부분인데, 이곳은 신경이 지나는 길목으로서 만져 보면 약간 볼록하게 튀어나와 있다. 이곳이 긴장되어 있으면 신경의 소통이 원활하지 못해 뻣뻣한 줄기가 만져지기도 하고, 누르거나 두드리면 심한 통증을 느끼기도 한다. 통증을 느낀다는 것은 신경이 약하거나 막혔다는 것을 의미하므로 매일매일 수시로 두드려 주게 되면 어느 순간 통증이 가시고 오히려 시원할 때가 있다. 이때가 바로 신경이 제대로 트였다는 것을 의미한다.

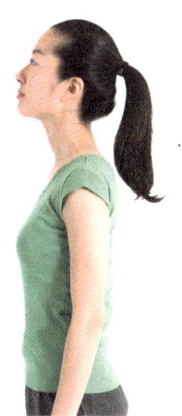

1 척추를 바로 세우고, 목을 편안히 한다.

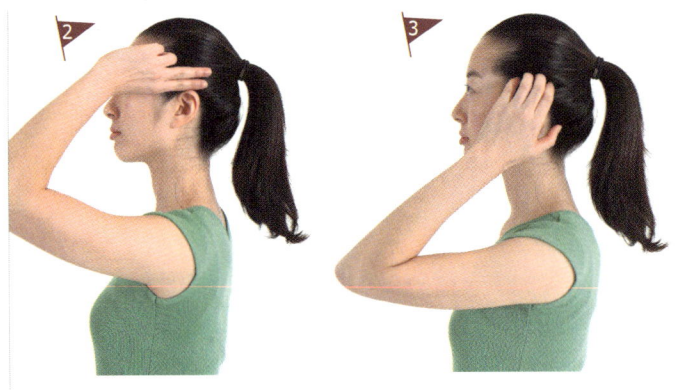

2 왼쪽 '귀 위 독맥'의 위치는 왼쪽 귀 위에서 손가락 두 개 굵기 위에 신경이 지나는 길목인데, 만져 보면 약간 볼록하게 튀어나와 있다.
3 이곳을 손가락을 구부려 손목의 힘을 뺀 채 두드린다.

### 뇌

뇌와 연관되는 신경의 줄기는 목뼈(경추)의 오른쪽으로 올라오는 신경이다. 목뼈가 오른쪽으로 틀어지거나 접질리면 두통 편두통 건망증 치매 중풍 등을 비롯하여 기억력, 판단력, 집중력 등 뇌의 기능에 이상이 생긴다. 그러므로 머리의 독맥을 자주 풀어 주어 신경이 원활하게 소통이 되도록 해야 한다.

목뼈(경추)를 바로 잡는 운동은 자가교정의 '목뼈 교정'을 참조하고 목의 근육은 도리도리 운동으로 푼다. 신경은 오른쪽 귀 위 독맥을 다스리면 되고, 방법은 앞의 얼굴 신경 다스리는 것과 동일하며 위치만 오른쪽으로 하면 된다. 이 운동을 꾸준히 하면 치매 중풍 예방에 탁월한 효과가 있다.

## 2) 공명

공명은 현대의학과 한의학에서는 사용하지 않는 말이다. 인체 해부도에조차도 나타나지 않는 곳이지만 우리 몸에서 없어서는 안 될 아주 중요한 공간이다. 위치는 배꼽과 치골 중간에 있으며 주먹 반 정도의 크기로서 납작한 럭비공 모양이다. 이곳이 막히면 손발이 차고, 깊은 호흡이 안되며, 항상 기운이 없고 소화가 안 되는 만성피로 증상이 나타난다. 특히 방광, 신장, 대장, 소장 등 아랫배의 장기를 잘 다스리려면 공명이 트여 있어야 한다.

## 공명찌르기

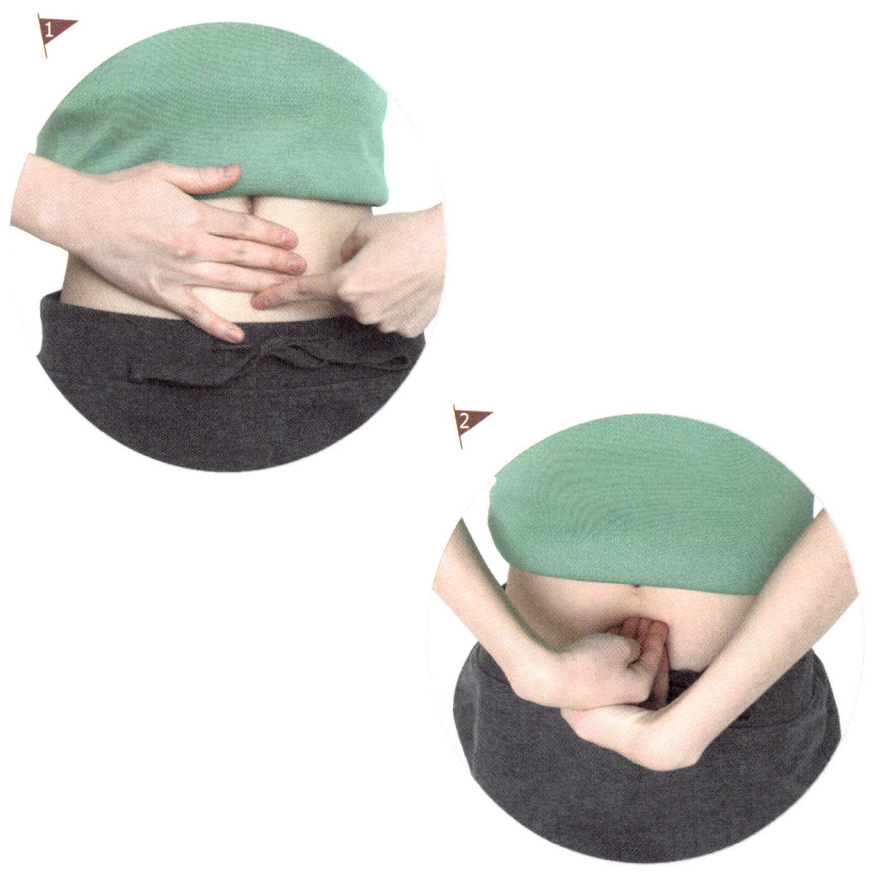

**1** 누워서 공명이 있는 위치를 찾는다. 보통 하단전이라고 부르는 곳인데, 배꼽 밑으로 손가락 세 개를 포갠 만큼 아래 정중앙에 있다. 장골의 맨 앞 위에 있는 뼈의 맨 위에서 좌와 우로 선을 그으면 정중앙이기도 하다. **2** 오른손 위에 왼손을 포개고 위로 45도 각도가 되도록(손가락을 135도 꺾어) 가운데 손가락을 중심으로 공명 위에 올려놓는다. 호흡을 내쉰 후 다시 들이마시기 직전에 손끝 부분에 힘을 주어 밑으로 살짝 찔러준다. **3** 이 상태에서 누르면서 45도 각도로 지그시 끌어 올렸다 원상태로 되돌렸다를 반복한다. 찌릿한 느낌이 없을 때에는 더 깊이 누르면서 끌어 올린다. **4** 깊이 찔러도 부드럽게 빨려 들어가기만 하고 느낌이 없으면 공명이 완전하게 트인 것이다. 5~10회 정도 한다

### 3) 대장

대장은 소장 끝에서 시작하여 맹장을 지나 위로 올라가 시계방향으로 돌아 내려온 다음, 우리 배의 왼쪽 제일 밑부분에서 S자 상행결장으로 이어진 후 직장으로 연결된다. 따라서 배를 쓸어줄 때는 인체의 흐름대로 항상 시계방향으로 쓸어주어야 한다. 대장이 밑으로 처져 긴장하여 굳게 되면 변비 설사의 원인이 된다.

#### 장 쳐 올리기

제일 문제가 되는 곳은 아랫배 왼쪽 부분에서 꺾이는 부분이다. 이곳이 밑으로 필요 이상 처지게 되면 직각보다 더 예각이 되므로, 장 안의 찌꺼기를 밀어올리기가 어렵게 된다.

아랫배 왼쪽의 잘 처지는 부분 밑에 양손을 포개어 누른 다음 가끔 위로 툭툭 쳐 올려 주면 대장이 제자리로 돌아가 정상적인 움직임을 보일 수 있다.

#### 직장 눌러주기

앉은 자세에서 두 손을 포개 상체를 앞으로 숙이면서 손끝으로 직장을 잠시 동안 꾹 누른다. 변비가 있어 대변이 원활하지 못할 때 이렇게 직장을 누르면 직장의 신경을 자극해 배변을 도와주게 된다.

### 4) 다리

#### 용천혈 눌러 주기

발바닥 맨 아래 마지막 맥자리가 용천湧泉인데, 위치는 엄지발가락 끝에서 두 번째 마디(발 안쪽으로 툭 튀어나온 곳)로 선을 그었을 때 둘째 발가락의 뿌리 쪽과 만나는 움푹 들어간 곳이다(발바닥을 가로로 삼등분해서 발가락 가까이 3분의 1이 되는 지점 가운데). 이 용천을 잘 관리해 주어야 신경소통이 원활하다. 발가락이 삐었거나 발목에 이상이 생기면 이곳이 뭉쳐져 막히게 된다.

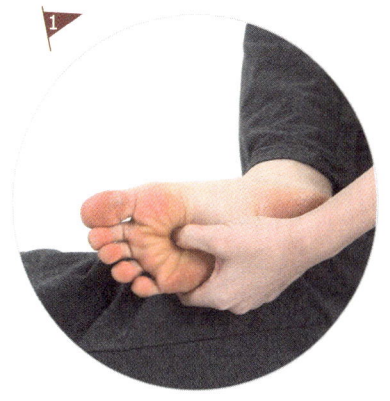 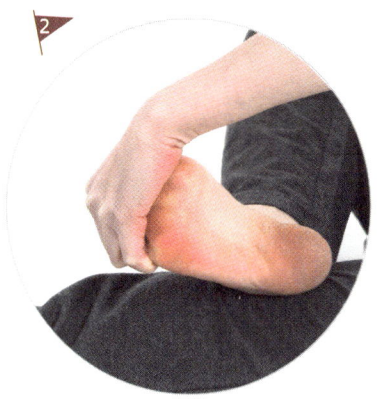

**1** 책상다리 혹은 반가부좌로 앉아 한쪽 허벅지 위에 올린 발바닥을 반대 손 엄지손가락으로 눌러 풀어 주며, **2** 동시에 발가락을 나머지 네 손가락을 모아 앞뒤로 꺾어 준다.

### 종아리 독맥 눌러주기

 종아리 독맥은 발꿈치에서 무릎 관절로 가는 1/3 지점의 움푹 파인 곳에 있다. 책상다리를 하고 앉아 엄지로 눌러 풀어 준다. 오래 걷거나 운동으로 인해 종아리에 '알'이 배겼을 때 이곳을 잘 다스리면 근육이 쉽게 풀어진다. 고관절의 이상으로 신경의 소통에 지장이 생기면 발끝까지 저리거나 당겨지는 듯한 느낌이 생기는데, 이유는 바로 이 종아리 독맥 주변이 뭉쳐져 긴장돼 있기 때문이다. 이곳을 손으로 주무르고 눌러서 잘 풀어야 다리 전체가 시원해진다.

### 정강이 신경 틔우기

 정강이뼈 앞쪽과 뒤쪽에 신경의 통로가 있으므로 정강이뼈를 따라서 엄지와 네 손가락으로 꾹꾹 눌러 준다. 정강이뼈 앞의 뾰족한 부분 바로 외측 움푹 패인 곳(뼈와 근육 사이)과, 정강이뼈 안쪽 바로 좌측 움푹 들어간 곳을 동시에 움켜쥐고 위아래로 훑어가면서 풀어 준다.

"함께 하는 몸살림운동" 입니다.
나와 너가 아닌 우리라는 것을 항상 생각하면서
가족과 이웃을 위해 나누는 삶이 행복 아닐까 생각합니다.

가족과 더불어 행복하고 윤택한 삶을 누리며,
작지만 아름다운 마음으로 이웃과 함께하면
아름다운 세상을 만들 수 있지 않을까 생각합니다.

몸살림운동은 작은 마음으로 시작하는 것입니다.
그 마음이 하나하나 모여 큰 마음을 이루리라 믿습니다.

"갑시다."

천천히 하나하나 익혀 가면서….

몸살림이야기, 넷

# 세대별 건강법

4

사람의 몸은 태어나고 자라서 성장하고 나이 들어 노화가 될 때까지 지속적으로 변화하다가 결국은 자연의 품으로 돌아가는 것으로 삶을 다하게 된다. 그 과정에서 우리의 몸은 어린아이의 몸에서 청소년과 성인을 거쳐 노인의 몸으로 변화해 가는데, 각 과정마다 몸의 특성이 똑 같을수가 없고 또한 연령과 성별에 따라 주로 경험하는 몸의 이상 증세도 각자 다 다르게 나타난다. 그러므로 각 연령별 성별에 따라 해야 할 운동법도 조금씩 차이가 있다.

여기에서는 잉태에서 출산까지 유아기와 청소년기 그리고 중장년과 부인, 노인 등 사람의 일생에 걸쳐 특별하게 주의를 기울여야 하는 건강법을 소개한다.

# 1 잉태에서 출산까지

사람이 태어나서 성장하고 결혼해서 아이를 낳아 길러 하나의 독립된 가정을 꾸리는 것이 삶의 과정이요 자연의 법칙이다. 그리고 한 평생을 생로병사의 여정을 겪다가 다시 대자연의 품으로 돌아 가는 것이 바로 삶인 것이다.

자연적 존재로서 사람이 결혼하고 아이를 낳는 것보다 더 큰 기쁨을 주는 것은 없다. 사랑의 결실인 아이는 신의 축복이라고 여기게 할 만큼 부부에게는 귀중한 존재이다.

### 1) 여성의 불임과 유산

오늘날 부부가 정상적인 부부생활을 지속하고 있음에도 불구하고 임신이 되지 않는 경우를 주위에서 가끔씩 찾아 볼 수가 있다. 병원에서도 부부가 모두 이상이 없다고 진단 결과를 내지만 정작 당사자들은 임신이 되지않아 힘들어 하는 경우가 종종 있다.

생리적으로 난자와 정자가 만나야 잉태하게 되는데, 어떤 이유로 해서 이 만남이 불가능해지면 불임이 된다. 정자와 난자는 특별한 경우를 제외하고는 사람의 몸속에서 잘 만들어지게 되어 있다. 그런데 이러한 것들이 잘 만들어짐에도 불구하고 임신이 되지 않는다면 그 원인이 있을 것이다.

### 불임의 원인

한방과 양방에서는 불임의 원인을 여러가지로 이야기하고 있지만 가장 근본적인 원인은 치골이 틀어져 있기 때문이다.

자궁근종이나 난소낭종, 생리통이나 생리불순, 여성의 성교장애 등등 자궁을 포함해서 여자의 골반 안에서 일어나는 온갖 질환이 발생하는 원인은 거의 다 치골이 틀어져서 나오는 결과로 보면 크게 틀리지 않는다. 특히 골반 안에서 일어나는 부인 질환은 100퍼센트 치골이 틀어져서 생기는 것으로 보면 된다.

치골이 바깥쪽으로 틀어지든 안쪽으로 틀어지든 동일하게 이런 이상 증세가 나타나게 되는데 특히 불임은 치골이 안쪽으로 틀어졌을 때에만 나타난다. 안쪽으로 틀어지면 치골이 자궁을 누르게 되어 불임이 되는 것이다. 바깥쪽으로 틀어졌을 때에는 자궁을 누르지 않으므로 불임이 되지는 않는다.

### 여자의 치골이 틀어지는 이유

여자의 치골이 틀어지는 것은 일상생활 중 잘못하여 넘어져 심하게 엉덩방아를 찧을 때 많이 틀어진다. 엉덩방아를 찧을 때 양쪽이 동시에 바닥에 닿으면 치골이 틀어지지 않지만, 대개는 한쪽이 먼저 닿기 때문에 그 충격으로 치골이 틀어진다. 엉덩방아를 찧으면 좌골坐骨의 한쪽이 바닥에 닿으면서 충격을 받는데, 이 좌골이 치골과 붙어 있기 때문에 그 충격이 치골에 전달돼 치골이 틀어지는 것이다.

성행위를 할 때 남자가 거칠게하여 큰 힘이 가해지면 이때도 치골이 틀어질 수 있다.

출산할 때에는 치골이 벌어지면서 아기의 머리가 빠져나올 수 있게 되어 있다. 출산시 위로 올라온 치골은 한 달을 전후해서 다시 제자리로 돌아가야 한다. 그런데 산후조리를 제대로 하지 못하면 오른쪽만 제대로 돌아가고 다른 한쪽은 돌아가지 않는 경우가 종종 발생한다.

예로부터 출산 후 삼칠(3주)일 동안은 아무 일도 하지 않고 몸조리를 해야 한다고 하는 것은 출산할 때의 고통으로 몸이 많이 틀어지기 때문이다. 산고의 고통은 삶과 죽음을 36번 왔다 갔다 할 정도로 극심하다고 한다.

애를 낳고 난 후의 산모의 몸은 거의 모든 뼈가 틀어져 있다고 보면 틀림없다. 그래서 산모는 반드시 삼칠일 동안은 아무 일도 하지 않고 쉬어야 몸이 정상으로 돌아올 수 있다. 그 중에서도 치골이 제자리를 잡는 것이 가장 중요하다.

산후병에는 다른 원인도 있겠지만, 이것이 가장 큰 원인이라고 보면 된다. 아이 낳고 생긴 병은 아이 하나 더 낳으면 낫는다고 하는 것은, 이번에 틀어진 치골이 다음에 아이를 낳을 때에는 제자리로 돌아갈 수 있기 때문에 상당히 설득력이 있는 말이라고 할 수 있다.

아주 드물게 오른쪽이 함께 틀어지는 경우도 있지만, 치골은 거의 다 왼쪽이 틀어진다. 그 이유는 오른쪽에 주신경이 있기 때문에 오른쪽이 강하고 왼쪽이 약하기 때문이다. 이는 사람들이 주로 오른손잡이가 많아 오른쪽이 강하고 왼쪽이 약한 것과 같은 이치다.

### 치골 바로잡기

치골이 틀어져 있는지를 확인하는 방법은 간단하다. 치골을 눌러 보면 된다. 이때 가장 확실하게 느끼는 방법은 누워서 눌러 보는 것이다. 누워서 눌러 보았을 때 찌르르하게 아프면 이는 치골이 틀어져 있는 경우이고, 누른 만큼 압박만 느끼면 치골은 정상인 것이다. 찌르르하게 아픈 이유는 치골이 틀어져 있는 상태에서 치골을 둘러싸고 있는 근육이 심하게 굳어 있기 때문이다.

또 치골은 바깥쪽으로 틀어지는 경우가 더 많지만, 반대로 안쪽으로 틀어질 경우도 있다. 충격이 가해지는 방향에 따라 틀어지는 방향이 달라지기 때문이다. 그러나 안쪽으로 틀어졌든 바깥쪽으로 틀어졌든 바로잡는 방법은 동일하다. 그 방법은 다음과 같이 하면 된다. 다만 이때 주의해야 할 것은 다리에 완전히 힘을 빼야 한다는 것이다. 다리에 힘이 들어가 있는 상태에서는 고관절은 물론이고 치골도 바로잡히지 않는다. 뿐만 아니라 무릎도 바로잡히지 않고, 굳어 있던 다리 근육도 풀리지 않는다. 숨을 들이쉰 상태에서 하면 힘이 들어가기 쉬우므로 길게 거의 다 내쉰 상태에서 동작을 해 보기 바란다. 이 상태에서 긴장을 풀고 의식적으로 힘을 빼려고 하면 쉽게 바로 잡힐 것이다.

## 치골 바로잡기

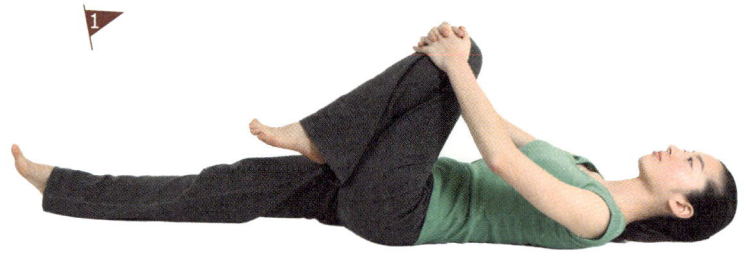

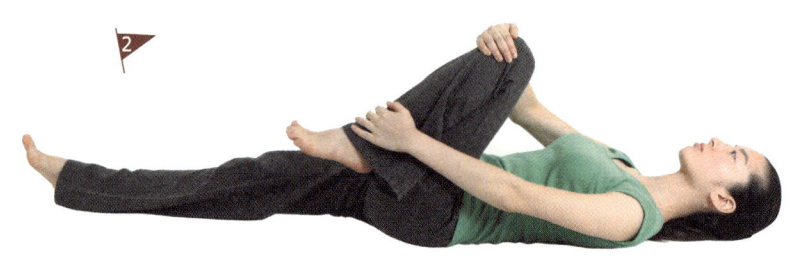

**1** 편안한 자세로 누워 왼쪽 무릎을 끌어당긴 후 양손으로 무릎을 잡고 더 끌어당긴다. 더 끌어당겨지지 않는 지점까지 오면 잠시 멈춘다. 이때 들이쉰 호흡을 모두 다 뱉는다. **2** 양손에 순간적으로 힘을 주어 아래로 툭 내려친다. 뚝 소리가 나면 고관절과 함께 치골까지도 바로잡히게 된다. 소리가 안 나도 순간 뜨끔했으면 바로잡힌 것이니 소리에 연연할 필요는 없다. **3** 다시 원위치로 올리고 왼손을 풀어 발목을 잡는다. **4** 그리고 왼손은 잡기만 하고 있고 오른손을 순간적으로 안쪽으로 잡아당겨 무릎이 오른쪽 가슴 쪽으로 향하게 한다. 그러면 이때 굳어 있던 다리 근육이 풀어진다.

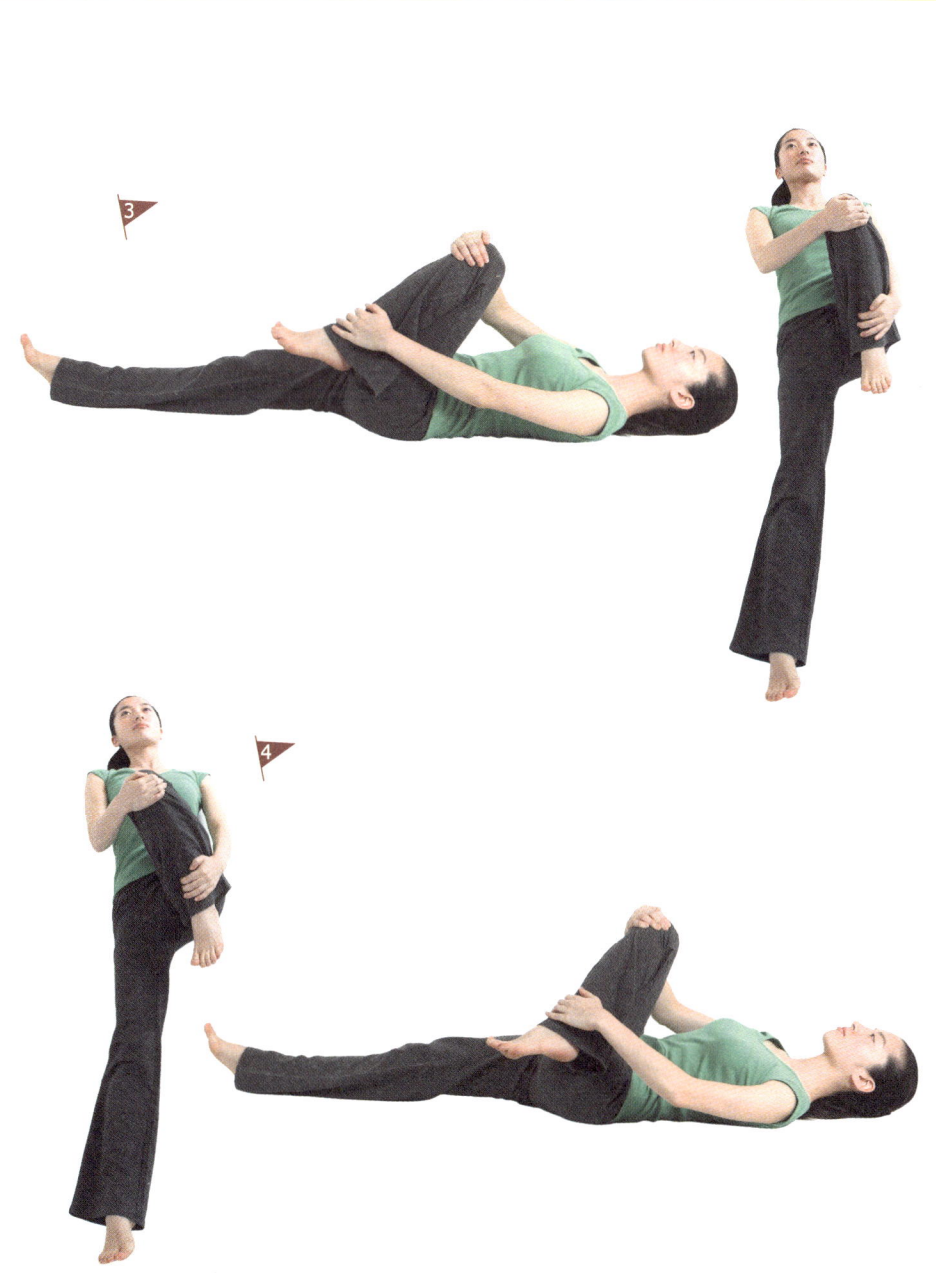

몸살림이야기, 넷 세대별 건강법 117

이때 우두둑 하면서 부서지는 소리가 나거나 또는 똑 하는 경쾌한 소리가 날 수 있는데, 이에 대해 개의할 필요는 없다. 심하게 틀어지거나 조금 틀어진 치골이 맞아 들어갈 때 나는 소리이기 때문이다. 소리가 나지 않아도 동작만 정확하게 했으면 치골은 제대로 잡힌다. 이는 치골을 눌러 보았을 때 예전보다 통증이 덜해진 것으로 알 수 있다.

여기에서는 왼쪽 치골이 틀어진 경우를 상정하고 방법을 얘기했는데, 오른쪽 치골이 틀어져 있는 경우에도 이 방법으로 하면 된다. 다만 ③과 ④에서 정강이와 무릎을 잡는 손을 반대로 해서 무릎이 오른쪽이 아니라 왼쪽 가슴을 향하도록 하기만 하면 된다.

유산도 치골이 안으로 말려 들어가 있어서 생기는 현상이다. 치골이 안으로 말려 들어가 있으면 임신이 잘 안 되는데, 그래도 임신이 되는 경우가 있다. 가능성은 적지만 천신만고 끝에 강한 정자가 난관까지 들어가 난자와 만나면 임신이 되는 것이다. 그런데 치골이 안으로 말려 들어가 있으면 자궁이 치골에 눌려 공간이 좁아진다. 자궁의 공간이 좁아지면 태아가 자라다가 눌려 압사하게 되는데, 이때 유산을 하게 된다.

유산의 경험이 있는 분은 반드시 치골을 바로 잡아야 다음 번 임신 때 유산을 막을 수 있다. 당연히 임신도 치골이 틀어져 있을 때보다 훨씬 더 수월하게 될 것이다. 뿐만 아니라 치골이 틀어짐으로 해서 생기는 온갖 질환의 고통으로부터도 벗어날 수 있게 된다. 여성 건강의 첫 시작은 치골을 바로잡는 것부터 시작해야 한다.


### 2) 남성의 불임

불임은 여성의 치골이 틀어졌을 때 나타나는 현상이기도 하지만, 남성이 불임의 원인을 제공하는 경우도 있다. 즉, 현대의학에서 말하는 소위 무정자증이 남성에게 많이 나타나고 있기 때문이다.

무정자증無精子症은 정액 내에 정자가 없는 것을 말하는 것인데 무정자증이라는 말은 많이 과장된 것이고 대개는 정자감소증精子減少症을 말하는 것이다. 불임의 원인을 제공하는 남자들이 대개 이런 경우에 속하는 것이지, 전혀 정자를 생산하지 못하는 것은 아니다.

정자는 고환에서 만들어진다. 그래서 정자가 제대로 만들어지지 않는 원인은 우선 고환 자체에 이상이 생겼기 때문인 것으로 현대의학에서는 보고 있지만 고환의 병만을 치료하는 것은 대증요법에 지나지 않는다.

### 남성 불임의 원인

정자감소증이 있는 사람은 모두 전립선에 문제가 있는데 전립선이 약한 사람은 대부분 자주 소변을 보고 성기능이 약하다. 즉 전립선에 이상이 생겨 정자감소증이 생기는 것이다.

전립선의 기능 중의 하나가 고환에서 정자를 만들어 낼 때 필요한 영양분을 저장해 두었다가 고환으로 보내는 것인데 전립선에 이상이 생기면 이 기능이 떨어지게 되고 그러면 영양분이 부족해서 필요한 만큼의 정자를 만들어 내지 못하게 되는 것이다.

활동성이 떨어지는 정자를 생산하거나 사정 시 죽어 있는 정자를 만들어 내는 것도 불임의 원인이 된다. 활동성이 떨어지는 비실비실한 정자는 난자와 만나러 가는 긴 도정에서 목표 지점에 도달하기 전에 죽어 버린다. 사정 시 이미 정자가 죽어 있는 것은 영양부족으로 정자의 수명이 짧아져 있기 때문이고 이것 역시 전립선에서 충분한 영양을 제공해 주지 못하기 때문에 생기는 현상이다. 즉, 모든 문제는 전립선에 있는 것이다.

### 전립선 이상의 원인과 대처

전립선의 이상은 고관절이 틀어진 상태에서 뒷 골반을 구성하고 있는 천추와 미추가 밑으로 말려 내려가면서 떠 있기 때문인데 그렇게 되면 골반 안에 있는 장기와 연결되는 신경이 약해지게 되고 피시근 역시 힘이 약해지기 때문이다.

이러한 전립선을 강화시키려면 우선 고관절과 엉치를 바로 잡아 주어야 하고 1번 방석 숙제를 통해서 골반이 제자리를 잡도록 해야 한다. 그러면 엉치등뼈와 꼬리등뼈에서 골반 안의 장기로 갈라져 나오는 신경이 트이고 피시근이 강해지게 된다. 그러면 골반 안에 들어 있는 모든 기관이 정상적인 기능을 발휘하게 되면서 전립선의 이상도 함께 저절로 사라진다.

그런데 골반 내에 들어 있는 장기의 이상에는 1번 방석 숙제보다 효과가 훨씬 더 좋은 방법이 있는데 그것은 엉치를 밟아 주는 것이다. 엉치를 밟아 주면 밑으로 처져 있던 골반이 위로 올라오면서 떠 있는 천추와 미추가 제자리를 잡고 약해져 있던 피시근에 힘이 실린다. 여기에다 축 처져 있던 히프도 봉긋하게 올라와 예뻐지는 부수효과도 얻을 수 있다.

이 운동은 부부가 서로 번갈아 가면서 해 주면 좋다. 그러면 전립선에 문제가 있는 남자는 불임에서 벗어나게 될 뿐만 아니라 시원하게 소변을 볼 수가 있어서 좋고, 요실금이 있는 여자는 소변을 지리지 않게 되어 좋다.

서로 번갈아 밟아 주면 스킨십이 생겨나 금실도 좋아진다. 치질 역시 한 달 내에 탁월한 효과를 보게 되며 성기능이 약한 남자 역시 콤플렉스에서 벗어날 수가 있다. 그 방법은 기본운동 중에 엉치 밟아주기를 하면 된다.

### 3) 기형아 출산 방지를 위한 올바른 자세

임신 전에 임신이 잘 되기 위해서 꼭 필요한 사항이 치골을 바로 잡는 것이라면, 임신 후에 꼭 필요한 사항은 허리를 바로 세우는 것이다. 허리가 바로 서야 기형아를 출산하지 않게 되고, 자연분만을 쉽게 할 수 있으며, 출산 후에도 날씬한 몸매를 유지할 수 있다.

아이는 태어날 때 선천적으로 많은 종류의 질병을 가지고 태어날 수 있다. 일반적으로 출생 신생아 중 3~5%가 결함을 가지고 태어난다고 한다.

현대의학에서는 이에 대해 그 원인은 명확하지 않지만 근본적으로는 선천적인 유전인자의 이상으로 보고 있으며 사람들 역시 기형아 출산은 유전이 근본원인으로 보고 있다.

### 병은 유전되지 않는다

그러나 병은 절대로 유전 되지 않는다는 것이 몸살림에서 보는 질병에 대한 관점이다. 병이 유전된다는 현대의학의 상식과는 달리 단지 자세가 잘못되어 몸이 틀어지면서 척추와 연결되어 있는 자율신경이 약해져서 병이 오는 것 뿐이라는 것이다.

기형아 출산도 마찬가지로 자세가 틀어진 원인 때문에 생겨나는 것이다. 다만 태아는 자신이 잘못된 자세를 취해서 몸이 틀어지는 것이 아니라 엄마가 잘못된 자세를 취했기 때문에 몸이 틀어지는 것이다.

출산 때부터 아기에게 이상이 생겼다면 이것은 기본적으로 엄마가 잘못된 자세를 취하고 생활해 왔기 때문이다. 엄마의 잘못된 자세는 태중에 있는 태아를 엄마 자궁 속에 눌려서 살도록 하는 것인데, 그로 인해 부분적으로는 출산 시에 안정된 자세로 나오지 못해 이상이 생긴 것이다.

아기가 엄마 뱃속에서 약 280일 동안 지내게 되는 동안, 자궁이라는 그 고요한 모태 속에서, 태아의 척추에서 척수가 만들어지게 되고, 그 후 장기가 만들어지게 되며 뒤이어 온갖 신경세포가 만들어진다. 그 동안 태아와 엄마는 서로 교감을 통해 친숙해지는데, 이때 엄마의 몸과 마음의 자세는 태아의 정상적인 성장에 큰 영향을 미치게 된다. 오늘날 산모와 태아를 위해서 수많은 태교법이 나와 있지만, 태교의 요체는 결국 엄마의 몸과 마음을 편하게 함으로써 아기도 편하게 해 주는 데 있다.

### 최고의 태교법은 몸을 바로 펴는 것

임산부의 바른 몸은 아기의 활동을 편하게 만드는데, 이는 곧 아기의 모든 기관과 세포가 정상적으로 활발하게 성장할 수 있게 된다는 것을 뜻한다. 하지만 임산부의 몸이 바르지 않으면 임산부는 물론 태아까지도 스트레스를 받게 된다.

임산부가 몸을 구부리면 자궁이 좁아지면서 아기가 눌리게 되는데 이때 임신 중 임산부가 가장 주의해야 할 것은 허리를 바로 세우고 있는 것이다. 산모가 심하게 구부리면 태아는 더 심하게 눌려서 더 압박을 당하게 된다. 이때 태아가 기형으로 성장 할 가능성이 높아지게 되는 것이다.

몸이 틀어지면 탈이 생기는 그 원리는 남녀노소 할 것 없이 누구나 다 똑같다. 태아의 어깨가 뒤에서 눌리면 어깨에 이상이 올 뿐만 아니라 흉곽이 좁아져 폐나 심장에 이상이 생기고, 머리가 눌리면 두개골의 성장에 장애를 받게 되어 두뇌의 성장까지 멈추게 된다.

고관절에 이상이 있는 상태로 태어나는 것은 다리나 골반이 눌려 있었기 때문이다. 즉 기형아 출산은 엄마가 몸을 구부림으로 인해 태아가 눌려서 이상이 생기는 것이지 결코 유전이 아닌 것이다.

엄마의 마음이 불편하면 태아도 불편하게 된다. 혹자는 엄마의 마음이 아이의 마음에 그대로 전달된다고 하는데, 그런 것은 아니다. 엄마가 스트레스를 받거나 마음이 불편하면 몸이 구부러지게 되고. 몸이 구부러지면 태반 속의 태아역시 눌리게 된다. 그때 태아는 눌려서 마음이 불편해 하는 것이다. 조금 눌리면 조금 불편해 하고 많이 눌리면 많이 불편해 하는 것이다.

반대로 산모의 마음이 편하면 굽었던 몸이 자연스레 펴진다. 좋은 일이 생겨 기분이 좋아지면 몸은 더욱더 활짝 펴지게 되고 그러면 엄마의 몸이 굽어서 눌려 있던 태아 역시 편해지게 된다.

많은 사람들이 태교법으로 독서를 하거나 클래식 음악이나 물소리, 새소리, 파도소리 등 자연의 소리를 들으라고 권하기도 하고 조용히 명상을 하거나 기도 삼매경에 빠지라고도 한다. 그러나 이런 것만 좋은 방법이 되는 것은 아니다. 엄마가 몸을 펴는 것이 가장 좋은 태교인 것이다.

오히려 독서할 때 몸을 구부리고 하면 태교가 아니라 태아를 괴롭히는 일이 될 수 있다. 명상할 때 고관절이 틀어지고 다리 근육이 굳어 있어 자세가 안 나오는데도 억지로 자세를 잡으려고 하면 태교가 아니라 태아에게 고문을 가하는 것과 다를 바 없다.

클래식 음악에 익숙하지 않은 사람이 이게 좋다고 해서 억지로 들으려고 하면, 이 음악은 소음이 돼서 엄마에게 스트레스를 주게 된다. 임산부 자신에게 마음을 편하게 하고 기분 좋게 하는 것이 최고의 태교법인 것이다.

평상시에 어깨를 움츠리는 자세 또한 태아에게 압력을 주게 되는데 어깨를 움츠리면 가슴이 좁아지면서 등이 굽고, 그러면 허리 또한 뒤로 빠지면서 굽게 된다. 그러면 태아는 눌리게 된다. 어깨를 펴면 반대로 등이 펴지면서 허리가 자연스럽게 똑바로 서게 되어 굽어 있던 몸이 일직선으로 세워진다. 그러면 태아는 활동 공간이 충분한 아래쪽으로 내려오게 된다.

임산부가 몸을 펴는 데 가장 좋은 방법은 남녀노소 누구한테나 해당되는 것이지만 역시 1번 방석 숙제를 하는 것이다. 엉치뼈 약간 위에 방석의 접힌 부분을 놓고 10분 정도 누워 있으면 골반이 제자리를 잡으면서 허리가 만곡을 이루게 되면서 가슴도 펴진다.

임신하기 전에도 이 운동을 해야 하지만 임신 8개월까지 이 운동을 해야 한다. 출산 후에도 죽을 때까지 이 운동만 열심히 해도 큰 병에는 걸리지 않게 된다.

산달이 다가옴에 따라 산모의 배는 주체할 수 없이 커진다. 가까운 거리를 산보라도 할라치면 산모는 양손으로 허리를 받치고 배를 앞으로 내밀고 걷게 되는데 이때 엉덩이를 앞으로 밀어 배를 내밀게 되면 태아는 위로 올라오게 된다. 충분한 활동공간에서 벗어난 태아는 압박을 받게 되고, 이는 기형아 출산이나 유산으로 이어질 위험성이 커진다. 엉덩이를 정상적인 위치에 놓고 허리를 세우고 걸으면 아기가 정상적인 위치에 오게 돼 안정된 자세가 나온다.

아이가 똑바로 서 있지 않고 비스듬하게 누워 있는 경우가 있는데, 이는 치골이 틀어지면서 고관절이 틀어져 있기 때문이다. 치골이 틀어질 때 바깥쪽으로 틀어지면 자궁의 공간이 확대되면서 옆으로 틀어지고, 안쪽으로 틀어지면 자궁이 눌리면서 옆으로 틀어진다. 이렇게 자궁이 옆으로 틀어져 있기 때문에 아이도 비스듬하게 눕게 되는 것이다.

이렇게 되면 아이가 똑바른 자세를 하지 못해 불편해하고, 비스듬하게 누워 있는 각도가 좀 심한 경우에는 자연분만 시 난산을 하게 된다. 산모 역시 태아의 머리가 닿는 부분 쪽에 통증을 느낄 수 있는데, 이런 경우에는 배가 불러 치골을 스스로 바로잡을 수도 없으므로 1번 방석 숙제를 해서 허리가 바로 서도록 해야 한다.

이때 방석을 너무 높이면 몸이 긴장되고 아프게 된다. 산모의 몸이 괴로우면 아이도 괴로워지므로 편안한 높이로 하여야 한다.


### 4) 임신기에 기운이 나게 하는 운동: 1번 방석 숙제(임신 초기~8개월)

태아는 엄마 뱃속에 있을 때 폐호흡을 하지 않는다. 태아도 호흡 운동을 하기는 하는데, 이는 산소를 공급받기 위해서가 아니다. 세상에 나와 본격적으로 사용하기 전에 시운전을 해 봄으로써 호흡계의 신경과 근육의 발달을 촉진시키기 위해서 하는 것이다.

태아에게 필요한 산소는 엄마한테서 직접 제공받은 산소를 공기 주머니에 모아 놓고 쓰는데, 이 공기주머니가 공명空明이다. 공명은 횡격막이 엇갈리면서 생긴 럭비공처럼 생긴 공간이다.

태아가 세상에 나오면 거꾸로 잡고 엉덩이를 탁 치는데, 그러면 폐 속에 있던 양수가 빠져 나오면서 폐호흡이 시작된다. 그러면 탯줄에 연결돼 있던 공명은 비어 있는 공간 그대로 남아 있게 된다.

공명이 트여 있으면 공명 자체가 호흡을 하여 내장기관에 산소를 공급하게 되는데 내장기관이 밑으로 하수(내장하수)되어 공명이 막혀 있으면 호흡이 밑으로까지 내려가지 못하게 된다.

말하자면 허파가 정상적으로 펴진 상태로 호흡을 해야 하는데, 허파가 상당 부분 움츠러들어 있는 상태에서 호흡을 하게 되는 것이다. 공명이 막혔다는 것은 몸속의 장기가 아래로 내려와 제 위치를 벗어났다는 것이고 기능 역시 약해졌다는 것이다. 그러므로 1번 방석 숙제를 해서 허리를 세워주면 오장육부가 제 위치에 있게 되어 공명이 트이게 된다.


### 임신중독증

임산부에게는 임신중독증이 오는 경우가 많은데, 보통 이를 전기와 후기로 나누어서 본다. 전기 임신중독증인 입덧(임신구토)은 전 임산부의 60~80%에게 오는데, 현대의학에서는 이를 원인은 잘 모르지만 자연적인 생리 현상인 것으로 보고 있다.

그러나 일부 산모 중에는 전혀 입덧을 하지 않고 넘어가는 경우도 많으므로 자연적인 생리 현상으로만 볼 수는 없다. 이렇게 임산부 입덧의 근본 원인은 공명이 막혀 있기 때문인데, 공명이 완전히 트여 있는 임산부는 전혀 입덧을 하지 않는다.

그런데 일반적으로 공명이 막혀 있는 사람들도 많은데 그 사람들은 입덧을 하지 않고 왜 임산부만 입덧을 하는가에 대해 의문이 일어날 수 있다.

새 생명을 잉태한 임산부는 이 생명을 잘 키워서 세상에 내 보낼 막중한 책무를 지니고 있다. 이 책무를 다하기 위해서 가장 필요한 일은 산모가 몸을 제대로 펴서 태아를 잘 보호하고 편안하게 하는 것이 가장 중요한 일인데 우리 몸은 스스로 이것을 잘 알고 있다.

그런데 공명이 막혀 있다는 것은 몸이 심하게 굽어 있다는 것이고 이런 몸을 가지고는 새 생명을 온전히 키워 낼 수 없기 때문에 우리몸 스스로가 헛구역질을 통해서 몸을 바로 펴서 자신의 몸을 재정비하기 위한 과정으로서 입덧을 하는 것이다.

전기 임신중독증이라는 것은 현대의학에서 말하는 것처럼 임신해서 중독되는 것이 아니라 공명이 막혀 있기 때문에 나타나는 현상이다. 그리고 자신의 굽은 몸은 태아에게까지 영향을 미쳐 태아가 불편해 할 것이구나 하고 생각하고 소중한 내 태아를 위해서 스스로 몸을 펴는 노력을 게을리 하지 말아야 할 것이다.

후기 임신중독증으로는 고혈압이나 부종, 단백뇨 같은 것이 나타난다고 하는데 이것 역시 임신중독증이 아니고 몸이 굽어 오장육부가 아래로 처져서 나타나는 증상이다. 사람은 남녀노소 누구나 다 똑같은 것이고, 질병 역시 다 똑같은 원인에 의해 발생하는 것이다.

혈압이 높아지는 것은 배를 앞으로 내밀면서 등이 굽어 심장으로 가는 자율신경이 약해져 있기 때문이다. 배를 내밀면 가슴 위의 상체가 뒤로 넘어가게 되는데, 그러면 앞을 보기 위해 등을 굽히고 고개를 뻣뻣하게 앞으로 세우게 된다.

이런 경우에는 방석 숙제를 열심히 하고 배를 집어넣고 서거나 걸어야 한다. 부종이 생기는 것이나 단백뇨를 누는 것은 신장이 밑으로 처져 있고 공명이 막혀 있기 때문에 일어나는 증상인데 이런 경우는 공명을 틔워 주면 해결이 된다.

**임산부가 공명을 틔우는 방법도 1번 방석 숙제**

공명을 틔우는 방법에는 여러 가지가 있는데, 임신을 하지 않은 경우에는 이런 여러 가지 방법을 다 사용할 수 있다. 그러나 임신했을 경우에는 무리를 하면 태아에게 영향을 줄 수 있으므로 가장 안전한 방법을 이용해야 한다. 그 방법은 다음과 같다. 1번 방석 숙제를 편안한 높이로 하는것이다. 이 숙제도 8개월까지만 가능하고 8개월이 넘어갈 때에는 무리가 되므로 하지 말아야 한다.

5) 자연분만을 위한 운동도 1번 방석 숙제

우리나라에서 산모가 아기를 분만할 때 제왕절개 수술로 분만하는 비율이 매년 평균 40%를 웃돌고 있는 게 현실이다. 이 비율은 선진국인 미국 일본 독일보다도 2배 이상 높은 수치를 기록하고 있어 이 부분에서는 부끄럽게도 세계 최고 수준을 자랑하고 있다.

이렇게 제왕절개를 많이 선호하는 이유는 근본적으로 산부인과 병원에서 과도하게 수술을 권한 탓도 있겠지만, 무엇보다도 먼저 자연분만을 할때 보다 몸매와 성감이 좋아진다는 잘못 알려진 낭설과, 출산할 때 산모 자신이 겪게 될 진통에 대한 두려움을 미리 염두에 둔 탓도 크다고 할 수 있다.

그러나 출산이라는 아름답고 신성한 고통을 인내할 줄 아는 지혜로운 엄마가 되는 것이 아기에게 떳떳하고 자신에게도 당당한 엄마가 되는 아름다운 덕목이라 할 수 있겠다.

산모가 자연분만을 해야 하는 가장 중요한 이유는 제왕절개로 아이를 낳을 경우 평생 기운을 쓰지 못하면서 살게 될 수도 있다는데 있다. 제왕절개 수술 시 종으로 자르게 되면 횡격막이 잘리면서 공명이 기형이 되게 된다. 그러면 앞에서 보았듯이 공명이 막혀 항상 기운이 없고 맥이 빠지게 된다.

아기를 낳고 나서 몸에 이상이 왔을 경우, 공명이 막혀서 그렇다는 것을 모르면 평생 그렇게 맥없이 살 수밖에 없고. 또 설사 몸살림운동에서 제시해 주는 대로 열심히 운동해서 공명을 틔운다고 하더라도 자주 공명이 막히게 된다.

심한 경우에는 수술을 할 때 벌어졌던 왼쪽 치골이 제자리로 돌아오지 않는 경우가 발생할 수도 있는데, 이럴 경우 산후에 산모들에게 올 수 있는 대부분의 질병이 다 오게 되는 것이다.

화병, 좌골신경통, 자궁근종, 요통, 오십견, 고혈압, 편두통, 심지어는 치매까지도 치골과 고관절이 함께 틀어져서 오는 경우가 대부분이고, 특히 치골이 틀어지면 여성들에게 올 수 있는 모든 부인과 질환이 다 온다고 보면 된다.

더 심한 경우에는 진통이 시작되어 치골이 벌어져 있는 상태에서 마취를 하고 수술을 할 경우에 나타난다. 극히 일부이기는 하지만 왼쪽만이 아니라 양쪽 치골이 벌어진 상태에서 제자리로 돌아오지 않는 경우가 일어날 수도 있기 때문이다.

그러면 양쪽 고관절이 다 틀어져서 엉덩이를 뒤로 빼지 않고는 걸음을 걸을 수 없게 될 뿐만 아니라 밑이 빠지는 경우가 발생한다. 자궁이 밑으로 밀려 내려와 질 밖으로 나오게 되는 것인데 이런 여성 분은 평생을 힘들게 살 수밖에 없다.

허리만 제대로 세워져 있다면 누구나 다 그렇게 큰 고통을 겪지 않고 자연분만으로 아기를 출산할 수 있다. 물론 큰 고통이 없는 것은 아니지만, 그래도 1번 방석숙제를 꾸준히 하여 허리를 제대로 세운다면 분만의 고통을 최소화할 수 있다는 것이다.

### 6) 임신 중의 증세와 대처법

**임신 3주째**

임신을 하고 나면 3주 내에 몸이 나른하고 미열이 나는 등 감기 비슷한 증세가 나타나기 시작하는데 이때 감기인 줄 알고 감기약을 먹는 사람이 있다. 이것은 대단히 조심해야 할 일이다. 3주가 되면 태아는 이미 신경계가 먼저 형성되고 순환계도 세포그룹이 형성되는 시기이므로 모든 약이 몸에 좋지 않은 영향을 미칠 수가 있기 때문이다.

이런 증세는 난자가 정자와 결합하면서 몸의 체계가 바뀌어 여성호르몬의 분비가 줄어들어서 나타나는 현상인데, 여성으로서 달성해야 할 목표인 임신이 이루어졌기 때문에 나타나는 증상이다. 이런 증세가 나타나면 임신한 것이 아닌가 하고 한번쯤 확인해 볼 필요가 있는 것이다.

임신하고 나면 평상시에 먹지 않던 음식이 생각나고 또 어떤 음식은 먹고 싶어지기도 하지만 몇몇 사람은 특별히 먹고 싶은 음식이 없다고도 한다. 모두 똑같은 것이 아니기 때문이다.

헛구역질을 심하게 하는 사람일수록 음식을 먹지 못하게 되는데, 이럴 때 특별한 음식이 생각나게 되는 것일 뿐이다.

### 임신 4개월째

임신 4개월째가 되면 자궁이 커지면서 입덧이 가벼워지고 식욕이 부쩍 돋는 시기 이다. 이때가 되면 태아가 부쩍 크면서 탯줄을 통해 본격적으로 영양을 공급 받아야 하기 때문에 식욕이 돋는 것이다.

늘어난 식욕 때문에 출산 후에 살이 찌지 않을까 하고 걱정하는 산모들도 많이 있는데, 하루에 한 번씩 10분간 1번 방석 숙제와 10분간 깍지 끼고 걷기 운동을 꾸준히 하여 허리만 똑바로 선다면 불필요한 살이 찔 걱정은 안해도 된다.

### 임신 7개월째

7개월째가 되면 배가 많이 나오면서 요통이 오기 쉽다. 그러나 요통이 오는 것은 배가 많이 나오기 때문이 아니라 엉덩이를 앞으로 빼고 배를 내밀면서 걸어 엉치가 틀어져 있기 때문에 나타나는 현상이다.

이런 증세 역시 꾸준하게 허리를 세우는 운동을 하면 없어진다. 그리고 배를 내밀지 않으면 태아의 위치 또한 정상으로 돌아가 눌리지 않게 되므로 태아가 편안해진다는 것은 이미 앞에서 언급한 그대로이다.

임신 중에 체중관리에 신경을 쓰는 사람들이 많은데 분만 후에 갑자기 비만이 오는 경우를 많이 보기 때문이다. 분만 후에 비만이 오는 것은 임신 중에 많이 먹거나 운동을 하지 않아서 그런 현상이 오는 것은 아니다.

### 출산 후 비만은 몸이 틀어져서 온다

아기를 낳고 갑자기 살이 찌는 것은 흉추 4, 5번이 틀어졌기 때문이다. 이것은 분만시 왼쪽 치골이 제자리로 돌아오지 않아 고관절까지 함께 틀어져 골반이 틀어지고, 그에 따라 골반 위에 있는 척추가 휘면서 허리가 1자가 되기 때문에 복부비만이 오고 전신비만이 오는 것이다. 이것 역시 허리를 제대로 세우고 있으면 오지 않는 것이므로 허리를 세우려는 노력이 필요한 것이지, 체중관리가 필요한 것은 아니다.

임신 중에는 무슨 음식을 먹는 것이 좋은가 물어 오는 사람들이 많은데, 임신 중에도 평상시와 마찬가지로 특별히 좋은 음식이라는 것은 없다. 언제든지 허리만 제대로 세우고, 입맛이 당기는 대로 먹으면 되는 것이다.

산모가 무엇을 먹고 싶다는 생각이 드는 것은 몸 스스로가 자신의 몸에 필요한 음식을 알고 있다는 것을 의미한다. 먹고 싶은 것을 그때그때 맞추어 마음대로 먹으면 아기에게 필요한 영양분은 몸이 스스로 잘 알아서 만들어 내게끔 되어 있다.

다만 주의할 것은 짠 음식을 많이 먹었을 경우인데 신장에서 걸러내지 못하면 간에 부담이 가서 몸이 부을 수 있다. 이럴 때에는 물을 많이 마셔서 희석시켜 주면 된다. 물을 많이 마시면 신장에서 소금과 함께 다른 불필요한 물질을 함께 걸러내기 때문에 몸이 가뿐해진다. 옛날에는 새우젓을 많이 먹고 황달이 일어나는 경우가 있었는데, 이는 물을 많이 마시지 않았기 때문이다.

## 7) 산후조리

옛날 사람들은 출산의 과정에서 산모는 36번의 죽음과 삶의 경계를 오간다고 한다. 그만큼 인간으로서는 견디기 힘든 고통스런 과정이라는 얘기인데 뱃속에서 10개월간 기르고 또 이런 고통스런 과정을 거쳐 태어난 아이이기 때문에 아기에 대한 엄마의 정은 아빠의 정과는 또 다른 것이다.

이런 아기에 대한 엄마의 사랑이 엄마를 중심으로 가족을 유지하게 하는 힘의 원천으로 작용하는 것이다. 여자는 약하지만 엄마는 강하다고 하는 말이 바로 아이에 대한 엄마의 절대적인 사랑을 나타내는 것이다.

아이를 낳는 과정을 거친 산모의 몸은 평상시의 몸과는 아주 많이 달라져 있게 된다. 이것은 아이를 낳으면서 온몸을 쥐어짜 힘을 주어야 하기 때문에 몸의 에너지가 모두 소진되어 있기 때문이다.

### 출산시 몸은 틀어진다

또한 이렇게 힘을 주는 과정에서 일반 사람과는 달리 온몸의 뼈마디가 틀어지면서 떠 있게 된다. 관절의 한 부분만 뼈가 떠 있어도 고통을 느끼게 되는 것인데, 온몸의 뼈마디가 떠 있다면 얼마나 심각한 상태에 처해 있는 것인지 상상이 될 것이다.

뼈가 떠 있으면 근육이 긴장되면서 굳게 되고 근육이 굳으면 신경을 눌러 통증을 느끼게 되는데 굳어 있는 근육이 찬바람을 쐬면 단백질과 지방으로 구성되어 있는 근육은 더욱더 굳게 된다.

산후에 찬바람을 쐬지 말라는 것은 이런 이유가 있기 때문인데 찬바람을 쐬어서 근육이 굳어 있으면 팔목이나 발목 등이 시리고 아프기 때문이다.

예전에 금줄을 치고 삼칠일(3×7=21일) 동안 외부인과의 접촉뿐만 아니라 바깥출입까지 금한 것은 바로 이런 이유 때문이다.

이 기간에는 가능한 한 찬바람을 쐬지 말고 바깥출입을 삼가며 따뜻한 실내에 머무는 것이 좋다. 몸을 따뜻하게 하면 근육이 굳지 않고 풀려 뼈마디가 제자리로 돌아오는 데 많은 도움이 되기 때문이다.

그리고 반드시 1번 방석 숙제를 하는 것이 좋다. 이 숙제는 허리를 반듯하게 세워 주는 가장 확실한 방법이다. 허리가 바로 서는 것이야말로 모든 뼈마디가 제자리를 찾는데 가장 기본이 되는 것이고 허리가 바로 서야 나머지 뼈도 쉽게 그리고 빨리 제자리로 돌아가기 때문이다.

산후 초기에 나타나는 훗배앓이는 출산 전에 늘어나 있던 자궁이 원래의 상태로 수축되면서 나타나는 현상이다. 산전의 진통과 비교해 산후풍 産後風이라고도 부른다. 자궁은 임신 중 만삭의 상태에서는 본래 크기 보다 1000배 정도로 커진다. 출산후 이것이 수축되면서 하복통이 일어나게 되는데 모든 산모가 훗배앓이를 하는 것은 아닐뿐더러 통증의 정도도 크게 다르다.

훗배앓이를 하는 것 역시 치골이 틀어져 있기 때문이므로, 삼칠일 이후에 반드시 치골을 잡아 주도록 하는 것이 대단히 중요하다.

### 산후풍은 몸이 틀어져서 생긴다

산후에 특별한 이유 없이 허리나 무릎, 발목, 손목 등 관절에 통증이 나타나거나 몸의 일부가 특별히 시리는 등 전체적으로 으슬으슬 춥기도 하는 증세가 나타나는 경우가 있다.

이를 한의학에서는 산후풍産後風이라고 부른다. 팔다리가 저리거나 어깨나 뒷목이 아프기도 하고, 별다른 이유 없이 땀이 흐르면서 몸이 무기력해지기도 하고, 심리적으로 불안해하거나 가슴이 두근거리기도 한다.

그러나 이는 풍의 증세가 아니다. 관절이 아픈 이유는 산후에 찬바람을 쐬거나 찬물에 손을 담그거나 몸의 일부를 찬물로 씻어 근육이 굳었기 때문이다. 그렇지 않아도 온몸의 뼈마디가 떠 있어 근육이 굳어 있는데 그 상태에서 찬 것이 닿으면서 근육이 더 굳게 된 것이다.

어깨나 뒷목이 아픈 것은 어깨가 앞으로 틀어져 있거나 등이 굽어 있어 고개를 숙이고 있기 때문이고, 식은 땀이 나면서 무기력해지는 것은 공명이 꽉 막혀 있기 때문이며, 몸의 일부가 특별히 시리거나 으슬으슬 추운 것은 체온을 조절하는 능력이 떨어졌기 때문인데, 이것 역시 등이 굽어 흉추가 휘어져 있기 때문이다. 필자가 산후에도 1번 방석숙제를 꾸준하게 하라고 권하는 것은 몸을 펴면 이런 증세가 모두 사라지기 때문이다.

아기에게 필요한 만큼 젖이 충분히 나오지 않는 경우가 있는데, 체구가 작거나 마른 사람이 이에 해당된다. 그렇다고 갑자기 덩치를 키울 수는 없는 일이므로 완전한 해결책은 없다고 할 수 있다.

다만 가슴을 펴고 있으면 몸에서 젖을 분비하는 능력이 높아지고, 특히 찹쌀 새알은 젖이 잘 나오게 하는 데 좋은 음식이므로 이를 먹고, 전반적으로 음식을 가리지 말고 맛있게 잘 먹으면 효과가 있다.

　산후에는 산모의 식욕이 왕성해지는데 이것은 소진한 에너지를 보충하기 위해 산모의 몸이 보이는 반응이라고 이해하면 된다. 왕성한 식욕으로 인해 살찌는 것을 걱정하는 산모가 많은데 이 역시 걱정할 부분이 아니다.

　많이 먹어서 살이 찌는 것이 아니고 몸을 구부려서 살이 찌기 때문이다. 몸을 펴고 있으면 아무리 많이 먹어도 불필요한 물질은 몸이 다 알아서 태워 버리거나 밖으로 내보내게 되어 있다.

　오히려 필요한 음식을 먹지 못하면 기운이 떨어지고, 그러면 몸이 축 처지게 되는데, 이것이 만병의 원인이 될 수 있으므로 허리를 펴고 음식은 맛있게 먹을수 있는 만큼 먹는 것이 가장 좋은 건강법이고 미용법이다.

### 8) 출산 후 운동법
**치골 바로잡기**

　산후에 상당한 기간이 지나면 나타난다고 하는 수족냉증이나 비만, 기미, 갱년기장애, 골감소증(병원에서는 골다공증이라고 함), 관절염, 신경통, 류머티스 관절염 같은 부인병은 모두 벌어졌던 왼쪽 치골이 제자리로 돌아오지 않으면서 고관절도 함께 틀어져서 생기는 질환이라고 보면 된다. 부인병이라는 것도 결국은 치골과 고관절이 틀어져서 오는 것이다.

　이런 사실을 잘 알고 있었던 우리 선조들은 출산 후 삼칠일이 지나면 남편으로 하여금 아내의 치골을 바로잡아 주도록 함으로써 고관절이 틀어지는 것까지 방지하게 하였다.

　삼칠일은 떠 있던 뼈마디가 제자리로 돌아오고 굳어 있던 근육도 풀리게 되는 기간인데 이시점이 되면 쳐 놓았던 금줄도 풀고 다른 사람의 출입과 접촉도 허용이 된다. 즉, 산후조리 기간이 끝난 것이다. 이 시점에 맞추어 치골을 바로잡아 주는 것이 중요한데, 그 방법은 다음과 같다.

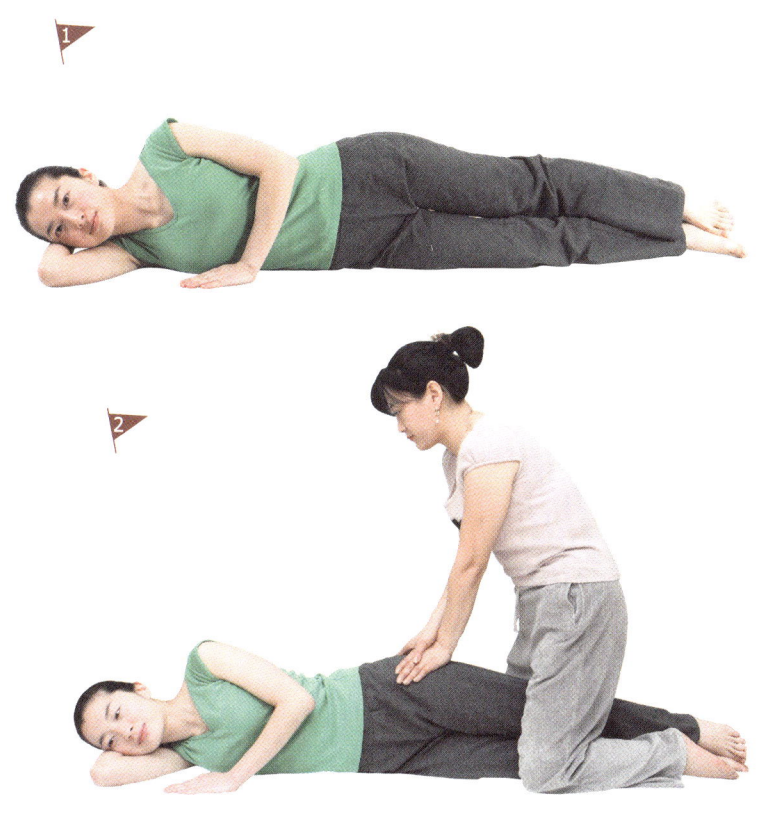

1 산모가 오른쪽이든 왼쪽이든 한쪽을 바닥에 대고 모로 반듯하게 일자로 눕는다. 2 남편의 다리 사이에 모로 누운 산모의 다리를 넣고 무릎 꿇는 자세를 취한다. 고관절에서 대퇴골 큰돌기를 위에서 밑으로 수직으로 꾹꾹 20~30회 누른다. 세게 누르면 아프므로 서로 상의해서 힘을 적당히 조정한다. 3 ①과 반대편으로 누워 다시 한 번 이 동작을 한다. 하루에 한 번씩 한 달 정도 이렇게 하면 치골뿐만 아니라 고관절까지 모두 제자리를 잡게 된다.

### 엉치 밟아 주기

고관절이 틀어져 골반이 말려 내려가면 골반을 구성하고 있는 엉치등뼈도 함께 말려 내려간다. 산후에는 온몸의 뼈가 뜨게 되는데, 엉치등뼈 또한 뜨게 된다.

엉치등뼈에서는 골반 안에 있는 항문, 요도 등 관상기관管狀器官을 에워싸고 배출을 조절하는 근육인 피시근과 연결되는 신경이 갈라져 나오는데 엉치등뼈가 제 자리에 있지 않게 되면 이 신경이 약해지고, 이 신경이 약해지면 피시근도 약해진다.

요실금이나 전립선의 이상, 치질, 성기능 약화 등의 증세가 있을 때에는 케겔운동이라고 해서 항문을 조이는 괄약근 운동을 하라고 하는데, 이는 맞는 말이다. 괄약근이 강화되면 이런 증세는 호전된다. 그러나 케겔운동이 좋다는 것은 알고 있지만 수시로 이 운동을 한다는 것은 쉽지가 않다. 항상 의식적으로 노력하기가 쉽지 않고, 또 생각나서 조금 하면 금방 괄약근의 힘이 빠져 오래 할 수가 없기 때문이다.

몸살림에서는 떠 있는 골반을 잡아 주기 위해 "엉치밟아주기" 운동을 한다. 바로 엉치등뼈와 꼬리등뼈를 함께 밟아 주는 것이다. 이것을 하면 말려 내려가 있던 골반이 위로 올라와 제 자리를 잡게 되어 피시근으로 가는 신경이 살아날 뿐만 아니라 약해져 있던 피시근이 강화돼 요실금을 잡는 데도 크게 도움이 된다.

부부가 저녁에 함께 있을 때 서로 번갈아 가면서 밟아 주면 이보다 더 좋을 수가 없다. 산모는 요실금이 생기지 않아 좋고, 남편은 전립선의 이상이나 약화된 성기능을 회복해서 좋다. 그리고 치질에도 탁월한 효과가 있다.

필자는 가끔 농담으로 이 운동의 효능을 얘기하는데, 남자의 엉치를 한 달만 밟아 주면 변기통이 깨져 남아 날 변기가 없을 것이라고 한다. 이건 좀 과장된 이야기이지만 실제로 전립선이 약해 오줌을 찔끔찔끔 누는 남자의 엉치를 보름만 밟아 주면 시원하게 소변을 쫙 볼 수 있게 된다는 것만은 분명하다.

전립선의 이상 역시 괄약근이 약하고 엉치등뼈에서 전립선으로 가는 신경이 약해져서 나타나는 현상인데 현대의학에서는 전립선비대증, 전립선염, 전립선통 등 전립선에 관한 여러 가지 증세를 얘기하고 각기 치료법도 달리 하고 있지만, 이것도 엉치를 밟아 주게 되면 피시근이 강화되고 신경이 트이면서 이 모든 증상이 사라진다.

치질이 생기는 것은 항문 피시근이 약해져 있기 때문인데 이 역시 보름만 엉치를 밟아 주면 웬만한 치질은 다 물러간다. 엉치를 밟아 주면 요도를 둘러싼 피시근뿐만 아니라 항문을 둘러싼 피시근도 함께 강화되기 때문이다.

### 온몸 운동

이 운동을 함으로써 발목부터 목까지 조금씩 틀어져 있는 모든 뼈마디를 제자리로 돌아가게 하고 굳어 있던 근육도 풀리게 한다. 뼈마디가 제자리로 돌아가면서 굳은 근육이 풀리게 되고, 더불어 소진된 기력을 회복하는 것이 산후조리하는 산모에게 가장 핵심적인 부분이 되는 것이다.

또 이 운동은 허리를 서게 하는 효과와 함께 약해져 있던 온몸의 근육을 강화하는 역할도 한다. 근육이 약해져 있다는 것은 뼈가 틀어져서 필요한 근육은 약해지고 불필요한 근육은 강화돼 있다는 것을 의미한다.

따라서 뼈가 제자리를 잡는다는 것은, 불필요한 근육은 소멸시키고 필요한 근육은 살아난다는 것을 의미 하는 것인데, 이 운동을 함으로서 이런 효과를 보게 되는 것이다. 간단한 운동이라고 단순히 넘기지 말고 직접 몸으로 체험해 보기 바란다.

### 올챙이 운동

이 운동은 올챙이가 헤엄을 칠 때 좌와 우로 흔들면서 전진하는 것과 같은 모양새라고 해서 올챙이 운동이라는 이름이 붙었다. 가볍게 허리를 들고 올챙이가 헤엄을 치듯 좌우로 흔들어 주면 되지만 이 운동 역시 방법은 간단하지만 효과는 만만치가 않다.

이 운동은 기본적으로는 흉추의 이상을 바로잡고 동시에 변형을 예방하기 위해서 하는 것으로서, 흉추가 바로 잡히면 흉수에서 갈라져 나오는 자율신경과 연결돼 있는 모든 장기의 기능이 정상으로 돌아간다.

또 허리가 만곡을 이루게 해 주고 허리힘을 강화시켜 주며 나아가 공명까지 호흡이 통하게 함으로써 깊고 편안한 호흡을 가능하게 하고 심폐 능력을 향상시킨다.

## 2 유아에서 7세까지

### 1) 유아 건강의 기본 : 척추를 조심하라

유아는 울거나 웃음으로써 괴롭거나 즐겁다는 것을 표시하는 것 말고는 자기 의사를 표현하지 못한다. 그래서 부모는 유아가 어디를 아파하는지 정확하게 알지 못하는 경우가 많으므로 더욱더 유아의 건강에 항상 관심을 가지고 살펴보아야 한다.

유아는 발육이 시작되는 단계에 있기 때문에 아직 세상에 대한 적응력이 전혀 없다. 그러므로 뼈든 근육이든 신경이든 조금만 잘못되어도 이것이 나중에 큰 질환으로 연결될 수가 있다. 유아 때의 성장은 첫 단추를 꿰는 것과 마찬가지여서, 처음 잘못 꿰면 다음 단추도 연달아 잘못 꿰게 되므로 항상 유의 해야 한다.

유아의 경우, 못 먹어서 젖이 안 나와 영양부족 상태가 되지 않는 한 아기의 건강은 성인과 마찬가지로 척추가 똑바로 서 있느냐의 여부에 달려 있다. 현재 우리나라에서는 산모가 못 먹어서 아이에게 병이 나는 경우는 거의 없다. 유아 질환 역시 척추(목과 허리, 등)와 고관절에 문제가 생겨서 발생하는 것이다.

젖이나 우유를 먹일 때, 아기를 이동시키거나 목욕을 시킬 때 등 목을 가누지 못하는 아기의 목을 잘못 잡을 경우, 목이 꺾이면서 흉수와 뇌수가 연결되지 않아 온몸의 마비가 올 수도 있다.

등을 잘못 잡으면 흉추 3, 4번이 틀어지면서 경기를 할 수도 있고, 잘못 넘어져 고관절이 심하게 틀어지면 그쪽 발에 힘을 줄 수 없게 되어 발이 제대로 성장하지 못하게 될 수도 있다.

## 젖먹일 때의 자세

### 모유의 장점

모유를 먹이면 여러 가지 장점이 있는데 무엇보다도 모유를 먹이는 것이 자연의 순리에 잘 따른다는 것이다. 모유는 아기가 성장함에 따라 자연적으로 아기의 몸에 가장 알맞게 그 성분이 변해 간다.

미숙아의 모유는 아주 고단백이고, 5개월 된 아기의 모유는 1개월 된 아기의 모유보다 훨씬 더 열량이 높다. 즉, 성장의 단계에 따라 아기의 요구가 달라지는데, 모유는 자연의 순리에 따라 이를 만족시켜 주는 것이다.

모유를 먹이게 되면 산모의 입장에서, 젖샘에 젖의 찌꺼기가 남지 않아 유방암 발생률을 많이 감소시키고 배란을 억제함으로써 자연 피임이 되기도 하고 불필요한 살을 뺌으로써 탄력 있는 몸매를 만들어내는 데도 많은 도움이 된다.

또 아기의 입장에서는 아기의 구강 구조와 치아의 배열을 바르게 한다. 아기가 젖을 먹을 때에는 유두를 무는 것이 아니라 유륜 전체를 물고 빨게 되는데, 이때 구강의 구조를 바르게 하고 잇몸의 형태 또한 바르게 형성되는 것이다.

요즘에는 젖병의 우유를 먹으면서 잇몸의 구조가 잘못되어 치과 신세를 지는 아이들이 많은데, 모유를 먹이면 이런 일이 많이 감소한다.

젖을 먹일 때 엄마의 자세는 여러 가지일 수 있다. 옆으로 누워서 먹일 수도 있고, 앉아서 먹일 수도 있고, 서서 먹일 수도 있다. 이런 자세는 별로 중요한 것이 아니지만 꼭 주의해야 할 사항이 하나 있다. 아기의 목과 등, 허리가 1자가 되게 하고 먹여야 한다는 것이다. 그래야 척추가 휘어지거나 꺾이지 않기 때문이다. 아기에게 큰 탈이 난다면 이는 거의 다 척추가 휘어지거나 꺾여서 나는 것이다.

### 수유시 주의할 점

피곤에 지친 산모는 자신도 모르게 안고 있는 아기의 목을 끌어당겨 수유를 하는 경우가 있는데 이것은 상당히 위험한 일이다. 목이 뒤틀린 상태에서 젖을 먹다 보면 목이 틀어지게 되고 그러면 어른이 목이 틀어졌을 때 생길 수 있는 병이 아이에게도 그대로 오게 된다.

목을 잡아당기다 보면 등까지 잘못될 수도 있는데, 등의 윗부분이 잘못되면 기관지에 이상이 생기게 마련이고 시간이 지나면서 아기는 잦은 기침을 하게 된다. 감기를 달고 사는 아이는 등과 목이 잘못돼 있기 때문이라는 것을 알아야 한다.

조금 틀어져 있는 것은 그래도 심각한 병으로 진행되지 않아서 괜찮은데, 많이 틀어지거나 아예 꺾여 버리면 이는 사정이 달라진다. 예컨대 흉추 7번이 꺾인 상태가 오래 지속되면 꼽추가 되는데 이는 우리몸 자체가 스스로 자신의 몸무게를 견딜 수가 없으니까 자구책으로 흉추 7번 주위에 두툼한 살을 찌워 무게를 받도록 하여 몸을 지탱하도록 하기 때문이다.

뇌성마비 역시 등과 목이 꺾여 오는 것이라고 보면 되는데 이것도 뇌에 이상이 생긴 것이 원인이 아니라 뇌수와 흉수가 연결되지 않아 뇌수에 이상이 생긴 것이다.

유아의 척추 이탈은 성장에 걸림돌이 될 수밖에 없다. 제자리를 벗어난 척추로 인해 내장기관으로 연결되는 자율신경이 약해지면 내장기관에 병이 생긴다. 여성호르몬이나 남성호르몬을 생산하는 내분비계통과 연결되는 신경이 약해지면 성장이 더디게 되고, 면역계통으로 연결되는 신경이 약해지면 병원체에 대한 면역기능이 약해진다. 혈우병도 유전적인 것으로 여겨지고 있으나, 실은 흉추가 휘어져서 나타나는 질환이다.

### 올바른 수유 자세

이런 것을 잘 알고 있던 예전의 우리 어머니들은 젖을 먹일 때 절대로 아이를 끌어당겨서 먹이지 않았다. 아이를 끌어당기는 대신 어머니가 등과 고개를 숙여 젖을 아이의 입에 가져다 대고 먹였다. 양손으로 목과 등, 허리를 일직선으로 펴고 어머니가 몸을 숙이고 먹이면 아이에게 탈이 날 일이 없다.

젖을 먹이고 나서는 반드시 아기의 등을 토닥여 주어야 한다. 그러면 아기는 걱― 하며 트림을 하는데, 이는 위와 식도가 연결되는 위의 윗부분에 있는 유문幽門이 열리면서 아직 위로 넘어가지 않은 젖이 위로 넘어가고, 젖과 함께 위로 들어가 차 있던 공기가 빠져나오면서 나타나는 현상이다.

이런 현상이 나타나는 것은 등을 토닥일 때 위장으로 연결되는 신경이 탁 트이면서 위의 활동이 활발해지기 때문이다. 그러면 유문이 막혀 체하는 일도 없고 위가 활발하게 활동하기 때문에 소화가 안 되는 일도 없게 된다.

다른 근육이 굳어 있을 때와 마찬가지로 위의 근육이 굳어 있을 때에도 위의 활동은 무기력해진다. 이럴때 윗배를 쓸어 주면 소화를 잘 되게 하는 데 큰 도움이 된다. 윗배가 아프다는 것은 위장의 근육이 굳어 있다는 것인데, 이때 윗배를 쓸어 주면 굳은 근육이 풀리면서 소화가 잘되는 것은 당연한 일이다.

## 가능하면 보행기는 태우지 말자

### 보행기의 유해성

생후 3~6개월이 되면 보행기를 태우는데, 가능하면 보행기는 태우지 않는 것이 좋다. 아이는 세상에 나와서도 1년 동안 엄마 뱃속에서 완성하지 못한 진화의 과정을 계속 진행하고 있다. 생후 3개월이 되면 누워 있다가 몸을 젖히고, 6개월이 되면 기고, 1년이 돼야 설 수 있게 되면서 걸음을 떼게 된다.

특히 기어야 할 때 기지 못하면 허리가 만곡을 긋지 못하게 되고, 고관절 근육이 발달하지 못하게 된다. 보행기를 탄 채로 걷는 것은 마치 리어카를 끄는 듯한 자세와 흡사하기 때문에 앞발바닥의 살이 뒤로 밀리면서 족아치가 사라져 평발이 되는 원인이 되기도 한다.

아기가 기는 것은 자연의 순리에 따르는 것임을 알아야 한다. 기면 허리가 만곡을 그으면서 S라인을 형성한다. 그리고 나서 일어서야 제대로 된 허리를 가지고 설

수 있게 된다.

뿐만 아니라 기면서 고관절이 튼튼해져야 성장해 가면서 잘 틀어지지 않게 된다. 대부분의 병은 고관절이 틀어지고 척추가 굽으면서 온다는 것을 알아야 한다. 우리 몸에서 주춧돌의 역할을 하는 고관절이 튼튼해지고 나서 걷는 것이 자연의 순리이다. 이런 순리를 무시하고 보행기에 아이를 묶어 놓으니 어렸을 때부터 고관절이 틀어져 병에 시달리지 않을 수 없게 된다.

요즘 청소년들에게는 척추측만증, 비만, 아토피성 피부염, 시력저하가 많이 있고, 성인들에게나 나타나야 할 당뇨나 요통, 만성 신부전증 같은 질병이 많이 발생하는데 이것은 어릴 때 보행기를 타면서 허리가 서지 않고 고관절이 약해져 온몸이 쉽게 휘어져 있기 때문이다. 대부분의 병은 고관절이 틀어지면서 허리가 굽어서 생긴다는 것을 다시 한 번 유념할 필요가 있다.

물론 부모님이 바빠 아이를 돌볼 여유가 없기 때문에 보행기를 태우기도 하지만, 이런 사정은 어찌할 수 없는 일일 것이다. 그래도 이제 보행기가 내 아이의 몸을 망가뜨린다는 사실을 알게 되었다면, 가급적 보행기에 앉혀 놓는 시간을 줄이도록 해야 하는 것이 바람직한 일이다.

### 유아 건강의 핵심은 몸을 펴는 것

그리고 무엇보다 중요한 것은 안고 다니거나 업고 다닐 때, 또는 젖이나 우유를 먹일 때 항상 유아의 목과 허리를 잘 받쳐 주어 일직선을 유지하도록 해야 한다는 것이다.

뿐만 아니라 유모차를 태울 때에도 척추가 굽지 않도록 조심해야 한다. 심한 경우에는 마치 아이를 방석을 반으로 접어 놓은 것처럼 완전히 구부리게 앉혀 놓은 것을 종종 보는데 이것은 아이에게 아주 좋지 않은 자세이다. 어른이 몸을 구부리고 있으면 불편한 것과 똑같이 아이도 불편해 한다는 것을 알아야 한다. 아이의 몸이나 어른의 몸이나 몸의 원리는 다 똑같은 것이기 때문이다.

유아의 뼈와 근육은 이제 막 성장하기 시작할 때이므로 스스로 가눌 능력이 없다. 그래서 보호자가 잘 가눌 수 있도록 도와주어야 하고 아이도 몸을 펴고 있어야 편하다는 것을 부모는 알아야 한다. 즉, 아이가 몸을 펴는 것이 유아 건강의 핵심이다.

유아에게 뇌성마비 등 치명적인 질병이 오면 유전적인 요인 때문인 것으로 알고 할아버지, 할머니를 원망하는 사람도 있는데, 이는 잘 몰라서 그러는 것이다. 아기를 잘못 안아 등과 목이 꺾여서 생긴 질환으로 보아야 한다. 유전이 아니라 바로 부모가 잘못해서 아이를 괴롭게 한 것이다.

유아 질환 역시 대개는 고관절과 척추의 이상에서 오는 것으로 보면 된다. 이것만 알고 유의하면 유아 때 치명적이거나 큰 병은 생기지 않는다고 할 수 있다. 가급적 기어 다녀야 할 때 보행기를 태우지 말고 기어 다니게 하고 걸어 다닐 때 유모차를 태우지 말고 걷게 해야 한다.

기어 다녀야 할 때 기어 다니지 못하고 걸어 다녀야 할 때 걸어 다니지 못하면 허리가 서지 않고 고관절과 다리 근육의 발달이 지체되어 그후 청소년이 되어서도 만병의 원인이 된다는 사실을 알아야 한다.

어린이나 청소년들의 척추측만증이나 비만의 원인은 모두 고관절이 틀어졌기 때문이다. 요즘 많이 나타나는 어린이나 청소년들의 편집증이나 정서장애 역시도 고관절이 틀어지면서 흉수에서 두뇌로 가는 신경이 막혀 있기 때문에 오는 것으로 보아야 한다. 어린이나 청소년 때의 병은 실은 이미 유아 때 만들어지기 시작한다는 것을 유념해 두어야 한다.

### 전통적 육아법이 좋은 것이다

옛부터 우리 선조들은 건강에는 허리를 세우는 것이 가장 중요하다는 것을 잘 알고 있었기 때문에 아이를 키울때 서양처럼 보행기를 태우는 것이 아니라 허리를 세우게 하였던 것이다. 어른들이 양반걸음 양반다리로 스스로 허리를 세웠다면, 유아들에게는 길 때 마음대로 기게 하였고 또한 '쭈쭈'를 해 줌으로써 허리를 완전하게 세우게 하였다.

**쭈- 쭈-**

아이가 누운 상태에서 어른이 아이의 양 허벅지를 양손으로 잡고는 쭈―, 쭈― 하는 소리를 내면서 조금 세게 움켜쥐면 아이는 온몸을 부르르 떨면서 기지개를 켜듯이 양손을 만세 부르는 자세로 위로 쭉 뻗어 올렸고, 그때 아이의 허리는 만곡을 그으면서 바닥에서 위로 솟아 오르게 된다. 이때 아이는 너무 시원하고 기분이 좋아 큰 소리로 웃으면서 즐거운 비명 소리를 지른다. 이렇게 몇 번 해 주고 나면 인간이 본래 가져야 할 자세로 몸이 바로잡힌다.

허리가 바닥에서 솟아 오르면서 만곡을 긋게 되고, 가슴은 양손을 위로 쭉 뻗으면서 등과 함께 쫙 펴지고 허벅지를 움켜쥘 때 다리와 허리에 힘이 바짝 가면서 고관절과 다리 근육, 허리 근육이 튼튼해지게 되는 것이다. 이때 아이는 온몸을 부르르 떨면서 온몸의 근육이 강화된다. 보행기를 태워 허리와 고관절을 망가뜨리는 것과는 정반대의 효과를 갖게 하는 운동법이다.

물론 보행기만이 원인인 것은 아니다. 놀이와 운동이 분리돼 놀 때에도 머리만 쓰고 운동은 하지 않게 되었고, 당연히 걸어 다녀야 할 곳을 차타고 다녀 운동삼아 걷는 걸음도 역시 하지 않게 되었다.

운동을 하지 않으니 근육이 더 약해져 몸이 쉽게 굳게 되고, 근육이 굳어 힘이 드니 더욱더 몸을 사용하는 일을 싫어하게 된다. 몸이 구부러져 조금만 걸어도 숨이 차니 걷는 것이 더 싫어지면서 건강의 악순환이 반복되는 것이다.

**도리도리**

머리를 좌우로 흔드는 동작인 도리도리를 시키는 것은 목에 이상이 있는지 알아보는 동시에 목 근육을 풀어 주기 위해서이다. 도리도리를 제대로 하면 최소한 목이 접질려 있지 않다는 것을 확인할 수가 있고, 또한 이 운동을 함으로써 가볍게 삐어 있는 정도의 목은 쉽게 풀릴수 있기 때문이다.

이는 아기에게만 해당되는 것이 아니라 남녀노소 누구에게나 다 적용된다. 목이 안 좋아 머리도 아픈 것이고, 목이 안 좋아 눈도 나빠지거나 침침해지는 것이고, 심지어 치매도 목이 심하게 접질려서 생기는 질병이다. 그래서 몸살림운동에서는 도리도리를 목을 푸는 가장 좋은 운동법으로 권장하고 있다.

### 곤지곤지

한 손바닥에 다른 손 집게손가락을 댔다 뗐다 하는 동작인 곤지곤지는 어깨의 이상을 체크하는 동시에 어깨의 움직임을 정밀하게 하는 운동이다. 집게손가락으로 손바닥의 가운데를 정확하게 찔러야 하는데, 이것이 처음부터 잘되는 것은 아니다. 처음에는 손바닥에 맞추지 못하고 허공을 찌르는 경우가 많다. 이 역시 하다 보면 정확하게 가운데를 찌르게 되는데, 이것은 어깨의 움직임이 정밀해졌다는 것을 의미한다.

### 짝짜꿍, 죔죔

두 손바닥을 마주치는 동작인 짝짜꿍짝짜꿍도 이와 똑같은 효과를 낸다고 할 수 있다. 양손바닥을 정확히 마주쳐서 소리를 낸다는 것은 어린 아기에겐 대단히 어려운 기술이다. 정확하게 손바닥을 마주쳤을 때 아이는 성취감을 느낀다. 뿐만 아니라 음을 넣어 짝짜꿍짝짜꿍 하면서 노래를 부르면서 손뼉을 치면 아이는 흥겨워서 몸이 쫙 펴진다.

두 손을 쥐었다 폈다 하는 동작인 죄암죄암(줄여서 죔죔)은 손가락이 제대로 운동하는가를 체크하는 동시에 손가락의 움직임을 원활하게 하기 위해서 시키는 운동이다. 또 손가락을 하나씩 펴면서 "하나, 둘, 셋……" 하면서 수를 세어 보게 한 후 다 펴고 나면 "열!" 하고 크게 외치면, 숫자도 재미있게 익힐 수 있을 뿐만 아니라 손가락의 움직임을 더욱더 정밀하게 할 수 있다.

두뇌에는 손가락 하나하나마다 이를 담당하는 구역이 따로 있을 정도로 손가락과 두뇌는 직접적인 연관관계가 있으므로 이 운동은 두뇌 발달에도 많은 도움이 된다.

이 외에도 아이의 운동 겸 놀이로 고네고네, 부라질, 따로따로, 방아야방아야, 둥개둥개둥개야 등 여러 가지가 있으나, 가장 기본적인 것은 앞에서 열거한 다섯 가지 정도이다.

그 중에서도 허리를 세우고 고관절을 튼튼하게 하는 데는 쭈쭈가 최고라고 할 수 있다. 보행기를 태워 허리를 구부리게 하는 것과 쭈쭈를 해 주어서 온몸을 쭉 펴게 하는 것을 비교해 보면, 어떤 육아법이 좋은 것인지 쉽게 분별해 낼 수 있을 것이다.


### 2) 아이의 건강 마사지

요즘에는 감기를 달고 사는 아이들이 많다. 감기에 걸려 있는 사람의 흉추 2~3번 왼쪽을 눌러 보면 누구나 이곳이 아프다고 한다. 이는 아이든 어른이든 모두 마찬가지이고 남자든 여자든 다 똑같다.

기관지로 가는 신경은 이곳에서 갈라져 나오는데, 흉추가 휘어져 이 신경이 눌리면 정보전달 체계에 장애가 생기면서 기관지가 약해진다. 이때 감기에 걸리게 되는 것이며 흉추 2~3번이 제자리를 잡으면 신경이 트이면서 감기 증세는 사라진다.

아기는 물론 초등학생까지도 스스로 운동해서 몸을 바로잡을 수 있는 능력은 없다. 이런 아이들에게는 부모님이 관심을 가지고 도와 주어야 한다. 아이들의 건강은 아이들 자신에게 책임이 있는 것이 아니라 부모님에게 책임이 있는 것이다. 아이 때에도 몸을 펴야 건강한 것인데, 아이는 자기 스스로 몸을 펴지 못하므로 부모님이 몸을 펴도록 도와주어야 하는 것이다.

우선 아이들에게는 흉추 마사지를 해 주면 좋다. 흉추 마사지는 감기뿐만 아니라 체했을 때, 소화불량, 경기驚氣 같은 것에도 많은 도움이 된다. 이런 증세가 나타났을 때에도 해 주면 효과가 있지만, 평상시에 흉추 마사지를 해 주면 이런 질환을 미리 예방할 수 있어 더욱더 좋다.

흉추 1~7번이 휘어져서 생기는 질환은 이 흉추 마사지로 모두 해결할 수 있는데, 단 유아의 흉추 마사지는 생후 6개월 이후부터 하도록 해야 한다. 그 전에는 골격이 제대로 잡히지 않은 상태이므로 무리가 따를 수 있기 때문이다.

흉추 마사지는 뼈대를 마사지해 주는 것과 근육을 마사지해 주는 것 두 가지가 있다. 뼈대는 흉추 7번에서 시작해서 1번까지 흉추가 제대로 정렬되게 하는 것이고, 근육은 흉추 1번부터 시작해서 7번까지 흉추를 둘러싸고 있는 근육을 풀어 주는 것이다.

뼈대가 틀어지면 근육이 굳고 근육이 굳으면 신경을 누르게 된다. 이로 인해 자율신경이 눌리면 이 신경과 연결되어 있는 장기의 기능이 약화되는데, 이를 예방하거나 이로 인해 생긴 질환들을 해결하는 것이 바로 흉추 마사지이다.

흉추 마사지는 먼저 근육을 풀어 주고 다음에 뼈대를 바로잡아 주는 것이 좋다. 뼈대가 바로 잡혀야 근육도 풀어지게 되는 것인데, 근육이 굳어 있으면 뼈대가 제대로 잡히지 않기 때문이다.

물론 아이들은 근육 마사지만 해도 "또독" 하는 소리가 나면서 뼈대까지 바로잡히는 경우가 많기는 하다. 이를 하루에 한 번씩만 해 주면 최소한 아이가 감기에 걸리거나 소화가 안 되는 일은 없게 될 것이다.

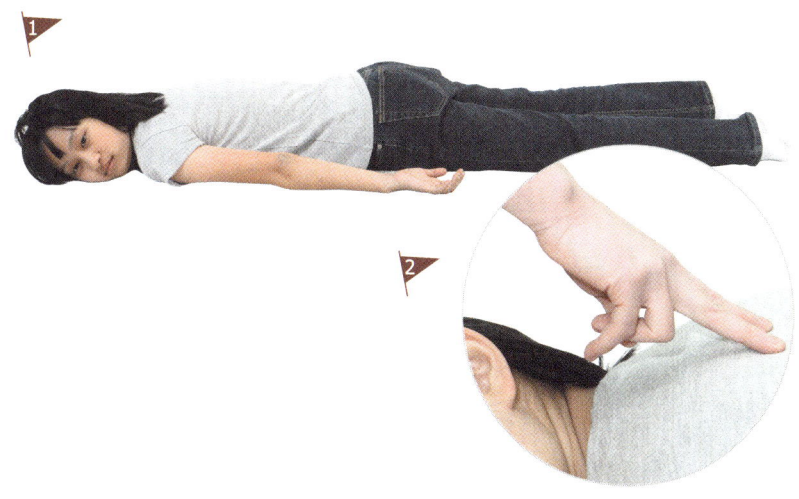

**1** 아이를 눕혀 놓고 머리를 한쪽 방향으로 돌려 편안한 자세를 하도록 한다. 팔은 아래로 향하고 손바닥은 하늘을 보게 함으로써 몸에서 힘이 빠지게 한다. 유아의 경우에는 주먹을 쥐고 있어 펴기도 어렵고 팔을 아래로 내리게 하기도 어려운데, 이럴 때에는 그대로 두고 해도 된다. **2** 부모님이 아이의 머리맡에 무릎을 꿇고 앉는다. 검지와 중지를 흉추 바깥에 밀착시키고 7번에서 1번까지 위에서 아래로 살짝 훑어 준다. 이는 2~3회만 반복하면 된다.

아이가 설사를 하면 대장에 이상이 생긴 것인데 이곳의 이상 여부를 알고 싶으면 손가락으로 살살 눌러 보면 된다. 더 정확한 방법은 아이를 눕혀 놓고 대장이 지나가는 곳 위, 즉 아랫배 왼쪽을 눌러보면 가장 쉽게 알 수 있다.

대장이 굳어 있는 경우 이 지점을 누르면 딱딱한 촉감이 느껴지고, 아이는 아파하기 때문에 이상 유무를 쉽게 판별할 수 있다. 부드러우면 아이가 아파하지 않으므로 이런 경우에는 이곳에 탈이 나 있는 것은 아니다. 특히 심하게 설사를 할 때에는 반드시 이곳이 딱딱하게 굳어 있다.

이럴 때에는 배를 살살 시계 방향으로 쓸어 주면 된다. 대장에 이상이 생기는 것은 대장이 굳어 있기 때문인데, 이렇게 쓸어 주면 굳은 대장이 풀려서 낫게 되는 것이다. 시계 방향으로 쓸어 주는 이유는 대장이 그 방향으로 형성되어 있어 음식물이 그 방향으로 내려가기 때문이다. 만일 거꾸로 쓸어 주면 음식물이 역류하게 될 수도 있으므로 오히려 해로울 수가 있다.

경기는 어린아이들이 고열이 발생하면서 경련을 일으키는 경우를 말하는데 이때 고열은 가슴과 머리에만 나고 손과 발은 오히려 차가워진다. 이 증상이 있을 때 고열은 아이의 머리 쪽으로 치고 올라가므로 두뇌가 정상적인 기능을 하지 못하게 된다. 눈은 정면을 직시하거나 치뜨기도 하고, 고개 자체가 돌아가기도 하며, 때로는 입으로 게거품을 물기도 하고, 깜짝 놀라거나 손발을 뒤틀면서 몹시 괴로워하기도 한다.

경기의 원인은 젖이나 우유를 먹일 때 부주의로 흉추 2, 3번이 틀어지면서 신경이 약해져 있기 때문이다. 이때 열을 조절할 수 있는 능력을 제대로 작동하지 못한 아기는 열이 뇌 부분으로 치고 올라가면서 경기를 하게 된다. 특히 감기에 걸리거나 편도선에 문제가 생겼을 때 열이 많이 나면서 경기를 하기 쉽다.

경기를 멈추게 하려면 우선 해열제를 먹이든 찬물을 묻힌 수건으로 문지르든 머리와 등, 가슴의 열을 식혀 주어야 한다. 그리고 엎드리게 해 놓고 위에서 소개한 흉추 마사지로 틀어진 흉추를 바로잡아 주어야 한다. 경기는 이렇게 하면 바로 잡을 수 있다.

초등학교를 마칠 때까지도 경기를 하는 경우가 있는데, 이는 감기에 걸려 열이

나고 아프면, 아이가 등을 구부리게 되기 때문에 일어나는 현상이다. 이렇게 하면 유아 때와 마찬가지로 흉추가 휘어져 열을 조절하는 능력이 떨어지면서 경기가 오는 것이다. 이때에도 흉추를 바로잡는 것이 경기를 다스리는 방법이다.

경기가 오기 전에 미리 등을 펴게 함으로써 흉추를 바로잡아 놓는 것이 경기에 대한 예방법이 된다. 유아가 아닌 어린이의 경우에는 나중에 소개할 '엉치 올려 주기'를 하루에 20~30번씩 해 주면 등에서 목까지 펴지므로 부모님이 아이의 경기로 놀랄 일은 없게 될 것이다. 유아든 어린이든 척추만 똑바로 펴져 있으면 질병으로 고생하는 일은 없게 되는데 이것 역시 부모님의 몫인 것이다.

### 3) 아이의 증상별 해법

아이에게 비정상적인 증세가 발생하면 부모님은 당황하게 된다. 왜 그런 증세가 나타나는 것인지 원인을 모르기 때문이다. 그러나 원인을 알면 당황하지도 않게 되고 침착하게 그 상황을 대처해 나갈 수 있다.

대부분의 경우 몸의 이상 증세는 간단한 원인에 의해 발생하는 것이고, 간단한 방법으로 쉽게 사라지게 할 수 있다. 그리고 이 간단한 방법이 세상에서 가장 좋은 것이다.

몸이 아프다고 해서 계속 항생제에 의존하게 되면 우리 몸은 스스로 면역체계를 퇴화시켜 버리고 만다. 약으로 낫는 것은 낫는 것이 아니라 몸을 약화시키기 때문이다. 그러나 몸을 똑바로 펴서 스스로 낫게 되면 면역력은 더욱더 강해지게 된다.

아이에게 나타나는 다양한 증세는 그 나름대로 원인이 있는 것이고, 각 증세에 따라 그 원인을 제거해 주면 아이는 밝고 맑게 성장해 갈 수 있다. 부모님이 앞서 소개한 흉추 마사지와 배 쓸어 주기 두 가지 동작만 손에 익혀도 아이는 아주 건강하게 자라날 수 있다.

뱃속에 있는 장기에 이상이 생기면 어른들은 고관절부터 시작해서 엉치, 흉추, 경추를 바로잡고 공명 틔우기를 해야 하지만, 유아의 경우에는 고관절이 틀어질 일이 별로 없기 때문에 흉추 마사지와 배 쓸어 주기만 해도 대부분 다 해결이 된다.

흉추 마사지는 흉추의 문제를 해결하고, 배 쓸어 주기는 어른들로 말하자면 공명 틔우기인 셈이다. 아이들은 조금만 살살 눌러서 배를 쓸어 주면 금방 장기가 제자리를 잡으면서 굳었던 장기가 풀리게 되는 것이다.

그리고 이러한 방법은 현대의학이 보편화 되기 이전 필자가 어렸을 때만 해도 항상 우리의 할머니, 할아버지들께서 해 주시던 방법이란 것을 알 수 있다. 아이를 눕혀 놓고 "할머니 손이 약손이다. 할머니 손이 약손이다" 하면서 배를 쓸어 주던 장면을 한번 떠올려 보자. 그러면 실제로 아파하던 아이의 배에서 "꼬로록" 하는 소리가 나면서 신기하게도 아이의 배 아픈 증세는 사라지곤 했다.

여기에서 소개하는 방법이라는 것은 실은 현대의학에 밀려 사라져 간, 우리 조상대대로 내려온 우수한 전통적인 방법을 오늘에 되살리는 것일 뿐 특별히 만들어 낸 것은 아니다.

# Q & A

**Q1** 태어났을 때 태열이 나는 이유는?

**A1** 엄마 몸을 구부리고 있어 태아가 뱃속에 있을 때 눌려 흉추가 틀어져 있기 때문이다. 특히 열을 조절하는 역할을 하는 신경이 갈라져 나오는 흉추 3번이 틀어져 있기 때문이다. 태어나서 저절로 없어지는 경우도 있고 오랫동안 지속되는 경우도 있는데, 오랫동안 지속되는 것은 틀어진 흉추가 회복되지 않기 때문이다. 앞서 알려드린 흉추마사지를 해 주면 사라진다.

**Q2** 기저귀 발진은 왜?

**A2** 기저귀를 너무 꽉 조이게 맸기 때문이다. 느슨하게 해 주면 사라진다.

**Q3** 녹색 변이나 흰색 변은 왜?

**A3** 녹색 변은 먹은 우유나 젖이 장에서 너무 오래 머물러 있어서 색깔이 변한 것이고, 흰색 변은 소화를 시키지 못하고 곧바로 배설하기 때문에 흰색이 남아 있는 것이다. 녹색 변은 장이 굳어 있어 생기는 증세이므로 아랫배를 시계방향으로 쓸어 주어 장을 풀어 주면 되고, 흰색 변은 위가 무력해 소화를 시키지 못하는 것이므로 흉추 마사지를 해 주고 윗배를 쓸어 주면 된다.

**Q4** 먹은 젖을 잘 토하는 이유는?

**A4** 젖을 먹일 때 아이의 등을 구부리게 하고 먹여 위로 연결되는 신경이 약해 져 있기 때문이다. 아이의 허리와 등, 목을 일직선으로 쭉 펴게 하고 먹이면 해결이 된다.

**Q5** 장에 가스가 차고 수시로 방귀를 뀌는 이유는?

**A5** 장이 굳어 있기 때문이다. 아랫배를 쓸어 주면 된다.

**Q6**　아이가 밥을 씹지 않고 입안에 물고 있는 이유는?

**A6**　습관성이므로 습관을 고치면 된다. 아이가 좋아하는 맛있는 음식을 해 주면 바로 삼키게 되므로, 이렇게 하면 자연스레 습관이 고쳐진다.

**Q7**　환경 변화에 예민하고 스트레스를 받는 이유는?

**A7**　환경이 변하면 정도에 차이가 있을 뿐 예민해지지 않는 사람은 없다. 변한 환경에 바로 적응하지 못하기 때문이므로 잘못돼 있는 것은 아니다. 크게 신경 쓸 필요가 없다.

**Q8**　열이 오를 때 관장을 하는 것은 괜찮은가?

**A8**　관장이 열을 내려 주지는 않으므로 쓸데없는 일이다. 열이 오르는 것은 흉추 3번이 틀어져 체온을 조절하는 능력이 떨어져 있는 것이므로 흉추 마사지를 해주는 것이 좋다.

**Q9**　차만 타면 멀미를 하는 이유는?

**A9**　목이 틀어져 있어 귀의 전정기관으로 가는 신경이 약해져 있기 때문이다. 도리도리 운동을 많이 하게 해서 목 근육이 풀려야 해결이 된다. '엉치 올려주기'를 해 주어 척추 전체가 펴져 경추까지 펴게 해도 멀미는 사라진다.

**Q10**　감기에 걸리면 장염이 함께 오는 이유는?

**A10**　반드시 함께 오는 것은 아니다. 각기 다른 원인에 의해 감기가 왔을 때 장염도 함께 오는 것일 뿐이다. 척추 마사지로 감기를 해결하고, 아랫배를 쓸어 주어 장염을 해결하면 된다.

**Q11**　아이가 몸은 말랐는데, 아랫배만 볼록한 이유는?

**A11**　장기가 아래로 처져 있기 때문이다. 성인 여자들에게도 이런 경우가 많이 있는데, 똑같은 원인으로 인해 생기는 현상이다. 어른은 공명을 쳐 주면 해결이 되

지만, 아이는 이것이 위험할 수 있으므로 아랫배를 살살 위로 쓸어 올려주면 된다.

**Q12** 대변에서 코 같은 점액이나 피가 나오는 이유는?
**A12** 장이 굳은 정도를 넘어 부어 있는 상태에서 일부 헐어 있기 때문이다. 아랫배를 쓸어 주어 장을 풀어 주면 해결이 된다.

**Q13** 기침을 하면서 토하는 이유는?
**A13** 기침을 할 때 몸을 구부려 위로 가는 신경이 눌려 위의 유문이 열렸기 때문이다. 흉추 마사지를 해 주면 기침과 토하는 것이 함께 해결된다.

**Q14** 기침을 오래 하는 이유는?
**A14** 흉추 2, 3번이 많이 틀어져 있기 때문이다. 흉추 마사지를 매일 해 주면 해결이 된다.

**Q15** 밤에만 기침을 하는 이유는?
**A15** 밤에는 기압이 떨어지게 되는데, 기압이 떨어지면 더 몸을 구부리게 된다. 그러면 흉추가 더 틀어지게 돼서 밤에만 기침을 하는 경우가 생긴다. 어른들에게도 이런 경우가 많이 있다. 흉추 마사지를 통해 흉추를 펴 주어야 한다.

**Q16** 맑은 콧물과 누런 콧물의 차이는?
**A16** 얕은 곳에서 잠시 머물다가 나오는 콧물은 맑고, 깊은 곳에서 오래 묵었던 콧물은 누렇다. 콧물이 많이 나오는 것은 기관지가 약해져 있을 때 불필요한 물질을 걸러내기 위해 우리 몸이 보이는 자구적인 반응이다. 흉추 마사지를 해 주면 기관지가 회복돼 콧물도 정상으로 돌아간다.

**Q17** 성대결절이 생기는 이유는?
**A17** 결절이란 근육이 굳어 망울이 진 것을 말한다. 성대가 부어 있는 것이다.

도리도리 운동을 많이 시켜 목 근육이 풀리면 망울은 사라진다.

**Q18** 아이가 소변을 자주 보는 이유는?
**A18** 신장이 아래로 처져 장기가 연쇄적으로 처지면 방광까지 눌리게 된다. 내장하수라고 하는 것이다. 방광이 눌리면 근육이 굳어 기능이 떨어지므로 오줌을 충분히 모아 놓았다가 내보내지 못하게 된다. 오줌을 조금씩 자주 누게 되는 것이다. 아랫배를 시계방향이나 위로 살살 쓸어 올려 장기가 제자리로 돌아오게 하면 소변을 정상으로 보게 된다.

**Q19** 소변 볼 때 통증을 느끼는 이유는?
**A19** 방광과 함께 요도가 부어 있기 때문이다. 아랫배를 살살 위로 쓸어 주어 눌려 있는 방광과 요도의 근육이 풀리도록 해야 한다.

**Q20** 소변을 볼 때 피가 섞여서 나오는 이유는?
**A20** 위의 증세가 심해져 방광과 요도가 약간 헐어 있기 때문이다. 위와 같은 방법으로 방광과 요도의 근육을 풀어 주어야 한다.

**Q21** 야뇨증이 있거나 오줌을 잘 가리다가 다시 잘 가리지 못하게 되는 이유는?
**A21** 모두 갑자기 정신적 충격을 받아 아이의 심리가 불안정한 상태에 있기 때문이다. 부모님이 더욱더 관심을 가지고 애정을 보여주면 심리적 안정을 찾으면서 오줌을 잘 가릴 수 있게 된다.

**Q22** 자주 깜짝깜짝 놀라는 이유는?
**A22** 심장이 약하기 때문이다. 유아가 심장이 약한 것은 심장으로 가는 주신경이 갈라져 나오는 흉추 3번이 틀어져 있기 때문이다. 이런 아이는 손에 땀이 많이 날 것이다. 젖을 먹이고 나서 고개를 약간 젖히고 2분 정도 있으면 틀어져 있던 흉

추가 맞아 들어간다. 아이가 좀 크면 고관절을 바로잡아 주고 '엉치 올려 주기'를 하면 흉추가 맞아 들어가면서 이런 증세가 사라진다.

**Q23** 무서움을 많이 타는 이유는?
**A23** 위와 마찬가지로 심장이 약하기 때문이다. 해결책도 똑같다.

**Q24** 자다가 놀라서 자주 깨는 이유는?
**A24** 몸이 어딘가 눌려 있어 아프기 때문이다. 평상시에 흉추 마사지와 배 쓸어 주기로 몸을 펴게 해 주는 것이 해결책이다.

**Q25** 밤에 자다가 우는 이유는?
**A25** 위와 같은 이유 때문이고, 해결책도 같다.

**Q26** 아이가 예민하고 신경질적인 이유는?
**A26** 위와 같은 이유 때문이고, 해결책도 같다.

**Q27** 주위가 산만하고 집중력이 떨어지는 이유는?
**A27** 흉추 3번의 흉수와 뇌수가 잘 연결되지 않기 때문이다. 흉추 마사지로 흉추 3번 위의 등이 펴지면 괜찮아진다.

**Q28** 잠시도 가만히 있지 못하는 이유는?
**A28** 위와 마찬가지로 흉수와 뇌수가 잘 연결되지 않기 때문이다. 해결책도 같다.

**Q29** 노란 눈꼽이 생기는 이유는?
**A29** 목의 왼쪽이 틀어져 눈으로 가는 신경이 약해져 있기 때문이다. 도리도리 운동을 시켜 목 근육이 풀리면 해결이 된다.

**Q30** 아이가 이를 가는 이유는?

**A30** 자주 이를 간다면 턱관절이 틀어져 있기 때문이다. 턱관절이 틀어지면 위와 아래의 치열이 어긋나게 되는데, 그러면 음식물을 씹을 때 틀어져 있는 쪽의 이가 시리고 아파 반대쪽으로만 씹게 된다. 자면서 무의식중에 이런 불편한 증세를 스스로 해결하기 위해서 치열을 맞추려고 하는 행위가 이를 가는 것이다. 턱관절을 바로잡아 주면 해결이 되는데, 그 방법을 지금 여기에서 공개하기는 어려울 것 같다. 몸살림운동에 익숙하지 않은 사람이 아이의 턱관절을 다룰 경우 자칫 이가 깨지거나 턱뼈에 금이 갈 수도 있기 때문이다. 나중에 턱관절을 스스로 바로잡는 방법을 알려줄 텐데, 스스로 바로잡는 법에 익숙해진 사람이 충분히 요령을 터득하고 난 후에야 큰 위험 없이 아이의 턱도 바로잡아 줄 수 있을 것이다.

**Q31** 이가 너무 늦게 나는 이유는?

**A31** 사람마다 차이가 있는 것이므로 크게 신경 쓸 것은 없다.

**Q32** 물사마귀가 나는 이유는?

**A32** 흉추가 틀어져 면역체계가 약해져 있기 때문이다. 평상시에 흉추 마사지를 해주면 물사마귀는 나지 않는다. 면역체계가 약해지면 감염성질환에 걸리기 쉬우므로 평상시에 흉추 마사지로 등이 굽지 않게 해 주어야 한다.

**Q33** 여름에 땀이 많이 나고 땀띠가 잦은 이유는?

**A33** 체온을 조절하는 능력이 떨어져 있기 때문이다. 흉추 마사지를 해서 흉추 2, 3번이 제 위치를 잡으면 해결이 된다.

**Q34** 얼굴에 여드름 같은 뾰루지가 나는 이유는?

**A34** 내분비계통에 문제가 생겼기 때문이다. 흉추 마사지로 내분비계통으로 연결되는 신경을 틔워 주면 해결이 된다.

**Q35** 머리가 아플 때 속이 메스껍고 토할 것 같은 이유는? 그리고 어지럼증 까지 함께 오는 이유는?

**A35** 머리가 아픈 것은 목의 오른쪽이 틀어져 있기 때문이고, 속이 메스껍고 토할 것 같은 것은 공명이 막혀 있기 때문이며, 어지럼증이 오는 것은 공명이 막혀 있거나 등이 굽어 있거나 목의 왼쪽이 틀어져 있기 때문이다. 머리가 아플 때 다른 증세가 함께 올 수 있는 것은 그때 몸을 많이 구부리고 있기 때문이다. 배를 위로 쓸어 주어 공명을 틔워 주고, 흉추 마사지로 등을 펴 주며, 도리도리 운동을 시켜 목을 풀어 주도록 하면 해결이 된다.

**Q36** 짜증이 나면 벽에 머리를 박는 이유는?

**A36** 감성과 이성이 적절히 조화를 이루지 못하기 때문이다. 짜증이 나더라도 이성이 이를 적절하게 통제해야 하는데, 통제를 하지 못하고 있는 것이다. 이는 흉수와 뇌수가 잘 연결되지 못해서 생기는 현상이다. 흉추 마사지로 흉추 3번 위의 등을 펴 주어 연결이 잘 되면 해결이 된다.

**Q37** 구내염이 생기는 이유는?

**A37** 세균, 바이러스, 진균 등의 감염에 의한 것이 많은데, 대체로 구강이 불결한 경우에 많이 나타난다. 따라서 자주 칫솔질을 해서 구강을 청결하게 해야 하지만, 더 중요한 원인이 있다. 흉추 4, 5, 6번이 틀어져 면역기능이 떨어져 있는 것이다. 흉추 마사지로 아이의 면역능력을 회복시켜 주는 것이 기본이다.

**Q38** 입술이 건조해서 심하게 갈라지는 이유는?

**A38** 내분비계통이 제 기능을 발휘하지 못해 피부를 보호하는 기름을 충분히 만들어 내지 못하기 때문이다. 이는 흉추 4, 5, 6번에서 내분비계통으로 연결되는 자율신경이 약해져 있기 때문이다. 흉추 마사지로 등을 펴게 해 주면 저절로 해결이 된다.

**Q39** 가슴에 몽우리가 생기는 이유는?

**A39** 구부리고 있어 유선이 눌려 부어 있기 때문이다. 평상시에 어깨를 움츠리지 말고 펴게 해야 한다. 어깨를 펴면 가슴도 펴지고 눌리던 것이 사라져 몽우리도 저절로 사라진다.

**Q40** 힘을 주면 배꼽이 튀어나오는 이유는?

**A40** 태어날 때 탯줄을 너무 짧게 잘라냈기 때문이다. 이로 인해 별 이상이 생기는 것은 아니므로 신경 쓸 필요가 없다.

### 4) 1세부터 7세까지

**아이가 걷기까지**

아이가 태어나서 누워만 있다가 생후 3개월이 지나 몸을 젖힐때 쯤 되면 부모들이 아이들을 빨리 걷게 하고 싶은 욕심에서 보행기에 앉혀 놓는 경우가 많다. 이렇게 보행기에 계속 앉혀 놓을 경우, 생후 1년 6개월 정도 될 때 쯤 되어 아이의 발을 살펴 보면 평발인 경우가 많이 생긴다.

아이는 기어야 할 때 기게 함으로써 허리가 만곡을 이루어 척추가 제대로 잡히도록 해주어야 한다. 그리고 나서 걸음을 걸을 때 쯤 되어 조금씩 걷게 되면 발뒤꿈치로 걷는 정상적인 걸음을 유지할 수가 있는 것이다.

그런데 보행기만 타고 자라난 아이는 앞 발바닥으로만 걷게 되고 심한 경우에는 발뒤꿈치를 전혀 쓰지 않고 까치발로 걷는 경우도 발생한다. 앞 발바닥으로 걸으면 발바닥의 살이 밀려 족아치를 덮게 되는데 그러면 족아치의 각도가 줄어들어 평발이 되는 것이다.

까치발로 걷는다는 것은 보행기를 타고 걷는 모양을 그대로 유지하고 있는 것인데, 이는 허리가 뒤로 심하게 굽어 후만되어 있다는 것을 보여주는 것이다. 이런 아이는 골반이 앞으로 말려 내려와 몸이 앞으로 많이 굽어 있으며 허리도 굽고 등도 굽고 목도 굽어 있다.

이런 체형이 되면 살이 찌지 않게 되는데, 그러면 부모들은 우리 아이가 건강한 것으로 잘못 알고 지내게 된다. 그러나 전혀 그렇지 않다는 것을 알아야 한다.

몸이 앞으로 많이 굽으면 위부터 시작해서 신장, 소장이 하수되어 대장과 방광을 서로 누르고 눌리게 되어 오장육부는 제 기능을 제대로 하지 못한다. 위가 하수되어 있으면 위가 굳어 항상 소화가 되지 않고, 신장이 하수되어 있으면 신장이 굳어 온갖 신장 질환에 시달리게 된다.

대장이 눌려 굳어 있으면 변비나 설사를 하게 되고, 방광이 눌려 있으면 소변이 자주 마렵거나 혈뇨가 섞여 나오기도 한다. 오장육부가 밑으로 처져 공명을 막아 버리니 깊은 호흡을 하지 못해 흉식호흡만 하게 되고 계단을 조금만 올라가도 숨이 차게 된다.

이것뿐만이 아니다. 허리가 심하게 굽어 있고 등도 굽어 있으니 어깨 또한 심하게 움츠러들 수밖에 없다. 어깨가 움츠러들면 가슴이 죄어 심폐기능이 떨어질 뿐만 아니라 심장과 폐에 직접적으로 질환이 오기도 한다.

또한 어깨가 틀어지면서 어깨 근육이 굳어 있으니 오십견의 초기 증세가 나타나 어깨가 아프다. 어깨 근육이 굳어 있으니 목 근육 또한 굳어 목도 안 좋고 따라서 머리가 아프거나 눈이 침침해진다. 아이가 병자 노인과 똑 같아져 가는 것이다.

허리가 1자가 된 아이는 복부비만이든 전신비만이든 살이 찌지만, 이렇게 심하게 후만이 된 아이는 절대로 살이 찌지 않는다. 그러나 위와 같은 증세를 가지고 있는 아이는 살이 찐 아이보다 훨씬 더 고통스러운 몸을 가지고 살아가야 한다는 것을 알아야 한다.

고개를 숙이고 다니고 있는 요즘 대부분의 아이들이 이런 상태에 있는 것이다. 그런데 우리 사회에서는 아이들의 비만에 대해서만 많은 관심을 가지고 있지 체중 미달인 아이에 대해서는 큰 관심을 두고 있지 않다는 게 현실이다.

단지 비만만이 아이들 건강을 해치고 있는 주범으로 잘못 알고 있다. 몸이 굽어 아이들에게 신장질환이 범람하고 있고 요통에 시달리고 있으며 당뇨에 오십견까지 아이들을 괴롭히고 있는데, 비만 외에는 별로 큰 관심이 없는 것이 현실이다.

### 걷고 난 후

유아와 마찬가지로 취학 전의 아이도 스스로 운동해서 몸을 펼 수 있는 것은 아니기 때문에, 이런 아이들의 건강 역시 부모님들이 얼마나 관심을 가지고 돌보느냐에 따라 달라질 수 있다.

우선 4~5세까지는 흉추 마사지나 배 훑어 주기를 통해 상당한 효과를 얻을 수 있지만, 아이가 걸어 다니고 뛰어 다니게 되면서부터는 새로운 요소가 등장하기 시작한다. 바로 아이의 고관절이 틀어지면서 이로 인해 각종 질환이 나타나기 때문이다. 그렇다고 아이가 고관절을 스스로 바로 잡을 수도 없기 때문에 아이들 고관절을 바로잡아 주는 방법은 모든 부모님들이 우선적으로 익혀야 할 과제가 된다.

다른 관절도 다 그렇지만 이렇게 고관절을 바로잡아 주는 방법 역시 간단한데 어른들이야 전에 알려드린 방법대로 스스로 하면 되고, 아이들 고관절을 바로잡아 주는 방법은 다음과 같다.

사실 이는 아이들에게만 적용되는 것이 아니라 남녀노소 가리지 않고 모든 사람들에게 다 적용시킬 수 있는 방법이며 또한 이 고관절 교정법은 전혀 위험이 따르지 않는다. 그리고 고관절을 바로잡지 않으면 후속되는 다른 교정이 별로 효과가 없다.

물론 고관절을 바로잡은 후에는 반드시 엉치를 눌러 골반을 제 위치로 돌아가도록 해야한다. 이는 '엉치 올려 주기'를 한 번만 하면 되는 것이므로 교정의 가장 기본이 되는 고관절과 엉치 바로 잡는 방법을 이번 기회에 익혀 활용하기 바란다.

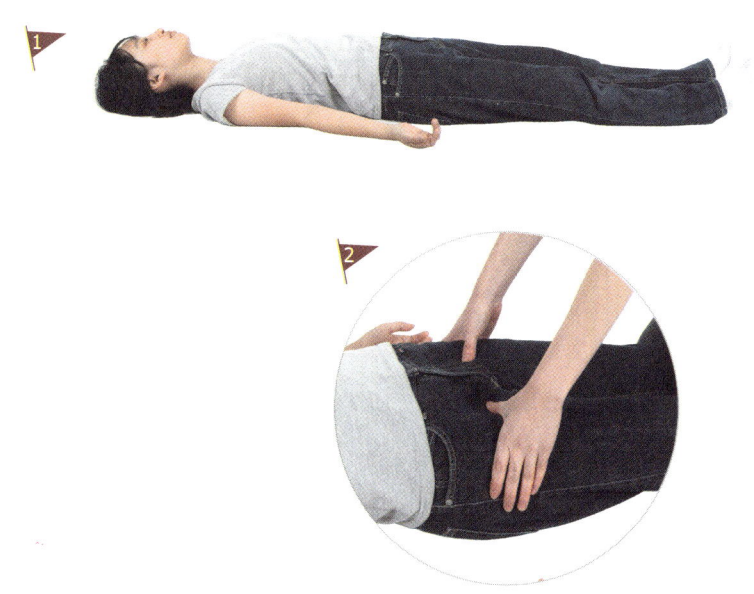

**1** 아이를 눕혀 놓고 팔을 아래로 내려뜨리고 손바닥을 하늘로 향하게 한다. **2** 고관절에서 대퇴골 큰돌기에 중지를 대고 손을 수직으로 위로 뻗은 상태에서 엄지손가락으로 왼쪽과 오른쪽 사타구니를 눌러 본다. 아파하는 쪽의 고관절이 틀어져 있는 것이다. 더 아파할수록 근육이 더 굳어 있어 더 딱딱하게 만져진다. 아이들에게는 왼쪽 고관절이 틀어져 있는 경우가 많은데, 왼쪽과 함께 오른쪽이 함께 틀어져 있는 경우도 있다. 물론 오른쪽만 틀어져 있는 경우도 있다.

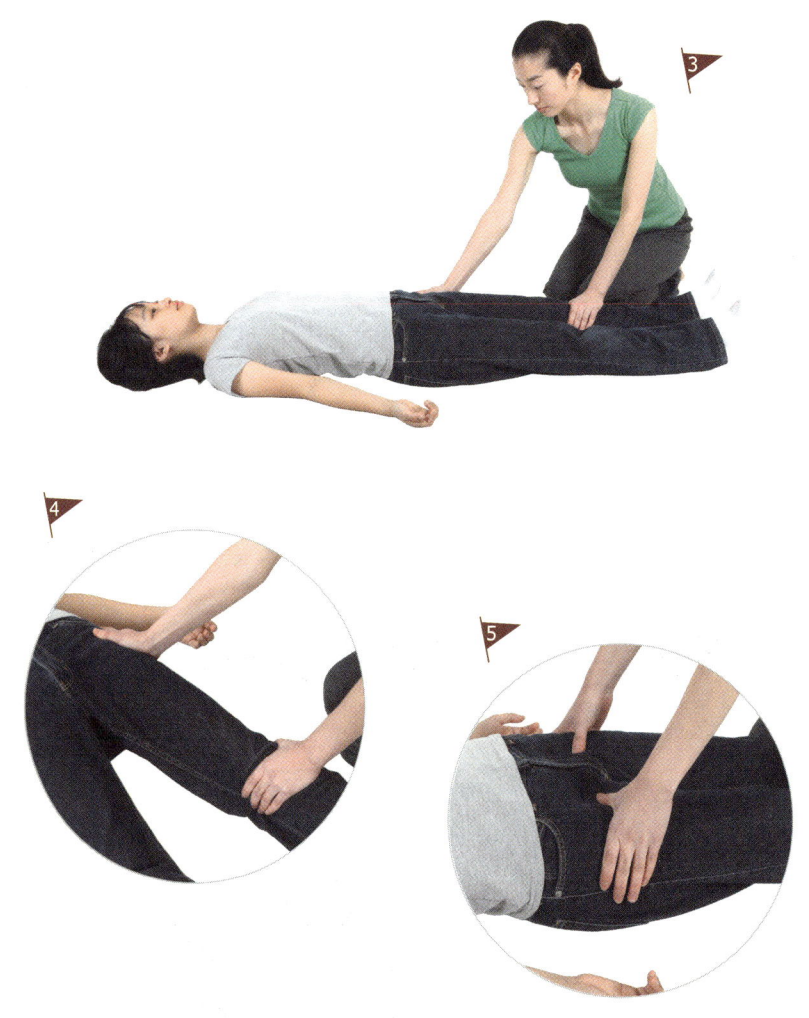

**3** 왼쪽이 틀어져 있으면 그대로 눕혀 놓은 상태에서 왼쪽에서 무릎을 꿇고 앉아 오른손의 엄지두덩을 고관절에서 대퇴골 큰돌기와 45도 각도가 되게 구부린 자세로 대고 왼손은 무릎에 가볍게 올려놓는다. 이때 오른팔은 쭉 뻗어 있는 상태가 돼야 한다. **4** 순간적으로 오른손의 엄지두덩으로 45도 각도로 툭 하고 끊어서 밀어 준다. 이때 왼손은 가만히 있으면 된다. 쭉 밀어 버리면 아이가 아파하게 될 것이므로 반드시 끊어서 밀어 주도록 해야 한다. 제대로 하면 한 번에 맞아 들어갈 것이지만, 여러 번 하다 보면 반드시 들어가게 돼 있으므로 조급하게 마음먹지 말고 살살 여러 번 하도록 한다. **5** 제대로 맞아 들어갔는지는 ②의 방법으로 확인한다. 많이 덜 아파하면 제대로 맞아 들어간 것이다. 제대로 교정이 돼도 굳어 있던 근육이 다 풀리는 것은 아니므로 조금 아픈 것은 남아 있게 된다. 이 부분은 개의할 필요가 없다.

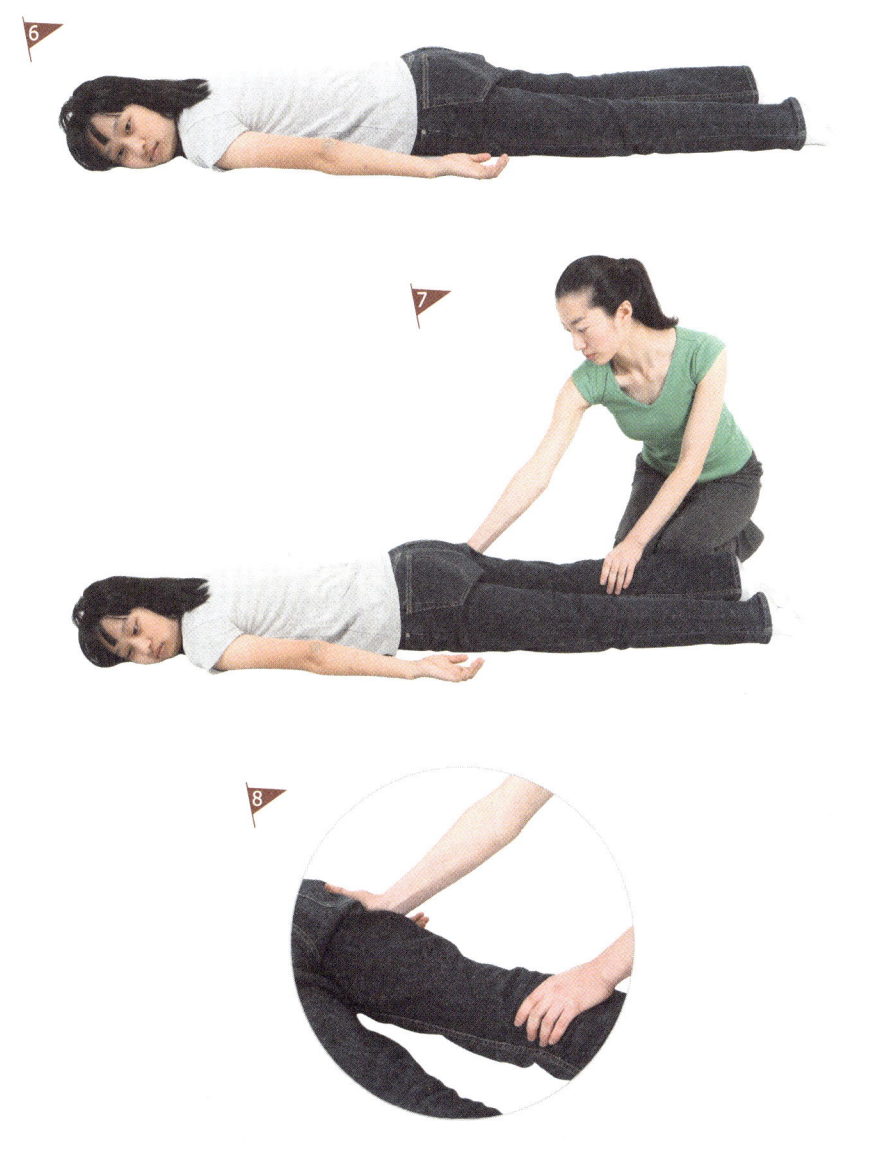

**6** 오른쪽 고관절이 틀어져 있을 때에는 아이를 엎드리게 하고, 고개는 한쪽으로 바닥에 대고, 양팔은 아래로 내려뜨리고 양 손바닥이 하늘을 향하도록 한다.   **7** ③과 똑같이 오른편에서 무릎을 꿇고 앉아 오른손 엄지두덩을 아이의 오른쪽 고관절에서 대퇴골 큰돌기에 대고 왼손은 아이의 오금에 살짝 올려놓는다.   **8** 이후는 왼쪽이 틀어져 있을 때와 똑같이 하면 된다.

고관절을 바로잡은 후에는 반드시 엉치를 위로 올리면서 눌러 골반이 제자리를 잡도록 해 주어야 한다. 이것을 하지 않으면 고관절이 다시 쉽게 틀어질 뿐만 아니라 허리도 바로 서지 않기 때문이다. 고관절을 바로 잡고 엉치를 올리면 이것으로 몸 바로잡기의 기본은 다 이루어진다.

아이도 어른과 똑같이 고관절이 틀어지면서 골반이 말려 내려가 허리가 굽고, 흉추 7번이 밑으로 함몰되면서 등이 굽는다. 그리고 등이 굽으면 어깨를 움츠리고 고개를 숙이게 된다. 아이나 어른이나 똑같이 대부분의 질병은 다 이것 때문에 오는 것이다. 이때 아이에게 '엉치 올려주기'를 매일 해 주면 아이의 건강을 지키는 데 탁월한 효과가 있을뿐더러 웬만한 질병은 이것으로 다 없어진다. 초등학생도 저학년의 경우에는 대개 스스로 운동을 할 수 없기 때문에 이런 아이에게도 이런 방법으로 해 주면 된다.

유아 때에는 흉추 마사지를 해주고 성인이 되면 방법을 바꾸어 엉치 밟아 주기를 하는데, 아이일 때에는 이것을 해 주는 것이 가장 좋다. 그 방법은 다음과 같다.

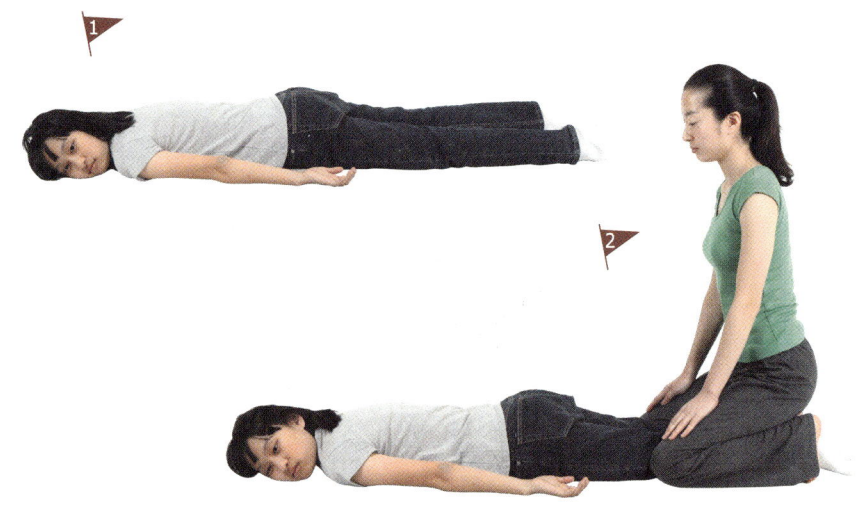

1 아이를 엎드리게 하고, 고개는 한쪽을 바닥에 대고, 양팔은 아래로 내려뜨리고 양 손바닥이 하늘을 향하도록 한다. 2 어른이 양발을 벌려 아이의 양발을 가운데로 끼고 무릎을 꿇고 앉는다.

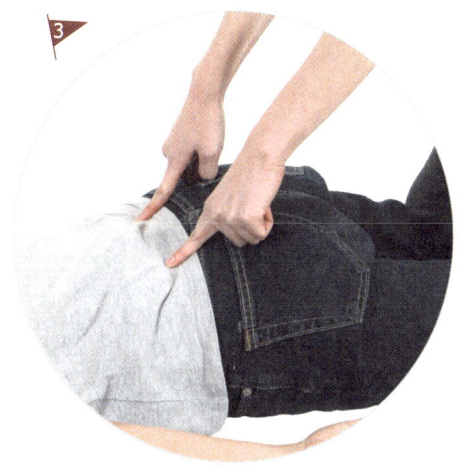

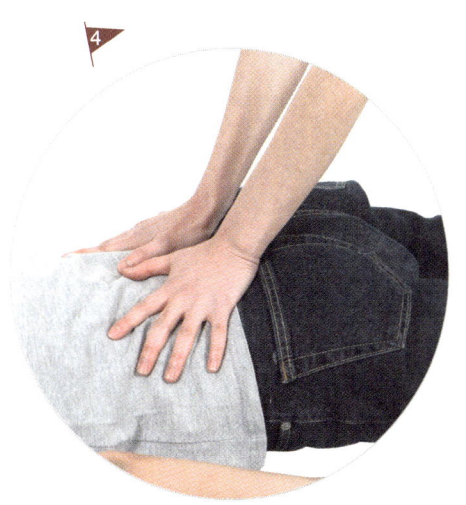

**3** 아이의 양쪽 엉치를 찾아서 양손의 엄지두덩을 댄다. 엄지두덩으로 엉덩이 위쪽을 눌러 보면 양쪽으로 약간 솟아 있는 뼈가 만져지는데, 이곳이 엉치이다. **4** 45도 각도로 툭 하고 끊어서 밀어 준다. 그러면 엉치가 위로 올라가면서 흉추, 경추, 머리까지 위로 올라가는 것을 볼 수 있다. 이때 말려 내려가 있던 척추 전체가 제자리를 잡게 된다. 너무 세게 하면 아이가 아프하므로 아이가 아프지 않게 살살 하도록 해야 한다. 하루에 한 번 20~30회 정도 매일 이것을 해 주면 한 달 정도면 아이에게 있던 질환은 거의 다 사라질 것이다.

'엉치 올려주기'를 할 때 아랫배가 아파하는 아이도 있을 것이다. 이는 공명이 막혀 대장이나 방광이 심하게 굳어 있기 때문인데 이럴 때에는 무리하게 계속하려고 해서는 안 된다. 배가 아파 하는데도 계속하면 아이가 두려움을 느끼고 다시는 어른이 해 주는 것을 꺼려하기 때문이다.

이럴 때에는 배를 시계방향으로 살살 누르면서 쓸어 주어 공명이 트이게 해야 한다. 아이들은 이렇게만 해 주어도 어렵지 않게 공명이 트인다. 그래도 아파하면 공명이 덜 트인 것이므로 다음날 다시 한 번 공명을 틔워 주고 나서 하면 된다.

### 성장통은 없다

특별한 신체적 이상이 없는데도 아이들이 가끔씩 무릎이나 정강이, 허벅지, 팔 등이 아프다고 칭얼댈 때가 있다. 이것을 현대의학에서는 성장통이라고 한다. 대부분 4~10세 어린이에게 많이 나타나는데, 남자 어린이에게 더 많이 발생한다고 한다.

현대의학에서는 이를 두고 원인은 아직까지 확실하게 밝혀진 바는 없지만, 뼈의 성장이 급속하게 이루어지는 데 비해 근육의 성장이 느려서 생기는 증상, 또는 뼈가 자라면서 이것을 둘러싸고 있는 골막이 늘어나면서 주위 신경을 자극하기 때문에 나타나는 증상이라고 한다. 운동량이 많은 경우, 비만 또는 스트레스가 있을 때도 발생하는 것으로 추정하고 있다고 한다.

그러나 성장통은 없다고 보아야 한다. 예컨대 무릎이 아픈 것은 성장통이 아니라 무릎이 바깥쪽으로 틀어져 있기 때문에 일어나는 현상이다. 어른이나 아이나 똑같이 무릎이 틀어지면 무릎이 아픈 것이고 심한 경우는 눕혀 놓고 보면 무릎 뒷면인 오금이 바닥에서 떠 있는 것을 볼 수 있다. 이런 경우는 무릎을 바로잡아 주면 통증은 사라지고 오금도 바닥에 닿는다. 즉, 성장통이 아니라 무릎이 틀어져 있는 것 뿐이다.

허벅지나 정강이가 아픈 것은 다리 근육이 굳어 있기 때문이다. 고관절과 엉치를 바로 잡고 나서 굳어 있는 다리 근육을 풀어 주면 이런 곳의 통증은 금방 사라진다.

팔이 아픈 것은 어깨나 팔목, 손목이 틀어져 있기 때문이다. 이것 역시 이런 곳을 바로잡아 주면 통증은 금방 사라진다. 성장통이 아니라 단지 관절이 틀어져 있을 뿐이다.

이렇게 관절이 틀어지는 것도 시작은 고관절이 틀어져 있기 때문이다. 고관절이 틀어지지 않으면 허리 위에 있는 관절이나 허리 밑에 있는 관절 모두 틀어지지 않게 되어 있다.

아이들은 고관절을 바로잡아 주고 엉치 올려주기만 해줘도 이런 일은 거의 일어나지 않는다. 이렇게 아이들의 모든 건강은 부모님 책임인 것이다.

## 3 청소년 건강

우리 나이로 8살이 되면 초등학교에 입학하게 된다. 그 전까지는 아이의 건강을 전적으로 부모님이 책임져야 했다면, 학교에서 생활하는 시간만큼은 선생님들이 책임을 져야 한다. 이후 성인이 되어 스스로 운동함으로써 자신의 건강에 대해 책임져야 할 때까지를 청소년의 시기로 설정한다면, 청소년의 건강은 부모님과 함께 학교가 돌보아야 하는 것이다.

### 1) 청소년 건강 역시 고관절을 바로잡는 것부터

초등학교에 입학하여 학교생활을 시작하면서부터 아이들은 의자에 앉아서 생활을 하기 시작하는데 그 시간은 중, 고등학교로 올라가면서 점점 더 길어진다. 그리고 대학 입시를 위해 학원에서 공부하는 시간까지 합친다면 고등학생의 경우 성인들보다 의자에 앉아 있는 시간이 더 길다.

의자에 앉아서 공부하는 것이 뭐 그리 중요한 일이냐고 생각할지 모르겠지만, 그건 그렇지가 않다. 의자는 아이들의 건강에 결정적인 역할을 한다. 사람은 앉고 서고 걷고 뛰고 자면서 일생을 살아가는데 그 중에서 잠을 자는 시간이 전체의 3분의 1이 된다. 그리고 일부 서고 걷고 때로는 뛰는 시간을 제외하면 일생 중 앉아서 보내는 시간이 2분의 1 이상이 된다. 이제는 노동도 대부분 서거나 걸으면서 하는 것이 아니라 앉아서 하게 되었고, 이동수단 역시 탈것을 이용해 의자에 앉아서 하게 되었다.

잠을 잘 때에는 특별히 좋은 자세라는 것이 없다. 본인이 편하기만 하면 된다. 그러나 앉는 자세는 편한 대로만 해서는 안된다. 몸이 바로 펴져 있는 사람은 바른 자세로 앉아 있는 것이 편하고, 몸이 굽어 있는 사람은 굽히고 앉아 있는 것이 편하다.

모든 병은 몸을 굽히기 때문에 온다. 그래서 바른 자세로 앉는 것이 불편하더라도 몸을 펴고 바르게 앉도록 노력해야 한다. 이는 서고 걷고 할 때에도 마찬가지이다. 몸을 바로 펴게 되면 굽히고 있는 것 자체가 불편하다.

현재 아이들이 의자에 앉아서 공부하는 자세를 보면, 대부분이 엉덩이를 의자 앞쪽으로 쑥 빼고 등은 등받이에 대고 고개는 푹 숙이고 앉아 있는데, 이렇게 앉으면 허리가 뒤로 굽고 골반은 앞으로 말려 내려가게 되어 몸은 더욱더 굽어진다.

이런 자세를 오래 지속하게 되면 몸은 그대로 굳어 버린다. 그러면 등이 앞으로 심하게 굽은 자세가 되면서 온갖 질환이 오게 되는 것이다. 우선 골반의 장골과 대퇴골을 연결하는 고관절이 부정합이 되면서 틀어지게 된다. 고관절이 틀어지면 몸은 아예 똑바로 서지 못한다.

고관절이 틀어진 상태로 나이가 들면 몸이 더 이상 펴지지 않아 점점 더 앞으로 굽게 되어 결국은 꼬부랑 노인네가 되어 버린다. 요즘 아이들 걷는 자세는 죄인이 고개 푹 숙이고 걷는 것과 똑같아지고 있는데 노인이나 아이나 할 것 없이 몸이 굽는 원리는 다 똑같은 것이다.

예전에 우리 선조들은 잘못된 자세로 인해 병이 온다는 것을 다 알고 있었지만 오늘날 어른들은 그 점에 대하여 전혀 심각하게 생각을 하고 있지 않다는 것이다. 그리고 더 심각한 것은 선생님들도 그 점을 간과하고 있기 때문에 아이들의 잘못된 자세를 바로잡아 주지 못할뿐더러 선생님들 역시도 몸이 굽어 아이들만큼 병을 많이 달고 산다는 것이다.

청소년은 자라나는 세대이므로 무엇보다도 자세를 바로 하려는 노력이 중요하다. 청소년은 근육의 연성이 강하기 때문에 자세를 바로 하려고 노력하기만 하면 금방 바르게 된다. 부모가 자녀들에게 관심을 가지고 휘어진 자세를 바로 잡도록

만 해 줘도 자녀들은 몸만 건강해지는 것이 아니라 공부도 잘할 수 있게 된다. 몸이 건강해야 집중력도 생기기 때문이다.

몸이 불편해 산만한 아이가 제대로 공부할 수 있을 리가 없다. 그런데 부모님들은 청소년들의 공부에만 관심을 두고 몸의 자세에는 크게 신경을 쓰지 않는다. 자녀가 어디가 아프다고 고통을 호소해야 비로소 건강에 관심을 가지는데 그때부터 건강을 회복하려고 하면 많은 시간과 노력이 들어가야 한다. 건강은 건강할 때 지켜야 하고, 건강한 몸에서 건강한 정신이 나온다는 것을 잊지 말아야 한다.

청소년의 질환은 운동부족으로 모든 근육과 관절이 약해져서 오기도 하지만, 직접적으로는 다른 연령대와 마찬가지로 역시 고관절이 틀어지면서 몸이 굽어서 오는 것이다. 따라서 청소년 역시 건강하려면 우선 고관절부터 바로잡아야 한다.

### 2) 청소년을 위한 생활체육

청소년들은 유아처럼 완전히 부모님에게 의존해야 하는 것은 아니지만, 선생님이나 부모님이 가르쳐 주고 다그치지 않으면 아이는 재미있는 게임이나 하지, 재미도 없는 허리 세우는 운동 같은 것은 하지도 않고 관심도 없다.

그렇기 때문에 우선 선생님이나 부모님께서 아이들 자세의 중요성을 깨닫고, 아이들로 하여금 바른 자세를 갖는 데 관심을 가지게 하고, 나아가서는 바른 자세를 갖도록 아이들을 관리해야 한다. 그리하여 죄인처럼 고개를 숙이는 것이 아니라 당당하게 고개 들고 생활할 수 있도록 분위기를 조성하고 만들어 내야 한다.

청소년이 아침에 일어나서 하루 일과를 활기차게 시작하기 위한 운동을 살펴보자.

#### 기지개

우선 눈을 뜨면 잠자리에서 일어나기 전에 기지개를 두세 번 켠다. 유아 때에는 잠에서 깨면 본능적으로 몸을 부르르 떨면서 기지개를 켜는데, 이렇게 기지개를 켜면 자면서 굽었던 허리, 가슴, 목, 어깨, 무릎, 발목까지 쭉 펴지게 된다. 본능이 살아 있을 때에는 이렇게 하지만 점차 나이가 들어 문명에 익숙해지면서부터 본능을 잊어버리게 되고, 어느 순간부터는 기지개를 켜지 않게 된다.

그러면 이제부터 역으로 본능을 살리기 위한 습관을 들여야 한다. 매일 아침 잠자리에서 일어나기 전에 의식적으로 기지개를 켜다 보면, 어느 순간부터는 의식하지 않아도 눈을 뜨면서 자동적으로 기지개를 켜게 된다. 의식적으로 기지개를 켜다 보면 온몸이 시원해진다는 것을 느끼게 되고, 그러면 몸이 이렇게 시원해지는 느낌을 좋아하게 되므로 점차 몸에 자연적으로 스며들어 의식을 하지 않아도 저절로 기지개를 켜게 되는 것이다.

### 온몸 운동

다음으로는 앞에서 소개한 몸살림팔법 중에서 1번 '온몸 운동'을 10~20회 정도 하도록 한다. 이 운동을 하면 발목부터 시작해서 무릎, 고관절, 요추, 흉추, 경추, 견갑골까지 미세하게 틀어져 있던 뼈대가 "똑" 하는 소리를 내며 바로잡히면서 근육까지 풀어지기 때문이다. 근육이 풀어지면 신경까지 함께 트이게 되므로 온몸이 상쾌해진다.

### 서서 허리 굽히기

온몸운동을 하고 난 후 팔법체조 중에서 2번 '서서 허리 굽히기'를 3회 정도 실시한다. 이 운동을 하면 골반이 제자리를 잡게 해 주기 때문에 허리와 골반 근육의 연성을 강화하고 허리 근육을 위와 아래로 재배열해 준다. 허리를 숙일 때 "후" 하고 숨을 크게 내쉬면 잠자는 동안 쌓여 있던 공명의 탁기도 배출할 수 있고, 허리뼈 앞쪽에 있는 공명을 자극해 대장, 신장, 방광 및 생식기능을 회복하는 데에도 도움이 된다.

### 서서 팔 돌리기

팔법체조 중에서 3번 '서서 팔 돌리기'를 3~5회 정도 하도록 한다. 이 운동을 하면 어깨관절과 위로부터 등뼈 네 마디의 갈비뼈가 제자리를 잡게 될 뿐만 아니라 허리도 쭉 서게 되고 가슴도 쫙 펴지게 된다.

어깨 주변의 근육을 풀어 주고 앞으로 처진 어깨가 뒤로 돌아가면서 제자리를 잡게 해 주고 가슴도 최대한 펼 수 있게 해 준다.

### 마무리 운동

마지막으로 앞에서 소개한 '깍지 끼고 걷기'나 '양반걸음'을 10~20분 정도 하면 된다. 물론 피곤해서 잘 일어나지지 않아 겨우겨우 눈을 뜨고 집을 나서기가 바쁜 사람은 아침에 10~20분의 시간을 내기가 쉬운 일은 아닐 것이다. 그렇더라도 한번 꾸준하게 한 달만 이렇게 해 보도록 하자. 하루가 활기찰 뿐만 아니라 아침에 일어나는 것이 달라질 것이다.

### 조회시간

학교에 가면 담임선생님의 주관 하에 조회로 하루 일과를 시작하게 된다. 이때부터는 선생님의 책임이 크다. 학생들은 대개 몸을 구부리고 앉아서 억지로 고개만 들고 선생님을 바라보고 있는데, 이때부터 선생님께서는 아이들 자세를 바로 지도해 주어야 한다.

조회와 종례 시간 10분씩만 몸을 펴게 해도 이것이 아이들에게는 습관으로 자리를 잡게 되므로, 한 학년이 끝나는 1년만 되어도 다른 반에 비해 아이들 자세는 많이 좋아질 것이다.

이때 아이들에게 가르쳐야 할 것은 몸살림 팔법체조 중 8번 '앉아 척추 바로 세우기'이다. 이에 대해서는 앞에서 방바닥에 앉아서 하는 방법을 그림과 함께 소개한 바 있다. 학교에서는 그 방법을 의자에 앉아서 하는 것으로 바꾸기만 하면 된다. 참고로 다시 한 번 그 방법을 알아보면 다음과 같다.

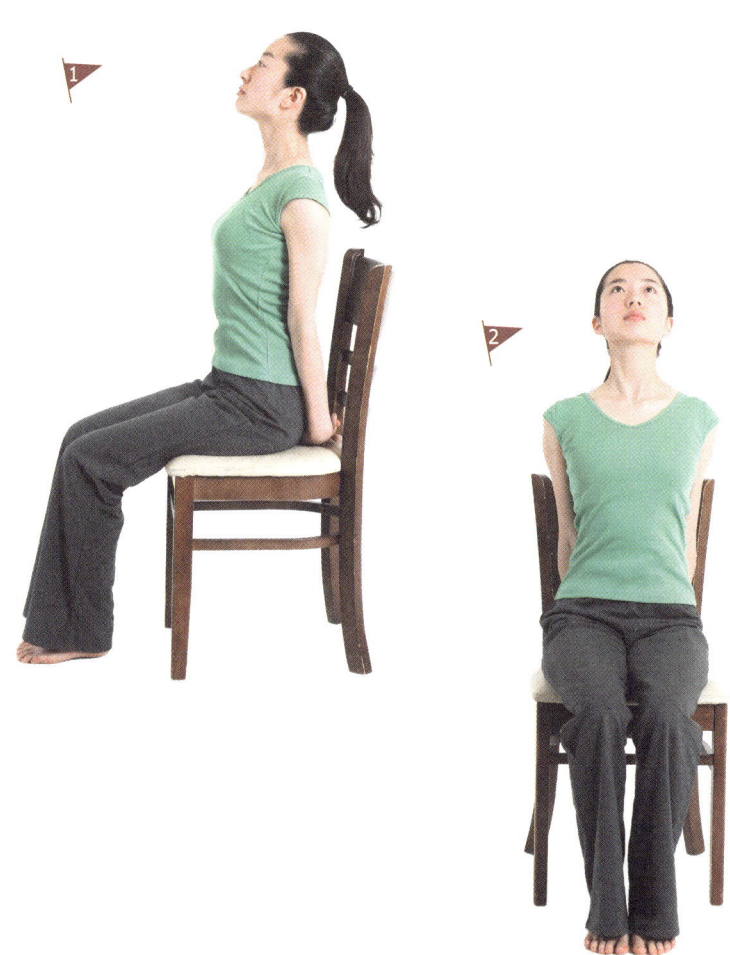

**1** 의자에 앉아 허리를 세우고 몸의 긴장을 푼다. 어깨를 살짝 위로 올렸다가 뒤로 넘김과 동시에 양손은 손바닥이 하늘로 향하게 하여 깍지를 껴서 허리 밑으로 쭉 내린다. 깍지를 낀 손목이 직각이 되게 하고 손은 엉덩이에 붙인다. **2** 어깨에 들어가 있는 힘을 빼고 대신 깍지를 낀 손에 힘을 주어 팔꿈치를 가운데로 모아 그 힘으로 어깨를 당겨 펴지게 한다. 고개는 상방 15도 정도로 들고 있어야 한다. **3** 이 자세를 완성하면 가슴과 어깨가 완전히 펴지고 허리는 안으로 살짝 들어가 만곡을 이루게 된다. 그리고 어깨와 고관절을 이은 선이 지면과 수직이 되어 매우 안정된 자세가 된다. 고개를 15도 정도 들고 적어도 5분 이상 앉아 있도록 한다.

이렇게 해서 아이들이 허리를 세워 가슴을 펴고 고개를 들어 어깨를 쫙 펴고 생활한다면, 다른 반에 비해 성적이 쑥쑥 올라가게 될 것이다.

바른 자세를 한다는 것이 성적과 무슨 상관이 있겠느냐고 의아해 할지도 모르겠지만, 이것이 현실이다. 등이 굽어 있고 고개도 숙여져 있으면 목 근육이 굳어 머리가 아프고 눈이 침침해질 뿐만 아니라 집중력도 떨어진다. 어깨가 앞으로 처져 있어도 목 근육을 잡아당겨 똑같은 결과가 나온다. 등이 펴지고 어깨가 딱 벌어지게 되면 머리가 맑아지고 눈도 밝아지며 집중력도 살아난다. 그러니 아이들 성적이 오를 수밖에 없는 것이다.

### 수업시간

아이들이 수업시간에 의자에 앉는 방법도 아주 중요하다. 대부분의 아이들은 등이나 허리를 의자의 등받이에 비스듬하게 기대고 앉을 것이다. 이렇게 앉으면 역시 허리가 뒤로 굽으면서 나쁜 자세가 되는 것은 기정 사실이다. 의자에 앉을 때 제일 좋은 자세는 방바닥에 앉을 때와 마찬가지로 등받이에 기대지 말고 홀로 허리를 세우고 앉는 것이지만, 요즘 아이들은 매우 힘들어 한다.

이럴 때에는 차선책이 있다. 등이나 허리를 비스듬하게 기대는 것이 아니라 엉덩이부터 시작해서 허리와 등을 모두 뒤로 붙여 등받이에 대는 것이다. 그리고 눈은 상방 15도 각도로 들게 하는 것이다. 그러면 상당한 정도로 척추가 펴질 것이다.

이 자세에서 가장 중요한 것은 엉덩이를 뒤로 붙이는 것이다. 요즘 아이들은 골반이 밑으로 뿐만아니라 앞으로도 많이 말려 내려와 있어, 좌골坐骨이 앞으로 밀려와 있기 때문에 엉덩이를 뒤로 갖다 붙이는 것 자체를 힘들어 하지만 그래도 끊임없이 강조해서 뒤로 가져다 붙이도록 해야 한다. 그래야만 골반이 제자리를 잡아 허리도 세워지게 된다.

쉬는 시간에는 '엉치 밀어올리기'나 '몸을 최대한 뒤로 젖히기'를 1회 이상 하도록 시켜야 한다. 쉬는 시간에 몸을 뒤로 쭉 젖히게 되면 수업시간 동안 앞으로 굽었던 몸이 정상으로 돌아오면서 시원해지게 되고 다음 수업을 위해 몸을 재충전

하는 역할도 한다.

### 집에서 TV를 볼 때

아이들이 집에 돌아오면 1시간 이상은 TV를 보게 되는데, 이때에는 절대로 소파에 앉아서 보는 일이 없도록 해야 한다. 방석을 접은 것처럼 몸을 구부리거나 비스듬하게 앉아서 TV를 볼 때 몸은 가장 많이 망가지게 되는데 소파에 앉는 자세가 바로 그런 자세를 만들기 때문이다.

대신 몸을 펴는 방법으로 방석을 꾹꾹 눌러서 둘둘 말아 요추와 흉추가 만나는 가장 움푹하게 들어간 곳에 대고 벽에 기대서 앉도록 하는 것이 좋다. 이때에도 엉덩이를 뒤로 빼서 벽에 닿도록 해야한다. 대부분의 아이들이 이 자세를 취하는 것을 의자에 엉덩이를 붙이고 앉는 것보다 더 어려워 하는데 이것 역시 허리가 뒤로 많이 굽어 있기 때문이다.

그래도 이렇게 앉아 있다 보면 허리가 서게 되면서 점차 편하게 느끼게 될 것이다. 이 자세가 아주 편하게 되면 등을 기대지 않고도 허리를 세운 채 의자나 방바닥에 앉을 수 있게 된다.

### 컴퓨터를 할 때

아이들이 컴퓨터를 하면서 보내는 시간은 TV를 보면서 지내는 시간보다 몇 배나 많을 것이다. 이 많은 시간을 허리를 구부리고 고개를 푹 숙인채 지내게 되므로 아이들의 자세는 더욱더 나빠지게 된다.

이때의 방법은 책이나 나무 또는 파일박스를 이용하여 모니터를 30cm 전후로 높여 고개를 15도 정도 들고 모니터를 볼 수 있도록 하는 것이다. 그래야 아이들이 허리를 펴고 컴퓨터를 할 수 있다.

이것은 필수이다. 아이들뿐만 아니라 어른들도 모니터를 높여야 눈이 침침하거나 두통 또는 등이 쪼이거나 어깨가 아픈 증세에서 벗어날 수 있다. 심지어 견비통이나 팔이 시린 것에서도 벗어나는데 크게 도움이 된다. 이런 증세는 모두 등이 굽음으로써 목이 굽고 어깨가 움츠러들면서 나타나는 것인데, 모니터를 높여 등을 펴고 모니터를 보게 되면 고개도 들고 어깨도 펴지므로 이런 증세에서 벗어 날 수 있게 되는 것이다.

### 잠자리에 들 때

자기 전에는 반드시 1번 방석 수제를 하도록 해야 한다. 아이 어른할 것 없이 모든 병은 허리가 굽어 고관절이 틀어지면서 시작된다고 보면 틀림 없다. 1번 방석 숙제는 고관절이 자리를 잡으면서 허리가 만곡을 이루게 하고 골반이 제자리를 잡게 하는 것이다. 이 숙제를 매일 하면 인간의 가장 기본인 허리가 서기 때문에 맨 위에 있는 얼굴과 두뇌뿐 아니라 맨 밑에 있는 발목까지도 아무런 이상이 없도록 해 준다.

지금까지 학생의 하루 일과를 중심으로 일상의 생활에서 허리 세우는 방법을 알아보았다. 그런데 요즘에는 공부를 하든 일을 하든 거의가 의자에 앉아서 한다. 이런 점에서는 학생이나 성인이나 큰 차이가 없다.

남녀노소를 막론하고 바른 자세를 갖는 것이 건강의 지름길이다. 의자에 앉는 법도 남녀노소에 차이가 없다. 그러므로 쉬는 시간에 틈틈이 몸을 뒤로 젖혀 굽은 몸을 펴 주는 것도 누구나 할 것 없이 다 해야 한다.

이렇게 청소년들을 위해 학교에서나 가정에서 몸을 바로 펴게 하는 운동은 모든 사람들에게 다 해당되는 이야기이다.


## 3) 청소년에게 많이 나타나는 증상

요즘 청소년에게 나타나는 질병은 성인병, 노인병까지 가리지 않고 여러 가지 형태로 나타나고 있다. 청소년에게 성인이나 노인에게 오는 것과 똑같은 병이 온다는 것은 청소년의 자세가 성인이나 노인과 똑같아졌다는 것을 의미하는 것이고 이것은 청소년 역시 노인처럼 몸을 구부리고 산다는 것을 나타내고 있다.

아이들도 어른들과 마찬가지로 스스로 하든 어른의 도움을 받아서 하든 고관절을 바로 잡아야 한다. 고관절이 틀어져 있으면 몸을 펴려고 해도 펴지지 않기 때문이다.

그리고 저녁 때 1번 방석 숙제 10분, 아침에 걷기 숙제 10~20분을 꾸준하게 하면 아이는 성인보다 근육의 연성이 탁월하기 때문에 어른보다 더 빨리 몸이 펴진다. 성인의 몸이 6개월에 걸쳐 펴진다고 한다면 아이의 몸은 3개월 미만이면 충분하다.

문제는 청소년기에는 자기의 몸이 잘못되어 있다는 것을 모르기 때문에 몸 펴는 운동의 중요성을 모르고 있고, 설사 안다고 해도 재미 없는 운동을 하려고 하지 않는다는 데 있다. 따라서 학교에서는 선생님께서, 집에 오면 부모님께서 꾸준하게 관심을 가지고 아이로 하여금 몸을 펴는 운동을 하도록 시켜야 한다. 선생님과 부모의 관심만이 아이를 건강하게 하고, 또 건강해야 공부도 더 잘할 수 있게 된다는 것을 명심해야 한다.

### 척추측만증

**원인** ● 요즘 청소년은 최소한 30% 이상이 척추측만증에 걸려 있다고 한다. 조사에 따라서는 청소년의 70%가 측만증이 있다고 하기도 한다. 척추측만증은 흉추 1~7번이 오른쪽에서 왼쪽으로 기울어져 있다는 것을 말한다.

이런 상태에서는 중추신경계에서 갈라져 나오는 자율신경이 잘 연결되지 않아 오장육부의 기능이 원활하지 않고 머리도 산만하기 때문에 공부도 잘 되지 않는다.

병원에서는 척추의 휜 각도가 40도 이상이거나 앞으로 더 휠 가능성이 있는 아이만을 '치료'의 대상으로 보고 있다. 20~40도 정도 휜 경우에는 더 휘지 않도록 성장이 끝날 때까지 보조기를 착용하게 하는데 이렇게 하면 이미 측만 되어있는 상태를 고정시켜 주는 것 외에는 별로 도움이 되지 않는다. 단지 아이만 힘들고 불편해 할 뿐이다.

50도 이상 휜 상태에서는 수술을 하라고 하는데, 절대로 수술을 해서는 안 된다. 금속으로 고정시켜 놓으면 평생 거의 불구의 상태에서 살게 되기 때문이다.

**해법** ● 왼쪽 고관절이 심하게 틀어져 흉추 7번이 함몰되어 있는 것이 근본 원인이므로 우선 앞에서 언급한 대로 고관절에서 대퇴골 큰돌기를 툭툭 눌러 주어 고관절을 바로 잡아 주어야 하는 것이 제일 먼저 해야 할 일이다. 그리고 이로 인해 틀어져 있는 엉치를 눌러 바로잡아 준 다음 흉추 7번을 바로 잡아 주면 된다.

흉추 7번을 바로잡는 가장 쉬운 방법은 서 있는 상태에서 흉추 7번 바로 밑에 뒷짐을 지고 위로 툭 쳐 주는 것이다. 7번이 밑으로 함몰되어 있는 것이므로 밑에서 위로 쳐 주면 "똑" 하는 소리와 함께 맞아 들어간다. 그리고 앞서 말한 올챙이 운동을 해서 7번 위의 흉추가 맞아 들어가게 해야 한다.

이렇게만 해도 틀어진 각도는 많이 줄어드는데, 그 다음에는 시간과의 싸움이다. 결국은 허리가 서면서 등이 펴져야 척추측만증은 완전히 해결되기 때문이다. 아침에 걷기 숙제 10~20분, 자기 전에 1번 방석 숙제 10분을 '매일 꾸준하게' 함으로써 굽어 있던 몸을 펴도록 해야 한다.

흉추를 바로잡는 것이 잘 안 될 경우에는 숙제만 열심히 해도 된다. 시간이 더 걸리기는 하겠지만 분명히 바로 잡히므로, 걱정하지 말고 '매일 꾸준하게' 1번 방석 숙제를 하기 바란다.

### 비만

현재 청소년들의 비만이 점점 늘어나고 있지만 가정이나 학교 그리고 사회에서도 마땅한 해결책을 내 놓지 못하고 있는게 현실이다. 단지 식사량을 조절하거나 운동을 통하여 비만을 해결하려고 하고 있지만 이것 역시 여의치가 않다.

청소년의 비만은 당사자 본인도 문제지만 사회적으로도 아직까지 뚜렷한 해결책이 없으므로 학교나 가정에서 여러 가지 문제점을 안고 있다. 그리고 그 원인 역시 정확하게 규명되지 않고 있고, 해결책 역시도 영양과다에 운동부족, 유전 등을 원인으로 해서 제각각 해법을 달리 하고 있지만 마땅한 대안이 없는 것이 사실이다.

### 전신비만 원인

몸살림운동에서 보는 비만은 현대의학과는 다른 방식으로 접근하고 있다. 인간의 몸은 스스로 살아갈 수 있게끔 설계되어 있는 생명체이므로 어딘가 잘못되어 있으면 스스로 고치도록 되어 있다. 그런데 자세가 잘못되어 몸이 휘어져 있으면 인체의 자연치유력이 떨어지고 이로 인해 다른 질병과 마찬가지로 비만도 오는 것이다.

즉, 흉추 4번이 틀어져 위장과 연결되는 신경이 약해지면 두뇌에서 과식 또는 영양과다를 알아채지 못해 너무 많이 먹게 되고, 흉추 5번이 틀어져 신경이 약해지면 몸속에서 불필요한 것을 걸러내야 하는데 두뇌에서 그것을 인지하지 못해 요산을 몸에 쌓아 두게 되므로 이러한 것들이 원인이 되어 비만이 되는 것이다.

한마디로 비만은 음식이나 운동하고는 아무런 상관이 없다는 것이다. 많이 먹어도 살이 찌지 않는 사람이 있는 반면에 적게 먹어도 살이 찌는 사람이 있기 때문이다. 흉추 3번이 틀어져 있으면 아무리 많이 먹어도 자기 몸에 필요한 최소한의 것을 빼고는 신장에서 걸러 배출해 버리기 때문에 살이 찌지 않는다. 이러한 모든 것은 흉추 3, 4, 5번이 틀어져 있기 때문에 일어나는 현상이다.

### 전신비만의 유형

전신비만에는 두 가지 유형이 있다. 너무 많이 먹어서 살이 찌는 경우와 많이 먹지 않는데도 살이 찌는 경우이다. 전자의 전신비만은 몸의 어느 한 부위에만 살이 찌지 않고 온몸에 골고루 살이 찌는 것을 말한다.

이렇게 많이 먹는 사람은 배고픔을 느끼는 신경계에 문제가 있는 것이다. 즉, 위와 연결되는 자율신경은 흉추 4번에서 갈라져 나오는데, 위에 일정한 정도의 음식물이 차게 되면 흉수가 이를 자율신경을 통해 감지하게 된다. 그런데 이 뼈가 틀어져 있으면 자율신경이 약해져 위에 충분한 음식물이 차 있다는 것을 알지 못하게 된다. 그래서 많이 먹고도 배부른지를 모르고, 먹고 나서도 금방 또 배고프다고 느끼는 것이다.

이렇게 과식증이 있는 것은 척추의 척수에서 위로 연결되는 신경이 약해져 있기 때문에 생기는 것이다. 실제로 과식증이 있는 사람들을 조사해 보면 척수에서 위장으로 연결되는 지점인 흉추 4번이 틀어져 있기 때문에 이런 사람을 엎드리게 하고 이 지점 오른쪽을 누르면 자지러지게 아파한다. 이는 흉추가 자기 위치에서 벗어나 있어 주변 근육이 경직되어 있기 때문이다.

이것이 바로 전신비만의 원인이다. 전신비만자는 고관절이 틀어지고 엉치도 틀어져 있어, 이로 인해 흉추 7번이 함몰돼 등이 굽어 있기 때문이다. 방법은 고관절과 엉치를 바로 잡고 흉추 7번을 위로 밀어 올려 굽은 등을 똑바로 펴야 한다. 이때 가장 좋은 방법이 1번 방석 숙제를 꾸준히 하는 것이다.

그런데 이러한 전신비만자는 대부분 복부비만이 함께 와서 배가 많이 나온 상태로 있다. 목은 자라목이 되어 고개를 숙이고 있고, 턱에는 턱살이 2중 3중으로 쪄 있다. 이런 경우에도 공명 틔우기와 함께 1번 방석 숙제를 꾸준히 하게 되면 덜 먹게 되면서 허리도 서게 되고 고개도 들 수 있게 되므로 불필요한 군살은 모두 빠지게 된다.

또 이와는 달리 많이 먹지도 않는데 살이 찌는 비만이 있다. "물만 먹어도 살이 찐다"는 사람인데 이런 사람은 공통적으로 흉추 5번이 틀어져 있다. 그러면 여기에서 갈라져 나오는 자율신경이 약해지면서 좋지 않은 증세가 온다.

몸에 불필요한 요산은 분해하고 걸러서 밖으로 내보내야 하는데, 이 기능이 현저하게 떨어져 불필요한 물질이 체내에 쌓이게 된다. 그러면 그러한 물질을 신장에서 걸러 밖으로 내보내는 데도 한계가 있기 때문에 우선 신장에서 무리가 오게 되고 그로 인해 요로결석 같은 증상부터 생기게 된다.

불필요한 물질이 체내에 많이 쌓이면서 이것이 살이 되는 한편, 온몸을 돌아다니게 되므로 몸의 컨디션도 아주 나빠지게 된다. 그러므로 이러한 비만이 병이 될 수 있다고 하는 것이다.

그런데 주위에 이런 사람은 생각보다도 많이 있다. 많이 먹지도 않는데 얼굴부터 시작해서 통통하게 살이 쪄 있는 사람은 모두 이에 해당된다고 보면 된다. 이런 비만 증세가 있는 사람 역시 위의 전신비만과 똑같은 방법으로 흉추를 바로잡고 가슴을 펴면 다시 기능이 원상회복되고, 그러면 우리 몸은 스스로 알아서 체내의 불필요한 물질을 분해하고 내보내게 된다. 그렇게 되면 기분 나쁘게 거무튀튀하게 찐 살도 저절로 빠지면서 뽀얀 살결을 얻게 된다.

이런 사람 역시 대부분 복부비만이 함께 와 있으므로 뱃살까지 함께 빼려면 위와 마찬가지로 공명 틔우기와 1번 방석 숙제를 꾸준히 병행하면 된다.

### 복부비만

**원인** ● 인간은 살아 움직이는 생명체이기 때문에 몸에 무언가 부족하거나 잘못되어 있으면 스스로 채우고 고치도록 설계되어 있다. 예컨대 뼈에 금이 가거나 부러져도 스스로 복원을 하고 몸에 수분이 부족하면 물을 마셔서 스스로 부족한 수분을 채우게끔 되어 있다.

비만에는 복부비만과 전신비만 등이 있는데 그중에서 가장 많이 나타나는 것이 복부비만이다. 그리고 배가 나온 사람치고 허리가 굽지 않은 사람이 없다.

사람 몸의 상체 무게는 요추가 받도록 되어 있다. 요추는 만곡을 이루는 상태에서 상체의 무게를 가장 잘 받게끔 되어 있다. 요추가 1자가 되면 상체의 무게를 잘 받아 내지 못하게 되고 그렇게되면 정상적으로 앉고 서거나 걸을 수가 없다. 이때 생명체인 몸이 자구책으로 내놓는 것이 뱃살을 찌워 뱃살로서 상체의 무게를 받아 내려고 하는 것이다.

허리가 1자인 상태에서 가슴이 뒤로 넘어가지 않으면 배가 나와도 그렇게 많이 나오지 않는다. 이 상태에서 엉덩이를 앞으로 빼면 가슴이 뒤로 넘어가게 된다. 그러면 이 각도 때문에 더 많은 무게를 뱃살이 받아 내야 되고 복부는 더 많은 뱃살이 필요하게 된다. 즉, 배가 더 나오는 것은 더 많이 먹었기 때문이 아니라 상체의 몸 무게를 더 많이 받아내기 위한 일종의 몸의 자구책인 것이다.

허리가 굽은 사람 중에서도 너무 심하게 굽어 후만이 되어 있는 사람은 배가 나오지 않는데 이것은 배가 눌리기 때문이다.

**해법** ● 그렇다면 복부비만의 해결책도 자연스럽게 나온다. 만곡을 이루도록 허리를 세워 S라인을 회복하면 배는 저절로 들어가게 되어 있다. 그 방법이 1번 방석 숙제와 걷기 숙제이다.

일정 기간이 지난 뒤 방석 하나로서도 아무런 느낌이 없다면 그것은 허리가 제자리를 잡아가고 있다는 좋은 반응이다. 이때는 세면수건 한 장을 돌돌 말아서 접힌 방석 중간에 끼워 넣어 방석을 조금 높혀서 하면 된다. 걷기 숙제는 깍지를 끼고 하든 양반걸음으로 하든 효과는 똑같다.

그러나 뱃살이 많이 쪄 있는 사람은 이것만으로 충분히 뱃살이 빠지지는 않는다. 그 이유는 내장이 하수돼 굳어 있어 아랫배까지 나와 있기 때문이다. 이때 가장 좋은 방법은 공명을 틔우는 것인데 공명이 완전히 트이면 아랫배까지 제대로 들어가게 된다. 팔법 중의 공명 틔우기 운동을 하면 된다.

처음 시작할 때 너무 힘이 들면 조금만 하면 되고 그 다음날은 전날보다 조금 더 하는 식으로 매일매일 조금씩 시간을 늘려 나가면 된다. 한 번에 벌떡 일어나는 것도 처음에는 힘이 들어 잘 안 되겠지만, 하다 보면 허리가 서면서 허리 근육이 강화되어 수월하게 일어날 수 있게 된다.

이렇게 하다 보면 점차 딱딱하게 굳어 있던 배가 부드러워지면서 뱃살이 점점 더 들어가게 된다. 배가 부드러워진다는 것은 굳어 있던 장기가 풀린다는 말이다. 공명 틔우기를 하면 척추 전체가 제자리를 잡고 어깨도 원래의 위치로 돌아가면서 오장육부가 부드럽게 풀려 모든 것이 제 기능을 발휘하게 되므로, 몸도 마음도 편하게 되는 것이다.

### 시력저하

**원인** ● 요즘 많은 어린이나 청소년들이 눈이 잘 안 보인다며 안경을 쓰는 경우가 많다. 대개 시력이 떨어질 때에는 장기적으로 조금씩 떨어지는 것이 아니라 서너 달 사이에 급격하게 떨어진다. 이것은 시신경이 막히면서 오는 증상으로서 이때 조치를 잘해주면 이미 나빠진 시력은 회복하기가 어렵지만 충분히 막을 수 있다.

시신경은 경추 왼쪽에서 갈라져 나와 귓바퀴 옆을 돌아 귀 위의 독맥을 거쳐 눈으로 들어가는 신경인데, 이 시신경이 약해지면 급격하게 시력이 떨어지고 또한 눈이 침침하거나 사물이 이중으로 겹쳐서 보이기도 하고 바늘로 찌르는 듯한 통증도 느껴지기도 한다.

시력저하를 막는 방법은 시신경을 틔워 주는 것이다. 시신경이 막히는 것 역시 기본적으로는 고관절이 틀어져서 등이 굽고 목이 왼쪽으로 틀어져 있기 때문으로, 이 역시 몸이 굽어서 나타나는 현상이다.

**해법** ● 고관절과 엉치, 흉추 7번을 바로잡은 다음, 목을 바로 잡고 왼쪽 귀 위에 있는 독맥을 손가락으로 때려서 풀어 주어야 시신경이 완전히 풀린다. 그리고 '매일 꾸준하게' 1번 방석 숙제를 해서, 등을 펴고 고개를 들고 살면 다시 눈이 나빠질 염려는 안 해도 된다.

목이 틀어지는 것은 두 가지인데 하나는 삐는 것이고 하나는 접질리는 것이다. 시력이 급격하게 저하되고 있다면 목이 삔 정도가 아니라 접질려 있는 것이다. 삐는 정도에서는 특별한 노력을 하지 않아도 스스로 바로 잡히기 쉽지만, 접질려 있을 때에는 스스로 바로 잡히는 경우가 매우 드물다.

학생이든 어른이든 목을 좌우로 툭툭 꺾는 사람들을 많이 볼 수 있는데, 이런 사람은 목이 삐어 있어 불편하기 때문에 이런 동작을 하는 것이고 또 툭툭 꺾다 보면 "뚝" 하는 소리와 함께 삔 목이 정상으로 돌아가면서 목이 시원해지기 때문이다.

이 시원한 느낌 때문에 목이 불편할 때마다 이렇게 툭툭 꺾는 것이지만 올바른 방법은 아니다. 툭툭 꺾다가 목이 접질려 버리면 그 불편한 정도가 훨씬 심해질 뿐만 아니라 두뇌와 눈, 코, 귀, 입에 큰 질환을 불러올 수도 있기 때문이다.

목이 불편할 때에는 우선 도리도리 운동을 통해서 굳어 있던 목 근육을 풀어 주는 것이 제일 좋다. 방법은 서거나 앉은 자세에서 뒷짐을 지고 허리를 세운 다음 가슴을 편 상태에서 고개를 들고 좌와 우로 고개를 돌리는 것이다. 자주 도리도리 운동을 하면 목이 삐거나 접질리지 않게 되고, 삔 목도 정상으로 돌아오게 된다.

다음에는 귀 위에 있는 독맥을 자주 쳐 주어야 한다. 양쪽 귀 위에 손가락을 횡으로 대었을때 두 마디쯤 위에 이 독맥이 있는데, 이 지점을 세게 때려 주면 된다. 세게 때릴 때 눈, 코, 귀, 입에 이상이 있으면 왼쪽이 자지러지게 아프고, 머리가 아프거나 건망증이 있거나 말이 어눌해지는 등 두뇌에 이상이 있을 때에는 오른쪽이 자지러지게 아프다. 때리는 위치는 이 통증으로 쉽게 확인할 수 있다.

방법은 앞장의 내몸 바로잡기에서 뺀 목 바로잡기,접질린 목 바로잡기, 귀위독맥 다스리기를 참고 하면 된다.

### 사시

목표물을 바라 보았을때 양쪽 눈의 방향이 같은 방향이 아닌 상태, 즉 정면을 멀리 바라보았을 때 양쪽 눈의 시선이 평행하게 되지 않는 상태를 말하는데 속칭 사팔뜨기라고 한다. 시선의 방향에 따라 상사시, 하사시, 내사시, 외사시로 나누지만 큰 의미는 없다. 이것 역시 눈으로 가는 시신경이 약해져서 나타나는 증상에 불과하기 때문이다.

눈으로 가는 시신경이 약해진 이유는 왼쪽 목이 틀어져 신경이 눌려 있기 때문이므로 틀어진 목을 바로잡고 귀 위에 있는 독맥을 틔워 주면 된다. 그런데 사시가 될 정도로 목이 틀어져 있는 것은 등이 굽었기 때문이고, 그 근원은 고관절이 틀어져 있기 때문이므로 고관절, 엉치, 흉추를 바로잡고 나서 목을 잡고 귀 위 독맥을 풀어 주면 된다. 즉, 시력저하 때와 똑같이 하면 된다.

사시 역시 구부정한 자세 때문에 오는 것이므로 평상시에 몸을 똑 바로 펴서 바른 자세를 갖도록 해야 한다.

### 오(O)다리

다리를 한데 모으고 섰을 때, 무릎이 서로 붙지 않아 사타구니로부터 발목까지 긴 O자 모양을 그리며 바깥쪽으로 구부러진 다리를 말한다.

오다리는 양쪽 고관절이 뒤로 틀어지면서 나타나는 현상이고 여기에다 무릎관절이 함께 틀어져 있는 경우도 많다.

이것 역시 고관절을 바로잡는 것이 해결 방법이다. 무릎관절이 함께 틀어진 사람은 그곳까지 함께 바로잡아야 한다. 그리고 잘 때 양 무릎 사이에 방석을 넣고 두 다리를 묶어 두면 휜 다리는 서서히 정상으로 돌아온다.

### 여드름

사춘기가 되면 얼굴에 여드름이 가득 나는 청소년들이 있는데 남학생은 크게 개의치 않기도 하지만, 여학생들은 여간 신경이 쓰이는 게 아니다. 예쁜 얼굴을 여드름이 보기 흉하게 만들기 때문이다.

여드름이 나는 사람은 내분비계통으로 가는 자율신경계가 갈라져 나오는 흉추 4, 5, 6번이 틀어지면서 문제가 발생하여 여드름이 생긴다.

이런 사람은 고관절부터 시작해서 흉추까지 휘어진 경우가 대부분이므로, 고관절부터 엉치, 흉추를 차례로 바로 잡아야 한다. 그리고 '매일 꾸준하게' 1번 방석 숙제와 걷기 숙제를 해서 몸을 펴고 살면 여드름은 얼마 안 되어 사라진다.

### 아토피성 피부염

이 증상은 어렸을 때부터 생겨나 대개는 청소년 시절이 되면 사라지는 것으로 알고 있는데 꼭 그렇지만은 않다. 20대, 심지어 노인이 되어서도 낫지 않을 뿐만 아니라 그때 가서도 발병하는 사람이 있기 때문에 나이 먹으면 낫겠지 하면서 안심하고 있어서는 안 된다.

아토피성 피부염도 자세가 휘어지면서 오는데 자세가 휘어져도 심각하게 휘어진 사람에게서 이 증세가 발견된다. 흉추 4, 5, 6번에서는 내분비계통으로 가는 자율신경계가 갈라져 나오는데, 이곳이 심하게 틀어지면서 아토피성 피부염이 생긴다.

이런 사람도 여드름과 마찬가지로 고관절부터 시작하여 흉추까지 심하게 휘어져 있기 때문에 고관절부터 바로잡고, 엉치와 흉추 7번 그리고 그 위의 1~6번 흉추까지 바로 잡아야 한다. 그리고 1번 방석 숙제와 걷기 숙제를 '매일 꾸준하게' 해서 굽은 등을 바로 펴야 한다.

특히 이 증세가 있는 사람은 자세가 몹시 나쁘므로 바른 자세를 가지려고 '매일 꾸준하게' 노력해야 한다. 그러지 않으면 낫지 않을 뿐 아니라 나았다가도 다시 재발하게 된다.

### 걷는 게 부자연스러운 경우

어깨가 올라갔다 내려갔다 하면서 덜렁덜렁 걷는 사람이 있다. 이만큼 심하지는 않아도 자신의 보행자세가 불량하다는 것을 아는 청소년들이 많이 있다. 이런 사람은 당장에는 큰 병이 없을지 몰라도 앞으로 여러 가지 병으로 고생할 수 있다는 것을 알아야 한다.

원인은 고관절이 틀어져 있기 때문이므로 고관절을 바로잡고 바른 자세를 갖도록 노력해야 한다.

### 다리 길이가 다른 경우

자신의 다리 길이가 다르다는 것을 알고 있는 청소년들이 많다. 어른들 중에는 이것이 보기 흉하다고 굽의 높이가 다른 구두를 신는 사람도 있는데 이것은 이미 불균형한 몸을 계속 불균형한 상태로 굳혀 주는 작용을 하기 때문에 바람직하지 못하다.

태어날 때부터 다리 길이가 다른 경우는 없고 단지 고관절이 틀어져 있기 때문에 다리 길이에 차이가 나는 것이다. 고관절을 바로잡아 주면 그 즉시 다리 길이가 같아지므로 고관절을 바로잡고 나서는 바른 자세를 갖기 위해 노력해야 한다.

### 허벅지 비만

여학생이나 젊은 아가씨들 중에 허벅지가 굵어서 고민하는 경우가 많다. 바지를 입으면 옷이 터질 것처럼 허벅지가 굵으니 보기에 안 좋기 때문이다. 소위 허벅지 비만이라고 하는데 사실 이 경우는 비만에 속하는 것이 아니다.

비만이라고 하는 것은 체지방이 쌓였을 때를 말하는데 굵은 허벅지에 들어 있는 것은 체지방이 아니라 근육이므로 허벅지 비만이라는 말은 잘못된 것이고, 차라리 허벅지 비대증이라고 하는 것이 정확한 표현일 것이다.

허벅지 비대증 역시 많이 먹고 운동하지 않았기 때문이 아니라 고관절이 틀어져 골반이 밑으로 말려 내려가 있기 때문이다. 골반이 말려 내려가면 엉덩이에 있는 근육도 함께 말려 내려가게 되는데, 이때 말려 내려간 근육 때문에 허벅지가 굵어지는 것이다. 고관절만 제자리에 들어가면 순식간에 허벅지의 굵기는 2~3인치 줄어든다. 그리고 걷기 숙제와 1번 방석 숙제를 통해 골반이 제자리를 잡게 되면 허벅지는 완전히 정상으로 돌아간다.

### 오리궁둥이

보통 오리궁둥이라고 하지만 정확한 표현은 후굴後屈(뒤쪽으로 굽어 있음)이다. 흑인이나 백인들에게 많이 보이는 오리궁둥이는 몸에 이상이 있는 것이 아니라 그들의 체형이다. 흉추 8번이 약간 안으로 말려 들어가면 고관절이 틀어지지 않아도 오리궁둥이가 된다.

이와 달리 후굴은 고관절이 앞쪽으로 들어지면서 골반이 위로 말려 올라가 허벅지와 엉덩이살이 위로 올라와 있기 때문에 생기는 현상이다.

이 역시 고관절을 바로잡고 1번 방석 숙제를 통해 골반이 제자리를 잡으면 저절로 없어진다. 오리궁둥이를 한 사람은 모두 복부비만이 되는데, 이 역시 1번 방석 숙제를 하면 해결된다. 1번 방석 숙제를 할 때 허리가 뻐근하게 아프다고 하는데, 그래도 참고 하면 아픈 증세도 없어지고 후굴 현상도 사라진다.

### 무다리

종아리가 굵은 무다리 역시 고관절이 틀어져 있기 때문이다. 고관절이 틀어져 있는 상태에서 다리 근육이 바짝 긴장해 허벅지와 종아리의 굵기가 같아져 있는 것이다. 무다리 역시 고관절과 골반이 제자리를 잡으면 다리 근육이 풀어지면서 저절로 사라진다.

### 턱살

턱살이 많은 것은 고개를 숙이고 살기 때문이다. 고개를 숙이고 살면 긴 목이 짧아지면서 목이 굵어지는데, 이런 목을 자라목이라고 한다. 턱살이 많은 사람이 고개를 한번 쭉 들어 보면 턱살이 금방 없어지는 것을 볼 수 있다.

그런데 고개가 숙여져 있다는 것은 이미 허리가 굽고 가슴과 어깨가 움츠러들어 있다는 것을 말하는 것이므로 고개를 들고 살려면 허리를 세우고 가슴을 펴야 한다. 그렇지 않으면 고개도 들지 못할뿐더러 당연히 턱살도 없어지지 않는다.

### 등살

등살이 많으면 병 중에서도 큰 병이 될 수 있다는 것을 알아야 한다. 등살은 등이 굽어서 생기는 살인데, 굽은 등은 만병의 원인이 된다. 등이 정확하게 완만한 곡선을 그으면 등에는 거의 살이 없게 된다. 등이 굽으면 굽은 등의 무게를 받기 위해 몸이 자구책으로 등살을 찌우는 것이므로 1번 방석숙제를 통해 등을 펴면 등살은 저절로 사라진다.

### 팔뚝

위 팔뚝이 굵은 것은 어깨가 앞으로 틀어져 있기 때문이다. 어깨가 틀어지면 팔이 힘을 쓰지 못하는데, 이를 보완하기 위해 근육을 강화하는 것이다. 주먹의 말린 부분으로 어깨를 쳐서 바로 잡으면 위 팔뚝은 머지않아 정상으로 돌아간다.

### 턱이 잘못돼 있을 때

요즘 사람들은 부드러운 음식만 먹어 턱관절이 약해져 있기 때문에 하품을 하거나 크게 웃다가도 턱관절이 쉽게 틀어지는 경우가 많다. 또한 치과병원에서 치료를 받을 때도 종종 턱관절이 틀어지기도 하는데 턱관절이 약한 사람이 치료를 위해 입을 크게 벌리면 거의 턱관절이 틀어지게 된다.

다만 치과병원에서는 이런 사실을 모르니 어쩔수가 없지만 치료를 받고 나서는 반드시 다음과 같은 동작을 해야 한다. 틀어진 지 오래된 턱은 한쪽으로 밀리고 해서 복잡하기 때문에 바로잡는 법도 복잡하지만, 틀어진 즉시 바로잡는 방법은 간단하다. 물론 치과병원에서 이 방법을 알고 환자가 치료를 다 마치고 나서 손가락과 엄지 두덩을 반대로 해서 해 주면, 더 바랄 나위가 없을 것이다.

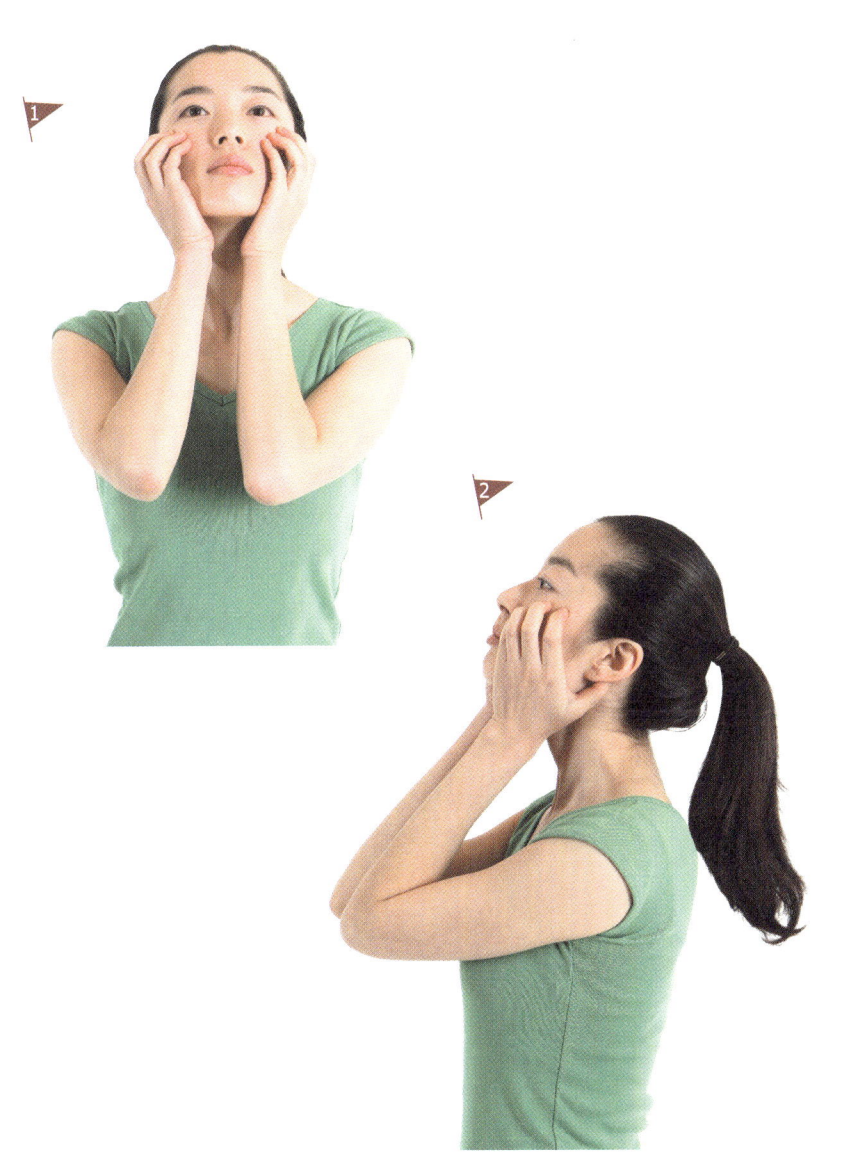

**1** 중지를 가운데로 해서 손가락을 모아 눈 밑의 움푹 파인 관자노리에 손가락을 위에서 아래로 걸고, 엄지의 두덩으로 턱을 아래에서 위로괸다. **2** 힘을 꽉 주어 손을 여러 번 오므려 준다. 귀 옆에 있는 턱관절의 어리어리하던 느낌이 사라지게 되면 이미 턱관절이 제자리를 잡은 것이다.

# 4 중장년 건강

성인 건강은 무엇보다도 본인 스스로 알아서 챙겨야 한다. 누가 돌봐줄 수도 챙겨줄 수도 있는 부분이 아니다. 성인이 되면 누구나 경제 활동을 위해 일을 한다. 일이라는 것이 모두 몸을 구부리고 하기 때문에 장시간 그런 자세로 일을 하다 보면 몸이 점점 더 굽어지게 된다. 그리고 주위환경 역시 몸을 구부리도록 여건이 조성 되어 있다.

## 1) 목 디스크

현재 우리의 일상 속에는 컴퓨터가 깊숙히 자리를 잡고 있다. 그런데 컴퓨터 앞에 앉아 있는 사람들의 자세를 가만히 살펴보면 대부분이 고개를 숙이고 등을 구부린 채로 업무를 보거나 게임을 하고 있다는 것을 알수 있다.

컴퓨터 모니터의 높이가 대부분 사람의 눈높이보다 아래에 있기 때문에 사람들은 자연스레 그에 맞추어 목을 숙이고 등을 구부려 컴퓨터 작업을 하는 것이다. 또 목과 등이 굽은 사람은 그런 자세가 편한 것이 사실이다.

현재 컴퓨터로 일하고 있는 사람들이 가장 많이 호소하는 것은 목과 등이 아프거나 당길 뿐만 아니라 어깨와 팔까지 저려 온다는 것이다. 이것에 대해 현대의학에서는 목디스크라는 판정을 내리고 있으며, 또 목디스크가 신경을 눌러 이런 여러 가지 증세가 나타난다고 한다.

**원인** ● 그러나 이런 증세는 목이 틀어지고 접질렸을 때 나타나는 증상에 불과하다. 목디스크라는 병명을 가진 질환의 원인도 결국은 고관절부터 시작된다. 고관절이 틀어지면 골반이 밑으로 말려 내려가면서 허리가 굽게 된다. 그러면 흉추 7번이 밑으로 함몰되면서 등이 틀어지게 되고 그 결과 고개를 세우기가 불편해진다.

목디스크 때 나타나는 증상으로 등이 당기고 아픈 것은 등이 굽어있어 등 근육이 딱딱하게 굳어 있기 때문이고, 목이 아픈 것은 목 근육이 굳어서 신경을 누르고 있기 때문이다. 그리고 목 근육이 굳어 있는 것은 근본적으로 목뼈가 틀어져 있기 때문이다. 또 어깨가 틀어져도 어깨 근육이 목 근육을 잡아당겨 목 근육이 굳으면서 목이 아프게 된다.

팔이 저린 이유는 대개 어깨가 틀어져 있기 때문이다. 어깨가 틀어지면 어깨를 거쳐 팔로 가는 신경이 눌리게 되고 이럴 때 팔이 찌릿하게 저리다고 느끼게 된다. 저릴 때에는 팔만 저린 것이 아니라 손까지 저릴 수도 있다. 이것은 손까지 신경이 충분히 닿지 않기 때문이다. 손목이 틀어지면 손으로 충분히 신경이 가지 않아 손이 저릴 수도 있다. 또 손목이 틀어지지 않고 어깨만 틀어져도 손이 저릴 수 있다.

팔이 저린 또 다른 이유는 흉추가 휘어져 흉수에서 사지로 연결되는 신경이 약해져 있기 때문일 수도 있다. 이때에는 한쪽 팔만 저린 것이 아니라 양쪽 팔이 다같이 저리게 된다. 또 다리가 아둔해지면서 마음먹은 대로 움직여지지 않거나 다리가 방향감각을 잃을 수도 있다. 이 증세가 심해지면 파킨슨씨병처럼 사지를 움직이지 못하게 될 수도 있다.

이렇게 등과 목, 어깨는 인접한 곳에 있으면서 서로서로 영향을 주고 받는다. 그러나 주요한 원인은 어디까지나 등이 굽어 있기 때문이다. 등이 굽으면 목만 굽는 것이 아니라 어깨까지 안쪽으로 움츠러들게 된다. 이렇게 되면 어깨까지도 쉽게 틀어지게 된다. 등이 펴져 어깨를 딱 벌리고 가슴을 펴고 있는 사람은 여간해서는 어깨에 이상이 생기지 않는다.

그리고 등이 펴져 있는 사람은 고개를 들고 살아가기 때문에 목 근육이 부드럽게 풀려 있어 목뼈가 틀어질 이유가 별로 없다. 어깨가 틀어져 제자리로 돌아오지 않으면 목도 쉽게 틀어져 제자리로 돌아오지 않는다.

**해법** ● 목 디스크라는 것은 하루 종일 등과 목을 굽힌 상태에서 컴퓨터로 일을 해왔기 때문에 생긴 증상이므로, 컴퓨터의 모니터를 약 30cm전후로 높혀서 등을 펴고 고개를 들고 일하면 이런 증세는 점차 사라지게 된다.

필자가 모니터의 높이를 올리라고 강조하고 있는 것은 이렇게만 해도 등과 목, 어깨, 눈, 코, 귀, 입, 얼굴, 두뇌가 상당히 편해지기 때문이다.

이렇게 하고 나서, 숙제를 통해 그 동안 굽어 있던 등과 목을 바로 펴야 한다. 하루 8시간을 컴퓨터 앞에서 몸을 웅크리고 일한 후 집에 와서 10분간 방석숙제해서 몸을 펴려고 해 보아야 몸이 제대로 펴질 리가 없다.

물론 안 하는 것보다야 낫겠지만, 근본적인 해결책은 항상 평상시에 몸을 펴고 일할 수 있는 조건을 마련해야 한다는 것이다. 그리고 나서 몸을 펴는 숙제를 하면 훨씬 더 빠른 시일 내에 몸을 펼 수 있고, 따라서 위에서 열거한 온갖 질환의 고통에서 쉽게 벗어날 수 있다.

이런 질환에서 벗어나기 위해 몸을 펴려고 할 때 가장 좋은 방법은 1번 방석 숙제이다.

그렇다고 숙제가 만능이라고 하는 것은 아니다. 평상시에 몸을 구부리고 생활하는 게 몸에 배어 있는 사람은 숙제를 해도 기대하는 만큼 효과를 보지 못한다. 보통 숙제는 한 달을 하면 큰 효과를 보게 되지만, 심하게 휘어져 있는 사람은 3개월을 하면 대개 소기의 성과를 얻고 이보다 더 휘어져 있던 사람도 6개월을 하면 누구나 다 만족할 만한 성과를 얻게 된다.

그런데 6개월 이상을 하고도 소기의 성과를 얻지 못하는 사람도 있다. 이런 사람들은 숙제를 할 때에는 열심히 하지만 평상시에는 옛날의 자세로 돌아가 완전히 몸을 구부리고 생활을 하기 때문이다.

수련생들 중에는 몇 달을 하면 몸이 좋아지겠느냐고 묻는 사람이 많다. 그러나 이런 질문은 쓸데 없는 것이다. 평상시에 열심히 몸을 펴려고 하는 사람은 빨리 몸이 좋아지고, 노력하지 않는 사람은 몇 년이 되어도 좋아질 리가 없다. 몸을 펴는 것도 자기 자신에게 달려있고, 시간이 얼마나 걸리느냐 하는 것도 자기 자신에게 달려 있는 것이다.

특히 어깨가 아픈 사람은 누워 공명 틔우기를 하면 많은 효과를 볼수가 있다. 높은 베개를 허리에 대고 팔을 만세 부르는 자세로 하고 누워 있으면 어깨가 많이 뒤로 젖혀지게 되어 제자리를 잡는 데 크게 도움이 되기 때문이다. 오십견은 어깨가 앞으로 많이 틀어져 있는 것인데, 누워 공명 틔우기를 3개월만 하면 완벽하게 사라진다. 오른쪽 어깨가 앞으로 처져 있어 부정맥이 있는 사람 역시 이 운동을 하면 한 두 달 내에 거의 완벽하게 나을 수 있다.

### 2) 요통과 다리의 통증

예전에는 허리는 노인이 되어야 아픈 것으로 생각했지만, 요즘에는 청소년들도 허리가 아프다고 하는 경우가 점차 늘어나고 있다. 물론 일반 성인이 허리가 아프다고 하는 것은 일상 다반사가 되어 버렸다. 이 역시 허리를 세우고 사는 우리의 전통문화가 의자, 침대, 소파, 보행기까지 서양에서 들어온 문물에 밀려 점차 일상생활에서 멀어져가고 있기 때문에 생기는 현상이다. 이렇게 서양 도구를 쓰면서 우리나라 사람들도 서양 사람들처럼 허리를 구부리고 살기 때문에 허리에 이상이 생기는 것이다.

**원인** ● 허리가 아픈 것 역시 기본적으로는 고관절이 틀어져 있기 때문이다. 오른쪽이든 왼쪽이든 또는 양쪽 고관절이 모두 틀어져 있으면 골반이 전후좌우나 상하로 틀어지게 되고 골반 뒤 위에 있는 엉치 역시 전후좌우나 상하로 틀어지게 된다. 그러면 엉치 주위의 근육이 굳게 되고, 이 근육이 굳어 신경을 누를 때 그 부위에서 통증을 느끼게 되는 것이다.

이때 엉치가 많이 틀어져 있으면 참을 수 없을 정도의 심한 통증을 느끼게 된다.

뼈가 많이 틀어지면 그만큼 근육은 더 심하게 굳게 되므로 더 큰 통증을 느끼게 되는 것이다.

허리 아픈 사람을 엎드리게 한 후, 그 사람의 양 다리를 모으게 하고 다른 사람이 양 다리를 가운데로 하고 무릎을 꿇고 앉아 양손의 엄지두덩으로 솟아 있는 엉치를 한번 눌러 보자.

양쪽 엉치의 불균형이 심한 사람일수록 더 크게 허리의 통증을 느낀다. 한쪽 엉치는 아예 안으로 말려 들어가 버려 평면 상태이고 반대편 엉치는 툭 튀어나와 있는 사람은 허리의 통증이 가장 심한 사람이다. 양쪽의 차이가 크지 않은 사람은 오래 서거나 앉아 있으면 허리가 조금 아픈 정도이다.

그런데 양쪽 엉치의 차이가 별로 없는데도 허리가 아프다고 하는 사람들이 의외로 많다. 이런 사람은 고관절이 틀어져 엉치가 밑으로 내려가 다리 근육이 심하게 굳어 있는 것이다. 실제로 이런 사람은 한쪽 혹은 양쪽 다리가 당기거나 아프다고 느낀다. 다리 근육은 엉치에서 시작해서 발목까지 연결되어 있는데, 이 근육이 심하게 굳으면 엉치 1~2cm 밑 부분이 아플 수 있다. 이때 사람들은 허리가 아프다고 생각하게 된다.

다리 근육이 굳으면 엉치 밑 부분뿐만 아니라 다른 여러 부위도 아플 수가 있다. 허벅지와 고관절에서 대퇴골 큰돌기 부분이 아플 수도 있고, 무릎 주위의 근육이나 종아리가 아플 수도 있다.

고관절은 틀어질 때 한번 뜨끔하게 아프고 나서는 더 이상 아프지 않게 되어 있다. 사실은 고관절이 아픈 것이 아니라 사타구니 쪽으로 지나가는 다리 근육이 굳어서 아픈 것인데, 사람들은 고관절이 아프다고 생각하게 되는 것이다.

다리 근육이 굳어 있을 때 허리가 아프다고 느끼기도 하지만, 더 중요한 것은 제대로 걷지를 못한다는 것이다. 다리가 아프고 당기기 때문에 많이 걸을 수 없는 것이다. 제대로 걷지 못하는 원인 중 가장 높은 비율을 차지하는 것이 바로 이것 때문이라고 할 수 있다.

무릎이 틀어지거나 발목이 접질러서 그 통증 때문에 제대로 걷지 못하기도 하지만, 요추와 흉추 사이 또는 흉추 3, 4번 사이가 틀어지면서 다리에 마비가 와서 못

걷는 경우를 제외하면 모두 고관절이 틀어져 다리 근육이 굳어서 걷지 못한다고 보면 된다.

그리고 종아리와 발바닥이 화끈거려서 잠을 제대로 이루지 못하는 것도 고관절이 틀어져 다리 근육이 굳어서 그런 것이라고 보면 된다. 여성들 가운데 이런 증세가 많이 나타난다고 하는데 이것은 치골과 고관절이 함께 틀어졌을 경우 쉽게 나타날 수 있는 증상이다.

해법 ● 따라서 허리가 아프지 않으려면 고관절과 엉치가 제자리에 있기만 하면 된다. 먼저 고관절을 바로잡으면 허리의 통증은 상당히 경감된다. 그리고 난 다음 엉치를 바로잡으면 허리의 통증은 거의 사라진다. 아직 남아 있는 통증은 굳어 있던 엉치 주변의 근육이 다 풀리지 않았기 때문이다.

일단 고관절과 엉치가 제자리를 잡으면 허리의 통증은 거의 사라지지만, 이것으로 요통과 완전히 결별된 것은 아니다. 아직 미세한 통증이 남아 있을 뿐만 아니라 고관절이 다시 틀어져 이로 인해 엉치가 또 틀어질 수 있기 때문이다. 그래서 필요한 것이 1번 방석 숙제이다. 이 숙제를 통해 허리를 바로 세우고 골반이 제자리를 잡으면 남아 있던 통증도 사라지고 허리 통증에서도 완전히 벗어날 수 있다.

이 숙제를 할 때 허리를 콕콕 찌르는 듯한 통증이 온다고 호소하는 사람들이 있다. 이 통증은 엉치가 제자리를 잡아갈 때 올 수 있는 것이므로 참고하는 것이 좋다. 물론 도저히 통증을 참을 수 없다면 방석의 높이를 낮추면 된다. 다리가 찌르르하게 아프기도 한데, 이는 다리 근육이 풀리면서 신경이 살아나고 있는 것이므로 역시 개의치 말고 하면 된다.

드물기는 하지만 실제로 허리 근육이 굳어서 허리가 아픈 경우도 있다. 예컨대 누가 뒤에서 갑자기 불러 급작스레 허리를 돌렸을 때 실제로 허리 근육이 딱딱하게 굳을 수 있다. 이런 경우에는 1번 방석숙제를 높게 하여 1주일 정도하면 거의 다 풀리게 된다.

### 다리 근육이 굳는 원인

다리 근육이 굳어 있는 것도 기본적으로는 고관절이 틀어져 있기 때문이다. 고관절이 틀어져 엉치가 위아래로 틀어졌을 때 여기부터 발목까지 연결되는 다리 근육에 문제가 생기는 것이다.

대개는 고관절이 틀어진 쪽 다리에 힘이 들어가지 않는다. 그런데도 양쪽 다 똑같이 힘을 주기 때문에 고관절이 틀어진 쪽 다리의 근육이 굳게 된다. 그러나 틀어진 쪽 다리에 힘이 가지 않으니까 반대쪽 다리로만 힘을 주는 경우도 있다. 이런 경우에는 반대쪽 다리 근육이 굳는다.

그러므로 한쪽 고관절이 틀어져서 오래되면 반대쪽 고관절도 틀어지게 되는 것이다. 그러면 다리 근육이 모두 굳게 되고 이때 양 다리를 다 잘 못 쓰게 되는 것이다.

다리 근육을 풀 때에도 먼저 고관절이 제자리를 잡도록 해야 한다. 그리고 나서 엉치를 올려 주면 된다. 다리 근육은 고관절과 엉치가 제자리를 잡는 순간 약간은 풀리지만 거의 다 풀리지 않고 굳어 있다.

그래도 아주 심하게 굳어 있지 않은 사람은 이것만 하고 1번 숙제를 꾸준하게 하면 조만간 다 풀리게 된다. 그러나 오랫동안 심하게 굳어 있던 사람은 이것만으로는 해결이 되지 않는다. 이럴 때에는 스스로 다리 근육을 풀어 주어야 한다.

### 다리 근육 푸는법

굳어 있던 근육은 마사지나 사우나를 한다고 해서 풀어지는 것이 아니다. 근육은 지방과 단백질로 이루어져 있기 때문에 덥혀 주거나 문질러 주면 조금은 부드러워 진다. 그러나 근육이 조금 부드러워진 것일 뿐, 뼈는 틀어진 상태 그대로 있으므로 얼마 안 가서 다시 원래 상태로 돌아간다. 근육을 풀 때에는 근육만 만져서는 아무 소용이 없다. 기본적으로 뼈대를 바로잡아야 근육이 풀리는 것이다.

뼈대를 바로잡고 나서도 풀리지 않은 근육은 근육 자체로 풀어야 하는데, 그 방법 역시 마사지나 안마 가지고는 안 된다. 근육은 놀라면 스스로 풀린다는 원리를 이용해야 한다. 살살 문질러서는 풀리지 않으므로 갑자기 충격을 주어야 한다.

다리 근육을 푸는 방법 역시 이 원리를 이용하면 쉽게 해결할 수 있다. 앞에서도 이야기 했지만 다리 근육은 엉치부터 발목까지 하나로 연결되어 있다. 하나로 연결되어 있는 근육은 어느 한 곳에만 충격을 주어도 다 풀리게 된다. 종아리를 풀어도 되고 허벅지를 풀어도 된다. 이 중에서 스스로 풀려고 할 때 제일 쉬운 것이 허벅지 쪽을 풀어 주는 것이다. 근육이 넓고 두툼하게 펴져 있어 접근하기가 쉽기 때문이다. 허벅지 앞이나 옆에 있는 근육은 방바닥이나 의자에 앉아 주먹을 쥐고 주먹의 새끼손가락 쪽 말린 부분으로 세게 때리면 된다. 이때 다리에 힘을 주어서는 안 된다. 힘을 완전히 뺀 상태에서 때려야 한다. 아주 세게 때리면 한 번에 다 풀리지만, 그렇지 않으면 여러 번 때려야 다 풀린다. 맞은 부분은 얼얼하게 아프지만 근육을 만져 보면 부드럽게 풀려 있다는 것을 알 수 있다.

그런데 허벅지 뒤쪽의 근육은 이런 방법으로 하기에는 손이 잘 닿지 않아 치기가 어렵다. 이럴 때에는 방석을 이용하면 된다. 방석을 단단하도록 둘둘 말아 엉거주춤하게 일어선 상태에서 오금에 끼운다. 대충 말면 힘을 받지 못하기 때문에 소용이 없다. 그리고 무릎을 꿇고 앉는 자세를 취한다. 방석이 오금에 깊숙이 낀 상태에서 무릎을 꿇고 앉는 자세를 취하는 것이다.

**허벅지 근육 풀기**

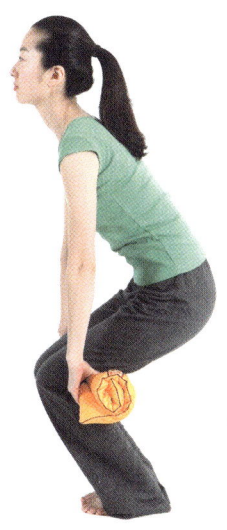

1 방석에 힘을 주어 돌돌 말아 오금에 깊숙이 넣는다. 방석을 대충 말거나 오금에 깊숙이 넣지 않으면 지렛대 작용이 약해지므로 별 효과를 보지 못한다.

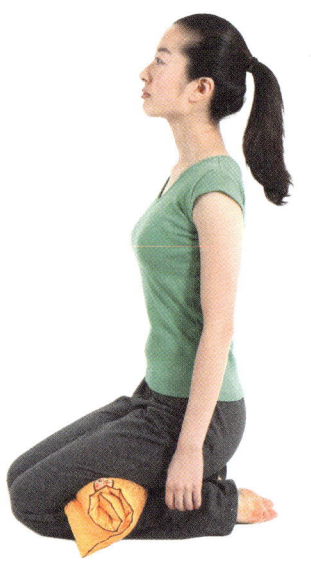

**2** 무릎을 꿇고 5분 정도 앉아 있는다.

  이렇게 했을 때 아무런 통증도 없는 사람은 다리 근육이 정상인 사람이지만 심하게 굳어 있는 사람은 눈물이 쏙 빠질 정도로 크게 통증을 느낀다. 통증이 너무 심해 견디지 못하고 바로 자세를 푸는 사람도 있을 수 있다.

  정 못 참겠는 사람은 풀고서 다음날 다시 해도 된다. 그러면 전날보다는 조금 더 오랫동안 앉아 있을 수 있을 것이다. 그래도 어쨌든 참고 하다 보면 점차 통증이 덜 해진다는 것을 느낄 수 있다. 통증이 완전히 사라졌다면 그것으로 근육이 다 풀린 것이다.

  다리가 좋지 않은 사람은 매일 5분씩 다리 근육을 풀어 주는 것이 좋다. 물론 고관절을 먼저 바로잡고 나서 하는 것이 좋다. 매일 풀어 주면 근육이 굳지 않기 때문에 항상 활기차게 걸을 수 있게 된다.

### 3) 고혈압

**원인** ● 고혈압은 흉추 3번에서 갈라져 나와 심장으로 연결되는 자율신경이 눌려서 오는 경우가 대부분이다. 자율신경이 눌리면 혈압을 조정하는 능력이 떨어지게 되고 그러면 고혈압만 오는 것이 아니라 저혈압까지 함께 오기도 한다.

그 원인은 등이 굽어 흉추 3번이 틀어져 있기 때문인데, 실제로 혈압이 높은 사람은 모두 등이 심하게 굽어 있고 이로 인해 목까지 굽어 있어 짧고 두툼한 자라목이 되어 있는 것이 일반적이다. 그리고 이렇게 고혈압과 동시에 나타나는 여러 가지 질환은 고혈압이 원인이라기보다는 등과 목이 굽어서 일어나는 경우가 많다. 즉, 고혈압 때문에 많은 병이 생기는 것이 아니라 등이 굽어 있기 때문에 많은 병이 동시에 오는 것이다.

뇌졸중은 목이 오른쪽이나 왼쪽 모두 너무 심하게 접질려 있어 신경이 크게 약해져 있을 때 오는 병이다. 목이 심하게 접질려 신경이 많이 약해져 있는 상태에서 흥분하거나 정신적 충격을 크게 받으면 신경에 과부하가 걸려 일시적으로 신경이 끊어지는데 이것을 뇌졸중이라고 한다.

**해법** ● 등이 굽는 것은 고관절부터 틀어져 있는 것이므로 우선 고관절부터 바로잡아야 한다. 그 다음에는 엉치를 바로잡은 다음 뒷짐을 지고 흉추를 위로 쳐 올려 흉추 7번을 바로잡는다. 그러나 이렇게 해도 굽은 등이 똑바로 펴지는 것은 아니다. 1번 방석 숙제와 걷기 숙제를 매일 꾸준하게 해야 굽은 등이 바로 펴지게 된다.

등이 펴지면 움츠러들었던 가슴도 펴지게 되고 숙여져 있던 고개도 제대로 서게 된다. 그러면 고혈압과 함께 나타나던 여러 가지 증세는 동시에 사라진다.

### 4) 당뇨

**원인** ● 당뇨는 췌장에서 생산되는 인슐린의 분비량이 부족해서 생긴다. 췌장에서 인슐린을 제대로 생산하지 못하게 된 것은 췌장의 기능이 떨어졌기 때문이고, 췌장의 기능이 떨어진 원인은 흉추 11번이 틀어졌기 때문이다. 이것은 한 사람도 예외가 없다.

오른쪽 고관절이 틀어진 상태에서 왼쪽 다리로 힘을 주고 엉덩이를 왼쪽으로 빼면 흉추 11번이 오른쪽으로 휘어진다. 그러면 이곳에서 췌장으로 연결되는 자율신경이 눌려 신경이 약해지고 중추신경계와 연결되는 췌장의 정보전달체계가 무너지면서 췌장의 기능이 떨어지게 되는 것이다. 이것이 당뇨의 원인이다.

오른쪽 고관절이 틀어졌다고 해서 모두 당뇨에 걸리는 것은 아니다. 단지 엉덩이를 왼쪽으로 틀고 살아 흉추 11번이 오른쪽으로 휘어진 사람만이 당뇨에 걸린다. 당뇨가 있는 사람이 요추와 흉추가 만나는 지점 위에서 오른쪽을 눌러 보면 찌르르하게 통증을 느끼게 될 것이다. 틀어진 쪽의 근육이 굳어 있어 신경을 누르고 있기 때문이다.

요즘에는 청소년들도 당뇨에 걸리는데, 이를 소아당뇨라고 부른다. 소아당뇨라고 해서 성인과 별다른 이유가 있어서 걸리는 것은 아니다. 성인과 똑같이 오른쪽 고관절이 틀어지고 흉추 11번이 오른쪽으로 휘어져 췌장으로 가는 신경이 약해져서 당뇨가 오는 것이다.

다만 어릴 때에는 주로 왼쪽 고관절이 틀어지기 때문에 당뇨에 걸리는 숫자가 적은 것일 뿐이다. 청소년이 당뇨에 걸리는 것은 왼쪽 고관절이 틀어진 가운데 시간이 많이 지나면서 오른쪽까지 함께 틀어지기 때문이다.

**해법** ● 당뇨는 오른쪽 고관절이 틀어지면서 시작되므로 우선 오른쪽 고관절을 바로잡아야 한다. 오른쪽뿐만 아니라 왼쪽이 같이 틀어져 있는 경우도 많은데, 이런 경우에는 당연히 왼쪽 고관절도 함께 바로 잡아야 한다. 그렇지 않으면 다시 오른쪽 고관절도 틀어지기 쉽기 때문이다. 다음에는 엉치를 바로 잡고 올챙이 운동으로 흉추를 바로잡아야 한다.

이때 무엇보다 중요한 것은 허리를 똑바로 세우는 것이다. 허리를 바로 세우려면 1번 방석 숙제와 걷기 숙제를 꾸준히 해야 하고, 평상시에도 허리를 펴고 살려고 의식적으로 노력해야 한다.

그러면 당뇨와 함께 왔던 다른 증세도 모두 함께 사라질 것이다. 당뇨일 때 허리가 아픈 것은 고관절이 틀어져 엉치가 밑으로 말려 내려왔기 때문이다. 다리가 아픈 것은 고관절이 틀어져 다리 근육이 굳어 있기 때문이고, 머리가 아픈 것은 고관절이 틀어져 그로 인해 목까지 함께 틀어져 있기 때문이다. 허리만 제대로 서면 당뇨와 함께 왔던 이런 증세는 모두 사라진다.

여기에서 당뇨병성 망막염의 문제를 한번 짚고 넘어가기로 하자. 이는 당뇨로 인해 망막의 시신경세포 가운데 흑백과 명암을 구별하는 간상세포의 수가 줄어들면서 점차 시력을 잃게 되는 병이라고 한다. 망막이 변성되어 실명까지 하게 된다는 것이다.

그러나 당뇨는 망막변성 내지 망막염과는 아무런 관계도 없다. 당뇨병성뿐만 아니라 모든 망막의 변성은 시신경이 극도로 약해져 있기 때문이고, 이는 목의 왼쪽이 심하게 접질려 있기 때문이다. 그리고 이는 기본적으로 등이 굽어 있기 때문인데, 여기에다 왼쪽 어깨까지 틀어져 있는 경우가 대부분이다. 왼쪽 어깨가 틀어져 있으면 어깨 근육이 굳으면서 왼쪽 목을 잡아당겨 목 근육이 더욱 더 굳게 된다.

이런 경우의 해결책도 역시 허리를 세우고 등을 펴는 것이다. 이런 사람들 중에는 왼쪽 어깨가 틀어져 있는 경우도 많으므로 틀어진 어깨도 바로잡아 주어야 한다.

당뇨로 인해서 망막에 이상이 생기는 것이 아니다. 단지 고관절이 틀어져 허리와 등이 굽고 여기에다 어깨까지 틀어지면서 더 쉽게 왼쪽 목이 접질려 시신경이 심하게 막혀 실명까지 하게 될 수 있다는 것을 알아야 한다.


## 5) 부정맥

부정맥은 요즘 현대인들이 많이 가지고 있는 증상 중의 하나이지만, 아주 심한 경우가 아니면 생활하는 데 큰 지장이 없으므로 대개는 별 문제 없다고 생각하고 그냥 잊어버리고 살아간다.

술을 많이 마시거나 일을 많이 하고 나서 피곤할 때 심장이 급하게 뛰면서 가슴이 답답한 것을 경험해 본 사람들이 있다. 대개는 시간이 지나면서 맥박이 정상으로 돌아가고 가슴이 답답한 증세도 사라지기 때문에 별것도 아니다라고 생각하고 그냥 넘어가게 된다.

그러나 심각한 수준에 이르면 가슴이 답답한 정도를 넘어 불안감도 엄습하고 심장에 극심한 통증까지 느끼게 된다. 이 정도가 되면 병이라고 판단하고 병원을 찾게 된다. 병원에서는 증세가 약한 경우에는 약을 먹으라고 하지만, 심한 경우에 특히 서맥일 경우에는 수술을 하거나 심박동기를 권유 하기도 한다.

**원인** ● 부정맥이라는 것은 단순하게 오른쪽 가슴 공간이 좁아져 우심방이 팽창할 때 팽창하지 못해서 생기는 현상이므로, 흉곽을 원래 상태의 크기로 돌아오게 하면 저절로 사라진다.

부정맥뿐만 아니라 심장이나 폐의 질환은 모두 오른쪽이나 왼쪽 또는 양쪽의 가슴 공간이 좁아져서 생기는 것이므로, 가슴 공간만 원래의 크기로 돌아오면 심장과 폐의 문제는 저절로 다 해결이 된다.

가슴 공간이 좁아지는 것도 기본적으로는 고관절이 틀어지면서 시작된다. 고관절이 바깥쪽이나 안쪽으로 틀어져 골반이 밑으로 말려 내려가면 흉추 7번이 밑으로 함몰된다. 흉추 7번이 함몰되면 그 위의 흉추가 함께 밑으로 내려오면서 등이 굽고, 등이 굽으면서 가슴까지 움츠러들어 어깨가 앞으로 처지게 된다.

그런데 어깨는 양쪽이 다 똑같이 앞으로 처지는 것이 아니라 거의 대부분 오른쪽이 앞으로 처지게 된다. 오른손잡이는 오른손을 주로 쓰게 되는데, 손을 쓸 때에는 힘을 주어 물건을 몸 쪽으로 잡아당기게 된다. 그러면 어깨는 반대쪽으로 힘을 받아 앞쪽으로 나오게 된다.

이때 고관절이 틀어지지 않은 사람은 몸의 균형이 잘 잡혀 큰 문제가 없겠지만, 고관절이 틀어져 몸의 균형이 잡혀 있지 않은 사람은 오랫동안 이런 자세가 반복되면 오른쪽 어깨가 앞으로 처진 상태에서 굳어 버리게 된다.

이와 반대로 왼손잡이는 왼쪽 어깨가 앞으로 처진 상태에서 굳어 버리게 된다. 그런데 왼손잡이는 드물므로 대개는 오른쪽 어깨가 앞으로 처지게 된다.

오른쪽 어깨가 앞으로 처지면 빗장뼈와 갈비뼈가 눌리면서 몸 안쪽으로 밀려들어가게 된다. 즉 오른쪽 가슴이 함몰되는 것이다. 실제로 오른쪽과 왼쪽 가슴을 비교해 보면 대부분의 사람이 남자든 여자든 오른쪽이 왼쪽보다 작다. 젖꼭지도 오른쪽이 말려들어가 왼쪽보다 작다.

심하게 함몰된 남자의 경우에는 오른쪽 젖꼭지가 가슴 안으로 완전히 말려들어가 있다. 여자들은 대부분 왼쪽보다 오른쪽 젖가슴이 작은 짝짝이 가슴이다. 배와 맞닿아 있는 갈비뼈의 경우 왼쪽은 각이 져 있는 반면 오른쪽은 상대적으로 안으로 말려들어가 각이 죽어 있다.

또 오른쪽과 왼쪽 빗장뼈 밑을 손가락으로 조금 세게 눌러 보면 통증의 정도가 다르다. 똑같은 세기로 누르면 아무래도 오른쪽이 더 찌르르하게 아프다. 간혹 왼쪽이 더 아프거나 비슷한 경우도 있는데, 그것은 왼손잡이이거나 왼쪽 어깨가 심하게 틀어진 지 오래되었을 경우이다.

이렇게 오른쪽 가슴 공간이 좁아져 있을 때 우심방이 압박을 받게 된다. 가슴 한 가운데에 걸쳐 있는 우심방은 팽창할 때, 좁아져 있는 오른쪽 가슴에 부딪쳐서 팽창해야 할 만큼 팽창하지 못하게 된다. 특히 술을 마시거나 일을 하고 나서 피곤할 때에는 더 몸이 굽게 되는데, 이때 가슴 공간은 더 좁아지게 된다.

공간이 더 좁아지면 우심방은 팽창할 때 더 많은 제약을 받게 된다. 이때 심장은 빨리 뜀으로써 충분히 팽창하지 못해 빨아들이지 못한 정맥의 피를 빨아들이게 되는 것이다. 피곤할 때 심장이 빨리 뛰고 답답해지는 것은 바로 이것 때문이다.

이렇게 빨리 뛰는 것을 빈맥頻脈이라 하고, 이와 반대로 정상인보다 천천히 뛰는 것을 서맥徐脈이라 한다. 서맥의 증세가 심해 심장이 분당 40회 이하로 뛸 경우에는 심장에 큰 통증을 느끼고 때로는 실신하기도 한다.

그때 호흡곤란을 느끼기도 하는데, 이는 심장의 문제가 아니라 가슴 공간이 좁아져 폐가 제대로 작동하지 못하기 때문이다. 이럴 때에는 심박동기를 넣는 수술을 해서 심장의 박동을 도와주어야 한다고 한다.

**해법** ● 부정맥이든 호흡곤란이든 가슴을 펴기만 하면 한꺼번에 저절로 사라진다. 매일 꾸준하게 1번 방석 숙제와 걷기 숙제를 하면 가슴이 펴지게 된다. 빈맥의 경우에는 이 숙제만 제대로 해도 1~2개월이면 부정맥이 거짓말처럼 거의 다 사라진다.

그러나 서맥은 좀 다르다. 서맥은 왼쪽 어깨가 앞으로 틀어져 왼쪽 가슴 공간까지 좁아져 있을 때 나타난다. 왼쪽 가슴 공간을 제대로 살리기 위해서는 틀어진 왼쪽 어깨를 바로잡아 주어야 한다.

왼쪽 어깨를 바로잡아 주고 걷기와 1번 방석 숙제를 꾸준히 하면 서맥 역시 1~2개월이면 거의 다 사라진다. 그러나 왼쪽 어깨를 바로잡지 않으면 사라지는 듯하다가도 다시 재발하므로 서맥을 잡는 데는 반드시 왼쪽 어깨를 바로잡아 주는 것이 대단히 중요하다.

또 오른쪽 어깨까지 틀어져 있는 사람도 있는데, 이런 경우도 바로잡아 주어야 한다. 어느 쪽 어깨가 틀어져 있든 가슴공간을 좁혀 심폐기능을 약화시키기 때문이다.

### 6) 오십견

나이가 오십이 되어 어깨가 결리고 아프다고 하는 병이 오십견이다. 그러나 요즘에는 나이를 가리지 않고 찾아오는 질병 중의 하나이다. 청소년들에게도 이런 증세가 자주 찾아온다.

오십견의 원인을 일반적으로 복잡하게 설명하고 있지만, 이것은 단순하게 어깨관절이 틀어져 있기 때문이다. 어깨관절은 어깨뼈와 빗장뼈, 위팔뼈가 만나는 지점인데, 위팔뼈가 앞으로 틀어지면 어깨관절 주위의 근육이 굳어 신경을 누르게 되므로 어깨가 아픈 것이다. 즉, 뼈가 틀어져 긴장한 근육이 굳으면서 신경을 눌러 통증을 일으키게 된다는 것이다.

옛날 우리 할머니들은 어깨가 왜 아픈지는 알지 못했지만, 어깨가 아프면 어깨를 주먹으로 톡톡 쳐왔다. 어깨를 여러번 치다 보면 통증이 사라지기 때문이다. 우리 할머니들은 본능적으로 앞으로 틀어진 위팔뼈를 주먹으로 쳐서 제자리로 돌아가게 했던 것이다.

요즘 청소년들이 어깨가 아파하는 것도 실은 어깨가 앞으로 틀어져 있기 때문이다. 현대의학에서는 어느 정도 어깨가 아파하는 것은 오십견이 아니라고 하지만, 모두 똑같은 원인에 의해 어깨가 아픈 것이다.

팔을 들거나 손을 위로 돌리지 못하는 것은 어깨가 더 많이 틀어져 근육이 더 굳어 있기 때문일 뿐이다. 원인은 똑같은데 다만 정도의 차이가 있을 뿐이다.

앞으로 처진 어깨를 제자리로 돌리는 방법은 여러 가지가 있는데, 어떤 방법을 사용하든 상관은 없다. 다만 심하게 틀어져 있는 사람은 어떤 방법을 사용하든 통증이 심하니까 겁이 나서 과감하게 시도를 하지 못한다. 그러나 아플수록 더 과감하게 하면 한 번 할 때마다 조금씩 풀린다는 것을 알아야 한다. 하다 보면 결국은 다 풀리게 되어 있으므로 겁먹지 말고 과감하게 시도해 보기 바란다.

어깨를 바로 잡는 방법은 앞장에 나오는 팔법의 서서 팔돌리기와 내몸 바로 잡기의 어깨치기, 누워 만세 부르기를 참고하면 된다.

이런 동작을 통해 틀어져 있던 어깨가 제자리에 돌아오면 그 순간 근육까지 풀리면서 어깨의 통증은 많이 가신다. 그렇다고 해서 굳어 있던 근육이 다 풀리는 것은 아니므로 통증은 약간 남아 있게 된다. 근육을 다 풀리게 하려면 고개를 든 채 가슴을 펴고 어깨를 뒤로 살살 돌려주면 된다. 그러면 점차 굳어 있던 근육이 풀리면서 통증은 완전히 사라지게 된다.

국민보건체조만 해도 어깨를 앞으로 돌리는 동작을 하는데, 어깨를 앞으로 돌리면 어깨는 앞으로 틀어지게 되어 있다. 어깨는 뒤로 틀어지는 경우는 없고 항상 앞으로만 틀어지게 되어 있으므로 어깨를 앞으로 돌려서는 안 된다.

어깨를 바로잡아도 다시 틀어져 또 심한 통증을 느끼는 사람들이 있는데, 이런 사람들은 앞에서 소개한 공명 틔우기를 하면 고질적인 어깨 통증에 큰 도움이 된다.

어깨가 자꾸 틀어지는 것은 습관적으로 어깨를 움츠리고 생활하기 때문이다. 공명 틔우기를 하면 어깨가 완전히 뒤로 돌아가면서 앞으로 나와 있던 어깨가 근본적으로 뒤로 돌아가게 된다.

### 7) 만성 소화불량과 체증

우리 조상들은 아이들이 체하면 등을 토닥여 주곤 했다. 그러면 잠시 후 '꺼억' 하는 트림과 함께 체기가 가라앉았다. 요즘도 아기에게 우유를 먹인 뒤에는 등을 두드려준다. 그러면 잠시 후 아기는 크게 트림을 하고 아랫배를 볼록이면서 편안하게 잠을 잔다.

소화가 안 되는 것은 소화효소가 부족해서가 아니다. 위가 무기력해져 활동이 줄어들었기 때문이다. 위가 활발하게 움직여 음식물을 위산과 잘 섞어서 암죽의 상태로 만드는 것이 위의 역할이다. 위에서 잘 섞어만 주면 먹은 음식은 위산에 의해 암죽이 되게끔 되어 있다. 그런데 위가 무기력해져 이 역할을 하지 못하니까 소화가 안 되는 것이다.

**원인** ● 여기에는 두 가지 원인이 있다. 하나는 흉추3, 4번에서 갈라져 나오는 위 신경이 약해져 정보전달 체계가 깨졌기 때문이다. 체했다는 것은 위의 윗부분에 있는 판막이 제대로 작동하지 않아서 먹은 음식물을 밑으로 내리지 못하는 것을 말한다. 판막이 제대로 작동하지 못하는 것은 판막과 연결된 신경이 약해졌기 때문이다.

흉추 3번에서 갈라져 나오는 자율신경은 이 판막과 연결되어 있는데, 이 뼈가 틀어지면서 주변 근육이 굳게 되고 이것이 신경선을 눌러 중추신경계와 위 판막의 정보전달에 장애가 생기도록 하는 것이다.

또한 구부리고 음식을 먹으면 잘 체하게 되는데, 이는 등을 구부리게 되면 흉추 3, 4번이 쉽게 틀어지기 때문이다. 이럴 때에는 이 신경을 틔워 주면 곧 위가 활성화 돼 트림을 하면서 소화가 잘 되게 된다.

또 다른 하나는 위가 아래로 처져 있기 때문이다. 위하수胃下垂라고 부르는 질환이 바로 그것이다. 위가 자기 위치에서 벗어나 다른 장기와 누르고 눌리는 관계가 되면 위 근육이 굳게 된다. 근육이 굳으면 위의 활동력도 당연히 떨어진다.

일시적으로 소화가 안 되는 현상은 큰 문제가 없다. 흉추의 틀어짐이 일시적이기 때문이다. 문제는 만성 소화불량으로 고생하는 경우다. 이럴 때는 아무리 약을 먹어도 소용이 없다. 신경이 약해지거나 위가 하수되거나, 또는 두 가지가 동시에 와서 소화가 안 되는 것인데, 소화효소를 아무리 많이 먹어 본들 소화가 될 리가 없다.

**해법** ● 이렇게 막힌 신경을 틔워 주는 방법은 간단하다. 체했을 때와 똑같이 등을 토닥여 주면 된다. 아이는 근육이 약해 살살 토닥여 주기만 해도 신경이 풀리지만 어른은 근육이 강해서 토닥이는 것만으로는 안 된다. 어른의 경우에는 한 손의 손바닥을 가슴에 대고 앞으로 밀리지 않게 하여 흉추 3, 4번 사이 등의 가운데를 다른 손의 말아 쥔 주먹 새끼손가락 쪽 부분으로 '세게' 몇 번 쳐 주면 된다.

스스로 푸는 방법은 뒤로 깍지 끼고 걷는 자세로 멈춰 선 후 힘을 주어 깍지 낀 양손을 최대한 밑으로 내리면서 어깨와 몸 전체를 뒤로 최대한 젖히는 것이다.

그러나 만성일 경우에는 이런 방법도 일시적인 효과가 있을 뿐, 항구적인 대책이 되지 못한다. 일시적으로 흉추가 틀어져 신경이 약해져 있는 상태가 아니라 상시적으로 흉추가 휘어져 있거나 위가 내려앉아 있기 때문이다. 만성 소화불량을 해결하려면 흉추 3번이 상시적으로 틀어져 있는 원인과 위가 만성적으로 하수되어 있는 원인부터 알아야 한다.

흉추가 상시적으로 휘어져 있는 것은 고관절이 틀어져 있기 때문이다. 고관절이 틀어지지 않은 상태에서는 직업병이 아니고는 여간해서 흉추가 휘어지지 않는다. 고관절이 틀어져서 엉치가 틀어지고, 이로 인해 흉추 7번이 밑으로 함몰되면서 그 위에 있는 흉추도 함께 휘어지게 되는 것이다.

이를 해결하는 방법은 우선 1번 방석 숙제를 하는 것이다. 이 숙제를 하면 함몰되어 있는 흉추 7번이 위로 올라가면서 나머지 흉추도 제자리를 잡는다. 이 숙제를 해서 허리가 똑바로 세워지면 다시 등이 굽어 소화가 안 되는 일은 없게 된다.

위가 하수되어 있을 때에는 위를 올려주면 된다. 뱃속에 있는 위를 어떻게 올려 주느냐고 의아해할지 모르지만, 위가 왜 하수되어 있는지 원인을 알면 올리는 방법도 알 수 있다. 위가 하수된 것은 몸을 심하게 구부리고 살았기 때문이다. 몸을 구부리면 위에 있던 장기가 밑으로 밀려 내려가게 되는데, 이를 내장하수라고 한다. 내장하수가 일어날 때 위하수도 함께 일어난다.

그렇다면 위를 올려주는 방법도 간단하게 나온다. 몸을 구부리고 살았기 때문에 위가 하수 되었다면, 몸을 펴면 위는 제자리로 올라간다. 몸을 펴는 방법은 앞에서도 자주 이야기 했듯이 숙제를 두가지 하는 것이다. 아침에는 '깍지 끼고 걷기' 든 '양반걸음' 이든 걷기 숙제를, 저녁에는 자기 전에 1번 방석 숙제를 꾸준하게 하면 몸이 펴지면서 위도 제자리로 올라간다.

그러나 이 방법으로는 시간이 많이 걸린다. 장기를 좀 더 빨리 위로 올리는 방법은 '공명' 을 틔우는 것이다. 공명 틔우기를 하다 보면 위가 당기면서 심하게 아프다는 것을 느끼게 될 것이다. 많이 아프면서 식은땀이 나기도 할 것이다.

위가 하수되어 있을 때에는 위뿐만 아니라 여러 장기도 함께 하수되어 있다. 그래서 위뿐만 아니라 다른 장기에도 통증이 따를 수 있다. 그래도 참고 하다 보면 점차 통증의 정도가 덜해질 것이고 나중에는 단단하게 굳어 있던 배가 말랑말랑해지면서 위뿐만 아니라 다른 장기도 완전하게 풀려 제 위치로 올라가게 되는 것이다.

식욕부진 역시 공명이 막혀 있어 위가 하수돼 위장이 굳어 있기 때문이다. 위가 굳어 기능을 발휘하지 못하면 위에 소화시킬 능력이 없기 때문에 스스로 먹고 싶은 욕망을 억누르게 된다. 이것이 식욕부진이다.

위 신경을 틔워 주거나 하수된 위를 제자리로 올리는 것은 소화불량에만 도움이 되는 것이 아니다. 위에 관한 한 모든 이상증상에 도움이 된다. 위산과다, 위염, 위궤양등 이 모든 것이 위 신경이 트이고 위가 제자리에 있기만 하면 모두 저절로 낫게 되어 있다. 뿐만 아니라 뱃속의 다른 장기도 제자리로 돌아와 풀리면서 기능이 모두 정상화된다.

8) 두통, 편두통

두통은 머리 전체가 무겁거나 땅한 경우를 말하고, 편두통은 한 곳이나 두 곳 정도가 칼로 에이는 것처럼 아픈 경우를 말한다. 두통은 일과성이지만, 편두통은 장기간 지속된다.

어쩌다 한번 머리가 아픈 것이 아니라 2~3일에 한 번씩 수년 내지 수십 년간 머리의 한 곳 또는 두 곳이 계속해서 아픈 것이다. 약을 먹어도 효과가 없고, 병원에서 MRI 촬영을 해도 대개는 아무 이상이 없다는 답을 듣는다.

편두통에 흔히 따라오는 증세 중의 하나가 눈을 칼로 후비듯이 아픈 증세이다. 때로는 식욕부진이나 구역질이 동반되는 경우도 있고, 혈압이 높은 사람은 머리까지 아픈 경우도 있다. 여자들에게는 생리 때에만 편두통이 오는 경우도 있다. 평상시에는 머리가 아프지 않은데, 생리 때만 되면 머리가 빠개지는 듯이 아프다고 한다.

**원인** ● 우선 편두통의 원인부터 보기로 하자. 편두통이 있는 사람은 모두 목의 오른쪽이 접질려 있다. 접질려서 근육이 굳어 두뇌로 연결되는 신경이 많이 약해져 있다. 이는 오른쪽의 귀 위와 귀 밑에 있는 독맥을 쳐 보면 쉽게 알 수 있다.

귀 위에 있는 독맥을 손가락으로 두들기면 엄청나게 아파한다. 귀 밑에 있는 독맥은 손가락으로 건드리기만 해도 아프다고 한다. 목의 오른쪽 근육을 만져 보면 딱딱하게 굳어 있다.

흉추의 오른쪽에서는 두뇌로 가는 신경이 갈라져 나오는데, 이 신경이 많이 약해져 있을 때 편두통이 오는 것이다. 일반적인 두통은 목이 삐어 있을 때 온다. 접질려 있을 때에는 목의 근육이 더 심하게 굳지만, 삐어 있기만 하면 굳는 정도가 덜하다.

근육이 더 굳어 있으면 신경이 더 약해지고 덜 굳어 있으면 신경이 덜 약해진다. 신경이 더 약해져 있을 때 칼로 에이는 듯이 심하게 아픈 것이고, 덜 약해져 있을 때 띵하거나 무거운 정도로 아픈 것이다.

**해법** ● 경추는 삐어 있을 때는 어렵지 않게 원래의 상태로 돌아가지만, 접질려 있을 때에는 웬만한 계기가 주어지지 않는 한 풀리지 않는다. 삐어 있을 때에는 고개를 갑자기 돌릴 때에도 똑 소리가 나면서 제자리를 잡지만, 접질려 있을 때에는 힘을 가해서 빼 주지 않는 한 풀리지 않는 것이다. 이것이 바로 일반적인 두통이 생겼다가 쉽게 사라지는 이유고, 편두통이 한번 생기면 수년 내지 수십 년 동안 지속되는 이유다.

두통이나 편두통에 동반되는 증세인 헛구역질이나 어지럼증은 목의 오른쪽이 틀어져 있을 뿐만 아니라 공명이 막혀 있기 때문이다.

눈이 찢어지듯이 아픈 것은 목의 오른쪽이 틀어져 있을 뿐만 아니라 왼쪽까지 접질려 있기 때문이다. 눈으로 가는 신경, 즉 시신경이 심하게 약해져 있을 때 눈에 통증을 느끼게 되는 것이다.

때로 병원에서는 아무런 이상이 없다고 하는데 귀가 심하게 아픈 경우도 있다. 이 역시 목의 왼쪽이 잘못돼 귀로 가는 신경이 약해져 있기 때문이다. 눈이나 귀가 아무런 이유도 없이 아픈 것은 목이 왼쪽으로 접질려 있기 때문이다.

혈압이 높은 사람은 편두통이 함께 올 가능성이 높다. 혈압이 높다는 것은 등이 많이 구부러져 있다는 것인데, 등이 구부러지면 목도 자연히 1자 목이 되면서 굽어서 틀어지게 된다.

혈압이 갑자기 올라갈 때 머리가 빠개지게 아픈데, 여기에도 이유가 있다. 혈압이 갑자기 올라간다는 것은 스트레스나 흥분 등의 이유로 해서 갑자기 등이 더 굽으면서 등 근육이 굳고, 이에 따라 혈압을 조절하는 자율신경이 더 눌려 약해지기 때문이다.

이때 당연히 목도 더 굽어 두뇌로 가는 신경이 더 약해져 머리가 아프게 되는 것이다. 혈압 때문에 머리가 아픈 것이 아니라 등이 심하게 굽으면서 목까지 굽기 때문에 머리가 아픈 것이다.

생리 때에만 두통이 오는 것에도 이유가 있다. 여성들은 생리가 오면 몸이 예민해진다. 예민해지면 자연히 몸이 움츠러든다. 몸이 움츠러들 때 등이 굽으면서 목까지 굽는다.

다른 때에는 머리가 아프지 않다가 생리 때에만 머리가 아픈 이유는 이것 때문이다. 생리 때 예민해져도 몸을 움츠리지 말고 펴려고 노력하면 두통은 오지 않는다.

## 9) 턱과 이

턱관절이 틀어진다는 것은 턱관절의 '머리' 부분이 정상적인 위치에서 너무 뒤로 돌아가거나 앞으로 내려와서 자기 위치로 돌아가지 못한다는 것을 말한다.

관절은 어느 정도 틀어지면 제자리로 돌아오지만 그 이상 틀어지면 제자리로 돌아오지 못하게 되는데, 턱관절도 마찬가지인 것이다. 보통은 턱관절이 틀어질 때 뒤로 돌아가지만, 누구한테 턱을 세게 맞았다든지 입을 너무 크게 벌리면 앞으로 내려오기도 한다.

**원인** ● 예전에는 주로 단단하고 질긴 음식을 많이 먹어 턱관절이 튼튼하였기 때문에 턱이 틀어지는 경우가 그렇게 많지 않았지만, 요즘은 예전과 달리 대부분의 음식이 모두 연하고 부드러워 먹기가 좋도록 되어있어 많이 틀어진다.

사람들이 단단하고 질긴 음식을 좋아하지 않게 되니 음식을 점점 부드럽게 만들 수 밖에 없고, 또 부드러운 음식만 먹게 되니 턱관절이 운동할 필요성이 줄어들어 약해지게 되는 것이다.

지금은 치과병원의 숫자가 엄청나게 많이 늘어났다. 예전에는 아이들 젖니를 뽑을때 모두 집에서 실을 사용하였지만 지금은 무조건 병원에 가서 뽑고 있다. 턱관절이 약해진 데다 치과에 가서 입을 억지로 크게 벌리니 턱관절이 쉽게 틀어질 수 밖에 없는 것이다.

치과에 다녀오면 거의 다 턱이 틀어지는 것으로 보아도 크게 틀리지는 않는다. 그래서 앞의 "청소년 건강"에서 언급한 것처럼 치과에 다녀온 후에는 반드시 틀어진 턱을 바로 잡도록 해야한다.

턱관절이 틀어지면 틀어진 쪽 치아가 부정교합이 된다. 그러면 음식을 씹을 때 그쪽 치아가 시리고 아프니까 틀어진 쪽으로 씹지 못하고 자연히 편하게 씹을 수 있는 반대쪽으로만 씹게 된다. 이렇게 하면 틀어진 쪽 턱관절의 근육은 점차 약해져 가고 반대쪽 턱관절의 근육은 강화되면서 굳어 간다.

일반적으로 충치나 염증이 없는데도 양쪽 치아로 골고루 씹지 못하고 한쪽 치아로만 씹는다면, 그 사람은 기본적으로 턱관절이 틀어져 있기 때문이라고 보면 된다. 턱관절에서 덜거덕거리는 소리가 나는 사람도 턱관절이 틀어져 있기 때문이다.

턱관절이 틀어지면 얼굴 외모부터 달라진다. 턱관절이 정상이면 얼굴 전체가 똑바로 좌우 대칭을 이루지만, 턱관절이 틀어지면 이 대칭이 깨지게 된다.

틀어진 쪽 근육이 약화되고 반대쪽 턱관절이 강화되면서 양쪽 볼의 크기가 달라진다. 틀어진 반대쪽 근육이 굳으면서 눈 주변의 근육을 밑으로 잡아당겨 눈이 작아지므로 틀어진 쪽의 정상적인 눈과 비교해서 짝짝이 눈이 된다는 것이다.

요즘 TV를 보다 보면 젊은 탤런트들은 거의 다 턱이 돌아가 있고 눈도 짝짝이다. 말할 때 보면 벌어지는 양쪽 입의 크기도 다르다. 여기에다 주걱턱까지도 보인다. 이에 반해 원로 탤런트들은 거의 턱도 돌아가 있지 않고 짝짝이 눈도 거의 없다. 벌어지는 입의 크기도 거의 똑같다. 이는 부드러운 음식을 먹고 치과를 들락거린 세대와 질긴 음식을 먹고 병원은 구경도 못한 세대 간의 차이라고 할 수 있다.

위와 아래의 치아가 부정교합이 되어 있다고 해서 철사줄로 묶어 교합을 시킨다고 하는데, 이렇게 한다고 해서 교합이 되는 것은 아니다. 원인은 턱관절이 틀어져서 부정교합이 된 것인데, 억지로 맞추려고 하면 맞는 것처럼 보이기는 하겠지만 다시 부정교합이 될 수 밖에 없다.

또, 일부에서는 턱이 돌아가 비대칭이 되었다고 해서 아래턱을 깎아 내는 수술을 하는데, 턱관절이 바로 잡히면 다시 비대칭이 되어 또 한 번 턱을 깎아 내는 수술을 해야 하는 경우가 생긴다. 이 모든 것은 턱관절을 바로 잡기만 하면 다 해결되는 문제다.

턱관절이 틀어지면 틀어진 쪽의 치아가 시리고 아프니 그쪽으로는 음식을 씹지 못한다. 한쪽으로 씹지 못하면 그 쪽의 턱관절이 약해질 뿐만 아니라 그쪽 잇몸까지도 약해진다. 턱관절이 약해진다 해서 특별한 병이 오는 것은 아니지만 잇몸이 약해지면 심각한 통증을 수반하는 병이 올 수도 있다.

잇몸이 약해지는 것은 어떤 물질이 부족해서가 아니라 턱관절이 틀어져 있든 안 틀어져 있든 세게 씹지 않아서 힘이 주어지지 않아 잇몸이 떠 있기 때문이다. 잇몸이 약하면 치아가 시리고 아프다.

잇몸이 심하게 떠 있으면 풍치로 고생할 수도 있고, 세균이 침입해 곪아서 극심한 통증을 일으킬 수도 있다. 그러나 잇몸이 약해지는 문제는 하루 세 번 이상 이를 아주 세게 꽉 악다무는 것으로 예방할 수 있다. 풍치의 경우에는 자주 악다물어 떠 있는 잇몸을 가라앉히면 어렵지 않게 해결된다.

### 구안와사

턱관절이 틀어졌을 때 가장 심각한 병으로 올 수 있는 것이 구안와사다. 보통 와사풍이라고 하는데, 턱이 틀어져서 나타나는 증세가 훨씬 더 심각하게 나타나는 것이라고 보면 된다.

짝짝이 눈 가운데 작은 쪽 눈은 더욱더 작아져 거의 감긴 것처럼 보이고, 턱은 기존에 돌아가 있던 것보다 훨씬 더 많이 돌아간다. 입도 한쪽이 훨씬 더 많이 벌어져 합죽이가 된다.

와사풍이 오는 것은 턱관절이 틀어져 있는 반대쪽의 근육이 심하게 굳어 신경이 많이 약해져 있으면서 동시에 왼쪽 목이 접질려 얼굴로 가는 신경이 많이 약해져 있을 때다. 이 두 가지 조건이 함께 충족되지 않으면 와사풍은 오지 않는다.

이렇게 신경이 약해져 있을 때 예컨대 찬물로 세수를 한다든지 기차의 유리창에 볼을 갖다 댄다든지 찬바람을 맞는다든지 하여 근육이 굳어 있는 쪽에 갑자기 찬 기운이 닿으면 굳어 있던 근육이 순간적으로 더 굳으면서 신경이 막히게 된다. 이 때 턱은 근육이 굳어 있는 쪽으로 홱 돌아가고, 그쪽 눈 주변의 근육 역시 잡아 당겨지면서 굳어버려 눈은 순간적으로 작아진다.

### 주걱턱 / 무턱

턱관절이 양쪽 다 틀어졌을 때에는 주걱턱이 되거나 무턱이 될 수도 있다. 주걱턱은 양쪽이 다 아래로 틀어진 경우이다. 턱이 아래로 틀어지면 윗니와 아랫니가 바로 맞물리게 되는데, 아래로 틀어진 경우에는 한 번에 바로잡을 수 있는 방법이 없다.

"청소년 건강"에서 소개한 방법대로 "중지를 가운데로 해서 손가락을 모아 눈 밑의 관자노리에 손가락을 위에서 아래로 걸고 엄지의 두덩으로 아래턱을 아래에서 위로 괴고 꽉 힘을 주어 목 쪽으로 밀듯이 위로 손을 오므려" 밑으로 내려간 턱관절을 위로 올려 주는 방법을 이용해야 한다.

이렇게 해도 하루 이틀 만에 해결 되는 것은 아니다. 주걱턱은 이미 오래 전에 턱관절이 틀어져 굳어 있는 것이므로 상당히 오랫동안 올려 줘야 정상으로 갈 수 있다. 꾸준하게 하다 보면 정상으로 돌아와 아랫니가 윗니의 뒤로 가면서 정상적으로 씹을 수 있게 된다.

무無턱은 양쪽이 다 뒤로 틀어진 경우이다. 무턱은 현대의학에서 얘기하는 대로 아래턱의 턱뼈가 정상보다 덜 성장했기 때문이 아니라 뒤로 틀어져 턱이 안으로 말려 들어가 입이 튀어나온 것처럼 보일 뿐이다.

무턱이 되면 아랫니가 정상보다 윗니의 안쪽으로 들어가 있게 된다.

이 경우에는 위의 주걱턱 바로 잡기처럼 하되 얼굴 앞쪽으로 밀듯이 위로 올려주는 방법을 이용해야 한다.

가장 흔하게 볼 수 있는 한 쪽만 틀어지는 경우는 비교적 쉽게 한 번에 바로잡을 수 있다.

앞에서 말한 대로 턱관절이 틀어지면 틀어진 쪽의 치아가 아프기 때문에 반대편으로만 음식을 씹게 된다. 그러면 반대편 근육만 많이 쓰기 때문에 그쪽 근육이 심하게 굳으면서 반대편 볼보다 이쪽 볼이 더 크게 된다. 이를 턱이 밀려 있다고 표현하는데, 밀려 있는 쪽을 알려면 귀 옆에서 두개골과 턱뼈가 만나는 지점을 눌러 보면 된다. 찌르르하게 아픈 쪽이 밀려 있는 쪽이다.

여기에서 턱관절이 틀어진 쪽은 밀려 있는 쪽의 반대편이라는 것을 쉽게 알 수 있을 것이다. 그러나 꼭 그런 것만은 아니라는 데 주의해야 한다. 턱관절이 틀어지면 반대편으로 씹는 것이 보통인데, 그쪽이 충치나 염증으로 심하게 아프면 그래도 틀어진 쪽이 덜 아프므로 틀어진 쪽으로 씹게 된다. 그러면 틀어진 쪽으로 밀리게 된다. 같은쪽으로 틀어지고 밀리고 하게 되는 것이다.

**해법** ● 턱관절을 바로잡는 방법은 다음과 같다. 본인이 자신의 턱을 바로잡는 것이므로 여간해서 너무 세게 쳐서 사고가 나는 일은 발생하지 않지만, 그래도 예컨대 술을 마시고 너무 용감해진 상태에서 하면 이가 부러지거나 부상을 당할 수 있으므로 조심해야 한다. 처음에는 살살 쳐서 치는 데 익숙해진 다음에 조금씩 강도를 높이는 것이 사고를 방지하는 데 도움이 된다.

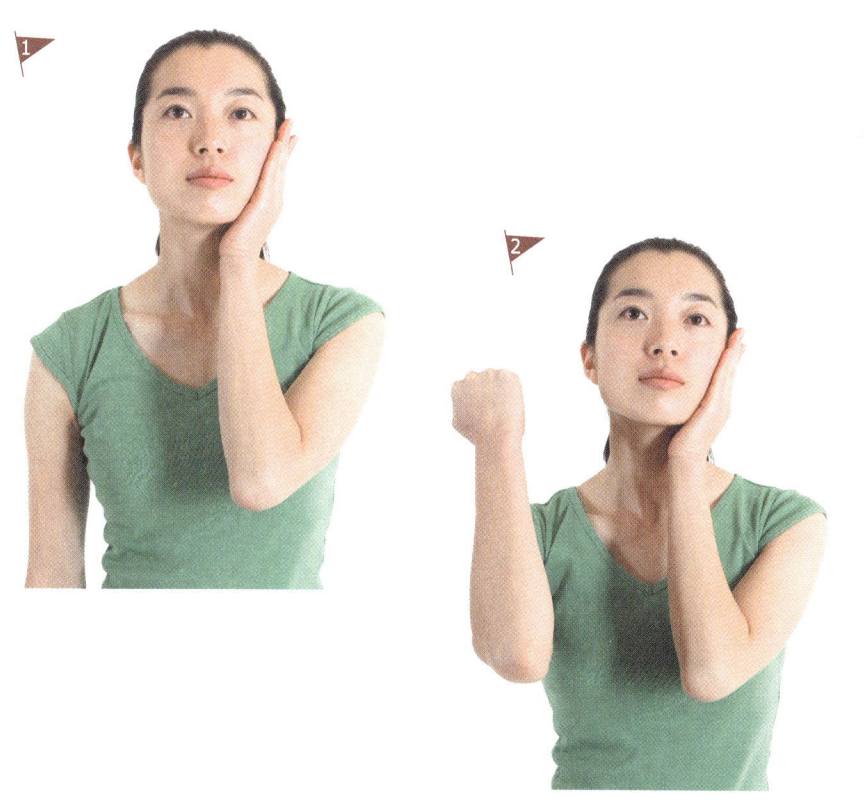

1 입을 자연스럽게 다문다. 위와 아래의 이가 살짝 닿아 있어야 한다. 입이 벌어지거나 꽉 다문 상태에서 하면 이가 부러지기 쉽다. 어느 쪽이 밀려 있는지를 파악하고, 밀려 있는 쪽 반대쪽 볼에 손바닥을 댄다  2 밀려 있는 쪽 턱을 그쪽 주먹 새끼손가락 쪽의 말려 있는 부분으로 옆에서 수평으로 친다.

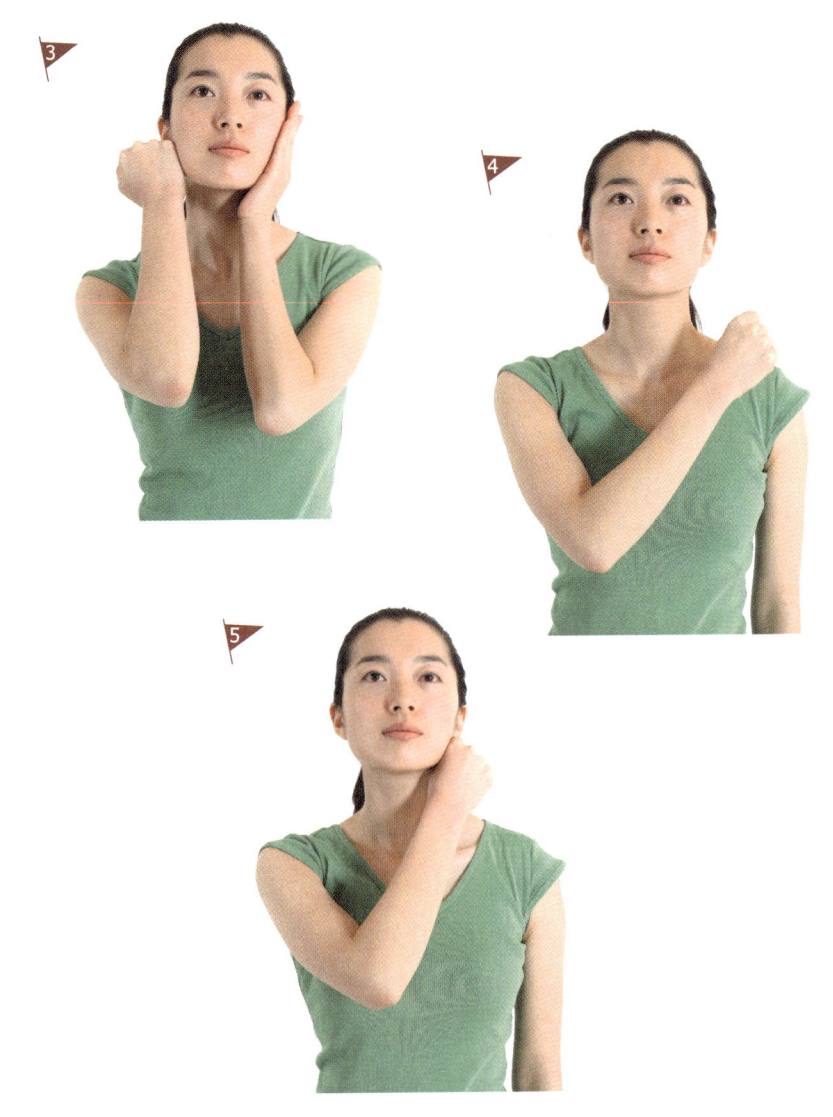

**3** 그 정확한 지점은 귀 바로 밑에 있는 턱 끝의 각이 져 있는 부분 위이다. 턱관절을 눌러 보아 통증이 많이 덜해졌으면 제대로 잡힌 것이다. **4** 어느 쪽이 틀어져 있는지 파악하고, 고개를 들고 틀어져 있는 쪽의 턱을 반대쪽 주먹 엄지손가락 쪽 말려 있는 부분으로 45도 각도로 올려 친다. 코끝을 향해서 친다고 보면 된다. **5** 그 정확한 지점은 각이 져 있는 부분 바로 밑의 아래턱 몸통이다. 각이 져 있는 부분 뒤의 근육을 눌러 보았을 때 통증이 많이 덜해졌으면 제대로 들어간 것이다. 윗니와 아랫니도 바로 제대로 맞닿게 된다.

턱을 바로잡은 후에 보통 보름 정도는 그 동안 주로 씹었던 방향과 반대쪽 방향으로 씹어야 한다. 그러면 밀려 있던 쪽의 근육이 풀리고, 치아가 아파 씹지 않던 쪽의 근육은 살아나 정상을 회복하게 된다.

그런데 갑자기 반대쪽 방향으로 씹는 것이 그렇게 쉽지는 않다. 그 동안 씹던 쪽의 근육이 강화되어 있고 치아도 정확하게 교합되어 있으므로 그쪽으로 씹는 것이 편하기 때문이다. 반대편 쪽으로 씹으려면 치아가 시리기도 하고 아프기도 해서 여전히 불편할 것이다. 그래도 과감하게 반대편으로 씹어야 한다. 그래야 치아가 제자리를 잡는다.

## 10) 변비와 설사

옛날에는 아이가 아랫배가 아프고 설사를 하면 할머니가 아이의 배를 시계바늘 방향으로 살살 쓸어 주었다. 그러면 꼬르륵 소리를 내면서 장이 풀려 아픈 증상이 사라지곤 했다.

꼬르륵 소리는 굳어 있어 운동을 하지 못하던 장이 운동을 하면서 나는 소리이다. 이렇게 쓸어 주면 설사도 멈추었다. 그런데 이 좋은 방법이 지금은 현대의학에 밀려 점차 사라지고 있다.

변비나 설사는 분명히 대장에서 생기는 질환이다. 대장에 이상이 발생하는 것은 흉추 9번에서 갈라져 나오는 장신경이 눌려 약해지거나 장이 굳어 있기 때문이다. 장신경이 눌리는 것은 몸이 굽었기 때문이므로 몸을 펴면 신경도 트이게 된다. 허리가 서고 가슴이 펴지면 척수에서 갈라져 나오는 신경은 모두 트이게 된다.

그러나 이것만으로 장의 문제가 다 해결되는 것은 아니다. 변비나 설사가 심하다면 이는 장 신경의 문제라기보다는 장이 굳어 있기 때문인 것으로 보아야 한다. 근육으로 구성되어 있는 모든 기관이 다 그러하듯이 대장 역시 굳으면 자기가 해야 할 운동을 원활하게 하지 못하게 된다.

대장은 두 가지 연동운동을 한다. 이 운동을 통해 소장에서 내려온 찌꺼기를 잡아 두었다가 수분을 흡수하고는 밖으로 변으로 내보내게 된다. 이때 잡아 두는 운동을 제대로 하지 못하면 설사를 하게 되고 반대로 밑으로 내려 보내는 운동을 제대로 하지 못하면 변비가 되는 것이다.

설사를 할 경우, 현대의학에서는 이를 과민성 대장염이라고 부르는데, 대장염이라는 것은 실은 대장이 굳어 있는 것을 말한다. 굳어 있던 장이 풀리면 내려오는 찌꺼기를 잘 잡아 둘 수 있게 되어 만성 설사는 멈추게 된다.

대장은 하루에 한 번씩 밑으로 쭉 내려 보내 시원하게 변을 보아야 하는데, 이것이 잘 안 돼 계속 쌓아 놓게 되면 대장에서 수분을 흡수해 버리게 된다. 이것이 바로 변비가 되는 것이다. 이 역시 장이 굳어 있기 때문에 나타나는 현상이므로 장이 풀리면 하루에 한 번씩 시원하게 변을 볼 수 있게 된다.

변비나 설사는 여성들에게 많이 나타나는데, 이는 남자와 달리 여자는 치골이 잘 틀어지기 때문이다. 치골이 틀어지면 골반이 기울면서 내장이 밑으로 하수된다. 하수된 내장에 대장이 눌려 굳게 되기 때문에 여자들에게 변비나 설사가 많이 나타나는 것이다.

이렇게 변비와 설사는 똑같은 원인에 의해 나타나는 두 가지 현상이다. 그래서 장이 굳어 있을 때 어떤 사람은 변비만 오고 어떤 사람은 설사만 하지만, 또 일부 사람들은 변비와 설사를 번갈아가면서 하기도 한다. 즉, 한 뿌리의 두 줄기인 것이다. 과민성으로 설사를 하게 되는 것도 아니고, 습관성이나 증후성에 의해 변비가 되는 것도 아니다.

따라서 변비와 설사를 해결하는 방안은 똑같이 굳어 있는 장을 풀어 주는 것이다. 치골과 함께 고관절이 틀어진 여자의 경우에는 치골부터 바로 잡아야 하고, 그 외의 경우에는 고관절부터 바로 잡고 엉치를 올려주면 된다. 그리고 공명을 틔워주면 변비나 설사를 해결 할 수 있다. 그 방법은 앞장의 내몸 바로잡기에서 공명찌르기를 참조 하기 바란다.

### 11) 전립선의 이상, 치질, 성기능 저하

여자들이 요실금으로 고통을 당한다면 남자들은 전립선의 이상으로 고생한다.

소변이 곧 나올 것 같으면서 안 나오거나 다 눌 때까지 시간이 걸리고, 이전에 비해 소변을 보는 횟수는 늘어나면서 줄기는 가늘어지고 힘도 약하다.

특히 밤에 자는 동안에는 한 번도 소변을 안 보는 것이 정상인데, 두 번 이상 일어나게 되니 잠을 설치게 된다. 이런 증세가 심해지면 소변을 보고 싶은 즉시 화장실에 가야지, 그렇지 않으면 화장실에 도착하기 전에 오줌을 지리게 된다. 그러니 항상 소변 때문에 스트레스를 받는다. 소위 전립선비대증이라는 것이다.

이뿐만이 아니다. 전립선에 이상이 생기면 배뇨장애와 고환, 요도, 성기의 통증 및 요통 등의 증상이 나타나는 소위 전립선통이 올 수도 있고, 전립선에 염증이 생기는 전립선염이 생길 수 있으며, 배뇨장애, 혈뇨, 농뇨, 신기능장애 등이 일어나는 전립선암이라 불리는 증세가 올 수도 있다.

무엇보다도 성인 남자들을 위축시키는 것은 전립선에 이상이 생기면 성기능이 약해진다는 것이다. 정력이 약해질 뿐만 아니라 정자의 수가 감소하는 정자 감소증에 걸려 아이를 못 낳을 수도 있다는 것이다. 즉, 남자 구실을 못하게 된다고 생각하는 것이다. 그래서 남자들은 전립선에 이상이 있다는 것을 밝히기를 부끄러워한다.

**원인** ● 이렇게 전립선에 이상이 생기는 원인에 대해 현대의학에서는 아직 밝혀지지 않았다고 한다. 전립선은 30대 이후에도 성장해 70대까지 성장하는데 이것이 원인이 될 수도 있고, 가족력이 많은 사람에게 잘 나타나므로 유전이 원인이 될 수도 있다고 한다.

그러나 전립선의 이상은 전립선이 성장하기 때문도, 유전 때문도 아니다. 간단하게 말해서 모두 엉치가 떠 있고 피시근이 약해져 있기 때문이다.

고관절이 틀어지면 골반이 밑으로 말려 내려간다. 이때 허리가 많이 굽으면 골반이 앞으로 나오면서 치골까지 앞으로 튀어나오게 된다. 엉치가 많이 떠 있다는 것은 이런 상태가 된 것을 말한다. 엉치가 뜨면 골반에 붙어 있는 피시근이 약해진다. 이것이 전립선의 이상뿐만 아니라 치질, 성기능 저하 등의 원인이 된다.

엉치가 아래로 내려가면 피시근이 약해져 전립선을 잡아 주지 못해 요산이 많이 쌓여 비대하게 되는데 이를 전립선비대증이라 한다.

전립선통은 허리가 많이 굽어 있을 때 전립선과 그 주변에 나타날 수 있는 여러 가지 증상을 나열한 것에 불과하다. 허리가 굽어 있는 것은 고관절이 틀어져 있다는 것을 말한다.

허리가 많이 굽으면 내장이 하수되면서 공명이 막히게 되는데, 이때 방광이 눌리면서 요도를 눌러 요도가 굳게 되면 배뇨장애가 온다. 성기의 통증은 요도가 부어 있을 때 오는 것이다. 고환의 통증은 소변을 참고 있어 방광을 누르거나, 오랫동안 금욕 생활을 하면서 사정을 자제하기 때문에 오는 것이다.

치질이나 남성의 성기능 저하는 엉치가 떠서 피시근이 약해져 있을 때 오는 증상이다. 치질은 피시근이 약해 항문 근육을 잡아 주지 못하기 때문에 나타나는 것이고, 성기능 저하는 피시근이 약해 사정을 참지 못할 때 나타나는 것이다.

남자의 불임의 원인이 되는 정자 감소증은 전립선이 약해져 정자를 만들어 낼 때 전립선에서 충분한 영양분을 공급해 주지 못하기 때문이다.

**해법** ● 이 모든 증세는 고관절이 틀어져 엉치가 많이 떠 있기 때문에 나타나는 것이므로 고관절을 바로잡는 것이 우선되어야 한다. 그리고 떠 있는 엉치를 제자리로 돌려보내야 한다.

엉치를 제자리로 보내는 데에는 앞에서 소개한 '엉치 밟아 주기'가 제일 좋다. 부부가 서로 '엉치 밟아 주기'를 매일 하루에 5분씩만 해 주면 남자는 전립선의 이상뿐 아니라 치질이나 성기능 저하에서 벗어날 수 있어 좋고, 여자는 요실금에서 벗어날 수 있어 좋다. 엉치 밟아 주기는 부부 금실을 좋게 하는 운동인 것이다.

그러나 이는 짝이 있을 때 가능한 것이고 혼자 사는 남자는 이렇게 할 수가 없다. 더구나 부인이 이런 간단한 운동까지도 귀찮아하면 억지로 하게 할 수도 없는 노릇이다. 이럴 때에는 혼자서 엉치를 세우는 방법이 있다.

## 혼자 엉치세우기

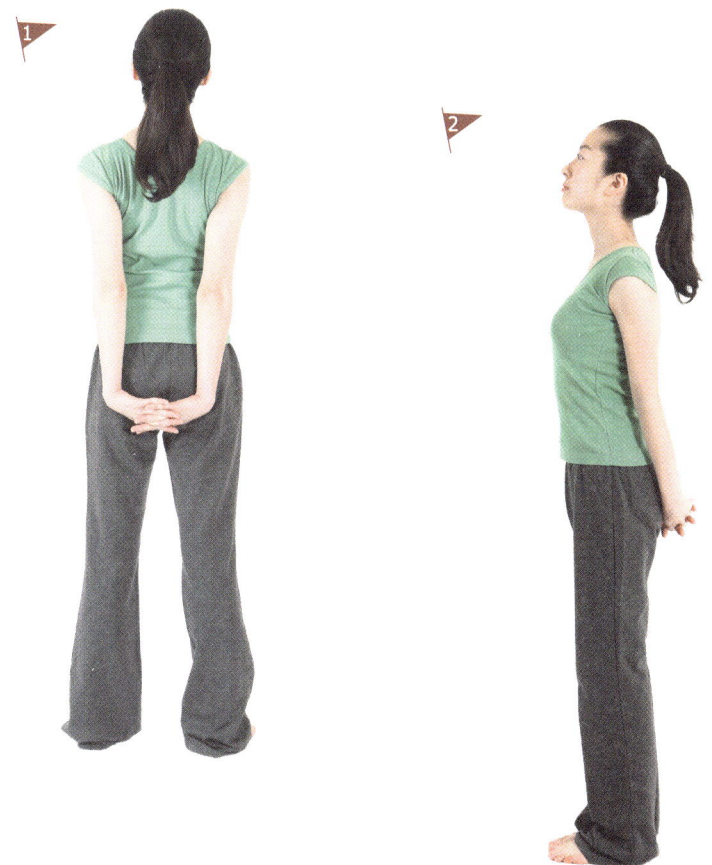

1 허리를 세우고, 가슴을 펴고, 고개는 상방 15도를 향하게 하고 편안하게 선다. 어깨를 으쓱해서 뒤로 넘기고 나서 양손을 깍지를 껴서 허리 밑으로 쭉 내린다.   2 어깨와 팔에 힘을 빼고 손목은 팔과 손바닥이 직각이 되도록 구부린 채, 팔꿈치를 마주 보게 하듯이 살짝 비틀어 주는데, 이렇게 하면 어깨와 가슴이 활짝 펴지게 된다.

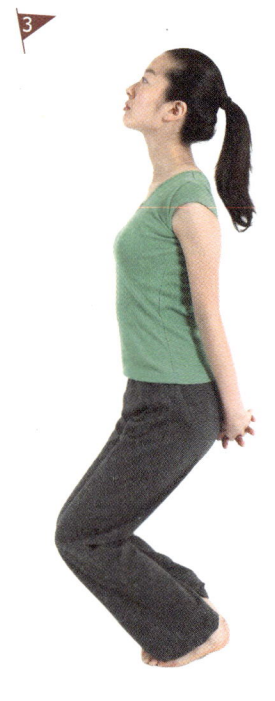
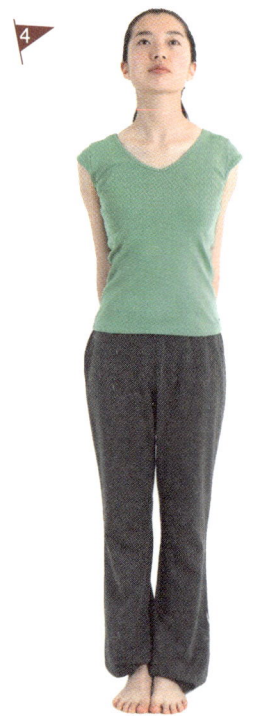

**3** 숨을 들이마셨다가 내쉬면서 무릎을 서서히 굽혀 몸을 아래로 낮추면서 발 뒷꿈치를 조금씩 든다. 이때 상체가 앞뒤로 기울지 않고 일직선으로 움직이도록 한다. **4** 내려가다 보면 다리가 떨리면서 힘이 가장 많이 들어가는 지점이 있다. 여기에서 멈추어 숨을 참고 5초정도 머물러 있다 숨을 마시면서 천천히 일어난다. 이 동작을 적어도 5회 이상 반복한다.

✓ ● 뒤로 뻗은 팔의 손바닥은 하늘을 향하도록 한다.
　● 무릎을 굽히고 펼 때 천천히 해야 한다.
　● 발뒤꿈치를 들고 무릎을 굽혀야 한다.
　● 무릎을 굽혀 내려 갈 때 5초정도, 올라 올때도 5초정도의 시간이 걸리도록 한다.

# 5 부인 건강

## 1) 부인 건강의 핵심은 치골

여성 불임과 유산의 원인은 거의 다 치골이 틀어져 있기 때문에 일어난다. 이뿐만 아니라 생리통과 생리불순, 자궁근종, 물혹 등 자궁에서 일어나는 온갖 질환역시도 치골이 틀어져 있기 때문에 발생한다.

심지어 여성들에게 주로 나타나는 좌골신경통이나 화병 역시 치골이 틀어져 있기 때문에 생기는 질환이라고 보면 된다. 즉, 여성에게 큰 병이 생겼다면 적어도 90% 이상은 치골이 틀어져 있기 때문이다.

### 치골 이상

**원인** ● 예전에는 여성들이 치골이 틀어지는 것은 대개 아이를 낳고 나서였는데, 요즘은 여자들도 개방적이고 운동을 많이 하는 덕분에 치골이 틀어지는 경우가 많이 발생하고 있다. 특히 여자 어린이의 경우 운동하거나 또는 놀면서 넘어져 엉덩방아를 심하게 찧어 치골이 틀어지는 수가 많다.

이제는 어릴 때부터 여자 아이가 골골하다면 무엇보다도 먼저 치골이 틀어져 있는 것이 아닌가 점검해 보아야 한다. 목욕을 시키면서 왼쪽 사타구니를 닦아 줄 때 아이가 아파한다면 왼쪽 치골이 틀어져 있는 것이다. 오른쪽 사타구니를 닦아 줄 때 아파하는 여자 아이는 거의 없다고 보아도 된다.

치골이 틀어지면 고관절도 틀어지고 내장이 하수돼 공명 역시 막히게 된다. 어른뿐만 아니라 여자 아이 역시 큰 병은 대개 치골이 틀어져서 온다고 보면 된다.

치골이 밖으로 틀어지면 틀어진 만큼 골반의 공간이 넓어지게 되고 이렇게 넓어진 공간으로 장기가 밀려 내려오게 되는 것이다. 사람의 장기는 너무나 세밀하게 설계 돼 있어 근육이 서로서로를 잡아 주면서 차곡차곡 쌓여 있는데 이런 상태를 그대로 유지하고 있어야 장기에 이상이 생기지 않는다.

위나 옆에 있는 장기가 2~3mm만 침범해도 그 장기는 눌려서 굳어 버리게 되고 그러면 기능이 떨어지게 되는 것이다. 치골이 조금만 밖으로 틀어져도 장기가 밀려 내려와 서로 침범해 굳으면서 제 기능을 하지 못하게 되는 것이다.

치골이 안으로 틀어져도 마찬가지다. 치골이 틀어지면 반드시 고관절도 틀어지게 된다. 그러면 한쪽 다리로 힘을 주게 되면서 골반이 똑바로 서 있지 못해 기울게 되고, 골반이 기울면 역시 장기의 배열이 흐트러지면서 위에 있는 장기가 밑으로 밀려 내려오게 된다. 치골이 밖으로 틀어지든 안으로 틀어지든 내장이 하수되면서 공명이 막히게 되는 것이다.

공명 틔우기를 해서 몸을 똑바로 펴면 아래로 처져 굳어 있던 장기가 위로 올라가면서 제자리를 잡아 풀어지게 된다.

여성들 중에는 소변을 자주 보는 빈뇨나 자기도 모르게 오줌을 지리는 요실금 증세가 있는 경우가 많은데, 빈뇨는 거의 다 치골이 틀어져서 내장이 하수되어 오는 것이고 요실금은 백 퍼센트 모두 치골이 안으로 틀어져 방광이 눌리면서 오는 것이다. 여자보다는 비율이 적지만 남자에게도 빈뇨가 많이 오는 편인데, 이 역시 몸이 많이 굽어 내장이 하수돼 방광이 눌려 굳어 있기 때문이다.

또 치골이 틀어지면 불감증에 걸리기도 쉽다. 여자의 불감증은 성욕은 있으나 성교에 따른 쾌감이 적거나 전혀 느끼지 못하는 상태를 말한다. 불감증은 성교에 대한 불안, 공포, 혐오, 수치심 등 심인성心因性도 있지만, 대개는 성교 시 통증 때문이라고 보아야 한다.

치골이 많이 틀어져 있으면 주변의 근육이 굳어 신경을 누르고 있지만, 평상시에는 별반 통증을 느끼지 않는다. 그러나 외부에서 조금만 힘이 가해져도 자지러지게 아프다.

자지러지게 아프니 쾌감을 느끼고 말고 할 것도 없게 되는 것이다. 오히려 성행위 자체가 공포의 대상이 되는 것이고, 부인으로서의 의무감 때문에 하는 수 없이 응하게 되기도 하는 것이다.

허리 아픈 사람이 남자보다 여자에게 더 많은 것도 여자는 치골이 틀어지기 때문이다. 앞에서 누차 얘기했지만, 허리가 아픈 것은 고관절이 틀어져 엉치가 밑으로 내려와 다리 근육이 굳어 있는 것이다.

그런데 치골이 틀어지면 머지않아 반드시 고관절도 틀어지게 된다. 남자는 치골은 틀어지지 않고 고관절만 틀어지는 데 비해 여자는 고관절만 틀어지기도 하지만, 치골이 틀어지면 고관절까지 함께 틀어지게 되므로 여자의 몸이 남자보다 더 고통을 당하게 되어 있는 것이다.

**해법** ● 이렇게 여자에게서 치골은 건강을 좌우하는 가장 중요한 요인이 되므로 치골을 바로잡는 것이 여성 건강을 위한 첫 번째 요소가 된다. 그래서 치골 바로 잡는 방법을 다시 한번 더 소개하기로 한다.

첫 번째는 내몸 바로잡기의 고관절 교정법에서 '엎드려 다리 뒤로 들어 올리기'로 하는 방법이 있고 두 번째는 세대별 건강법 '잉태에서 출산까지'에 나오는 치골 바로잡기 방법이다. 이것은 치골을 바로 잡으면서 고관절까지 함께 바로 잡고, 뿐만 아니라 다리 근육이 굳어 있는 것까지 한꺼번에 해결하는 방법이므로 여성들은 물론이고 남성들도 익혀 놓고 활용하면 큰 도움이 될 것이다.

이렇게 하면 다리 근육까지 풀리기는 하지만, 심하게 굳어 있는 다리 근육까지 다 잡히는 것은 아니다. 다리 근육이 심하게 굳어 있을 경우에는 다리 근육 풀기를 참조하기 바란다.

치골과 고관절을 바로잡고 나서는 반드시 '엉치 올려 주기'를 해야 한다. 엉치를 올려 주어야 다시 쉽게 고관절이 틀어지지 않기 때문이다. 고관절을 바로잡는 것과 엉치를 올려 주는 것은 하나의 세트인 셈인데, 이를 모르고 고관절만 바로 잡는 경우도 있으므로 반드시 주의해야 한다.

　치골과 고관절이 바로 잡히면 꾸준하게 숙제를 해야 한다. 그래야만 허리가 만곡을 그으면서 골반이 지면을 향해 직선으로 서게 된다. 이런 상태가 되면 고관절이 쉽게 다시 틀어지지도 않고, 설사 조금 다시 틀어졌다 하더라도 저절로 제자리를 잡게 된다. 앞에서도 누차 얘기했지만 이런 점에서는 남녀노소 가릴 것 없이 누구나 다 똑같다고 할 수 있다.

　다만 부인의 건강은 치골이 틀어질 수 있다는 점에서 많은 차이가 난다고 할 수 있다. 치골이 틀어지면 우선 자궁과 골반 내에 있는 기관에 이상이 생기기 쉽고, 또 고관절까지 틀어지면서 쉽게 공명까지 막히게 된다.

　이와같이 모든 병에는 분명한 원인이 있는 것이므로 원인만 제거해 주면 어떤 병이든 모두 저절로 사라지게 되어 있다.


## 2) 생리 관계 질환

　월경 때 하복부나 자궁 등에 생기는 통증을 생리통이라 한다. 생리는 대개 28일 주기로 일어나는 것이 정상인데, 이 기간이 짧아지거나 길어져 주기가 들쑥날쑥할 때 이를 생리불순이라고 한다. 이 두 가지 모두 단순하게 치골이 틀어져 있기 때문에 오는 현상인데, 간혹 치골은 틀어지지 않았어도 왼쪽 고관절이 틀어져 있을 때 똑같은 현상이 일어나기도 한다.

### 생리통

　치골이 틀어지면 자궁의 근육이 눌려 굳게 되는데 이로 인해 생리 때 그 부위나 하복부에 통증이 오는 것을 말한다. 생리불순 역시 치골이 틀어지면 난소가 눌리게 되는데 이때 난자를 정상적으로 생산하지 못하기 때문에 나타나는 현상이다. 치골을 바로잡고 왼쪽 고관절을 바로잡으면 자궁이 눌리지 않게 되므로 이런 증세는 한두 달 이내에 사라진다.

　생리가 나타나야 할 때 나타나지 않는 것을 무월경無月經이라 한다. 이 역시 치골이 틀어져 있기 때문에 나타나는 현상이라고 보면 된다. 생리불순과 마찬가지로 난소가 눌려 기능을 발휘하시 못해 이런 증세가 나타나는 것인데 치골을 바로 잡으면 무월경 역시 사라진다.

### 갱년기 장애

또 갱년기가 일찍 찾아와 일찍 폐경이 되는 경우가 많이 있다. 이 역시 치골이 틀어져 있기 때문이라고 보면 된다. 그러나 이는 치골이 직접적인 원인은 아니다. 치골이 틀어지면서 고관절이 틀어지고 이로 인해 허리가 굽고 등이 굽어서 생기는 현상이다. 물론 이론적으로는 치골이 틀어지지 않고 고관절만 틀어져 있을 때에도 이런 증세가 나타날 수 있지만, 그런 경우는 극히 드물다.

흉추 6번에서 남성은 남성호르몬을, 여성은 여성호르몬을 분비하는 기관과 연결되는 자율신경이 갈라져 나온다. 이 뼈가 틀어지면 자율신경이 약해져 여성호르몬을 분비하지 못하게 되고 그로 인해 폐경기가 일찍 오는 것이다.

현대의학에서는 남성호르몬은 고환에서 만들어지고, 여성호르몬은 난소에서 만들어지는 것으로 보고 있지만, 성호르몬은 고환이나 난소에서 만들어지는 것이 아니라 흉추 5, 6번과 연결돼 있는 내분비계통에서 만들어진다. 어린이의 성장이 더디거나 중지되는 것도 성호르몬 분비가 중지되면서 일어나는데, 이 역시 흉추 5, 6번이 틀어지면서 나타나는 현상이라는 것을 알아야 한다.

갱년기 장애라고 해서 갱년기를 힘들게 보내는 사람들이 많다. 자궁 내에도 문제가 생기지만, 이보다는 몸 전체에 오는 질환으로 더 많은 고생을 한다. 그 증세는 여러 가지로 나타난다.

갱년기를 일찍 맞는 여성에게 이런 여러 가지 증세가 나타나는 것은 치골이 틀어져 고관절도 틀어지고 공명이 막혀 있기 때문이다.

냉증은 공명이 막혀 짧은 흉식 호흡을 하고 있기 때문이고, 맥박이 빨리 뛰는 것이나 압박감, 불안감, 부정맥은 어깨가 앞으로 처지거나 틀어지면서 흉곽이 좁아져 심장이 눌려 약해져 있기 때문이다.

불면증은 등이 굽어 흉수와 뇌수가 연결되지 않기 때문이고, 부종은 신장이 아래로 처져 굳어 있기 때문이다. 빈뇨나 잔뇨감은 신장이 아래로 처져 밑에 있는 방광을 눌러 방광의 기능이 떨어져 있기 때문이며, 설사나 변비, 복통 같은 원인도 대장이 눌려 굳어 있기 때문이다.

견비통은 척추에서 늑골이 떠 있기 때문이고, 두통이나 기억력 감퇴, 이명은 목이 틀어져 있기 때문이다. 식욕부진은 위가 하수되어 심하게 굳어 있어 위가 음식물을 감당하지 못하니까 아예 식욕을 끊어 버렸기 때문이고, 구토증은 몸이 굽어 공명이 꽉 막혀 있으니까 스스로 몸을 펴려고 하는 자구책인 셈이다.

쉬 피로를 느끼는 것은 공명이 막혀 있기 때문이고, 권태를 느끼는 것은 몸이 엉망이 되어 있으니 살맛이 나지 않는다는 것을 말하는 것이다. 이렇게 각각의 증세에는 각각의 원인이 있는 것인데, 그 근본 원인은 거의 다 치골과 고관절이 함께 틀어지고 공명이 막혀 있기 때문이다.

기본적으로 치골, 고관절, 엉치를 바로 잡고 나서 숙제를 하고 공명 틔우기를 해야 한다. 공명까지 다 틔우고 나면 위에서 열거된 모든 증세는 차츰차츰 사라지게 될 것이다.

### 3) 자궁근종, 물혹

병원에서 엑스레이를 찍어 보고 자궁의 좌나 우, 또는 가운데에 근육이 뭉쳐 있는 것이 보인다고 해서 근종이라는 판정을 내린다. 근종에 대해 병원에서는 현재는 양성이지만 악성으로 변하면 암으로 발전할 수도 있으므로 수술을 해야 한다고 권한다. 그러나 자궁근종의 근본 원인을 제거 하지 않은 채 수술만 하면 또 재발하게 된다.

근종이라는 것은 근육이 눌려서 굳어 있는 것 뿐이다. 눌려서 굳어 있는 것은 눌리지 않게 해서 풀면 다 해결이 된다. 그런데 근육이 눌리게 된 것은 대개 뼈가 틀어져 있기 때문이다. 틀어진 뼈가 제자리로 돌아가 다시 틀어지지 않는 한 근육은 시간이 지나면 다 풀어지게 되어 있다.

현대의학에서 말하는 자궁근종이라고 하는 것은 종양이 아니라 근육이나 피가 뭉쳐 있는 것일 뿐이다. 좌나 우에 근종에 있다고 하면 이는 근육이 뭉쳐져 있는 것이고, 가운데에 있다고 하면 이는 생리 때 빠져 나가지 못한 피가 굳어서 뭉쳐져 있는 것이다.

전자든 후자든 치골과 고관절, 엉치를 바로잡아 주고 나서 한 달 정도 지나면 완전히 사라진다. 물론 피가 굳어서 뭉쳐져 있는 경우에는 시꺼먼 핏덩어리를 배출하고 나서야 뭉쳐져 있던 것이 없어진다.

치골을 바로 잡고 나면 하얀 비지 같은 것이 배출되는 경우도 있는데, 이는 쌓여 있던 요산이 빠져 나오는 것이므로 특별히 나쁜 현상이라고 생각할 필요는 없다. 오히려 다 빠져 나와야 몸이 개운해진다.

자궁에 시꺼먼 핏덩어리가 굳어 있다든가 자궁 내막에 물혹이 생겼다고 해서 자궁을 들어내는 수술을 하는 경우가 많다. 핏덩어리는 생리 때 빠져 나가지 못한 피가 엉켜서 굳어 있는 것이고, 물혹이라는 것은 자궁 내막이 압박을 받아 물집 같은 것이 생겨난 것이다. 그 원인 역시 치골이 틀어져 있기 때문이므로, 치골을 바로잡기만 하면 조만간 저절로 사라진다.

자궁을 들어내면 우선 여자로서의 기능이 모두 끝이 난다는 실망감도 생겨나겠지만, 더 큰 문제는 다른 곳에서 발생한다. 자궁이 자리 잡고 있던 곳이 비어 있는 공간이 되기 때문이다.

이 비어 있는 공간은 그냥 비어 있는 채로 남아 있게 되는 것이 아니라 위에 있던 장기가 연쇄적으로 밀려 내려오면서 공명을 막아 버리게 되는 것이다. 그러면 항상 기운이 없고 쉬 피곤하게 된다. 치골만 바로 잡으면 아무렇지 않게 될 것이므로 자궁을 들어내는 일만은 삼가도록 해야한다.

### 4) 방광염

방광이 아프고 소변을 자주 보는 빈뇨 증세가 있으면 병원에서는 방광염이라는 진단을 내린다. 원인은 주로 세균 때문이라고 하는데, 대장균이 가장 많고 포도상구균, 연쇄상구균, 임균, 결핵균 등에 의한 경우도 있다고 한다.

그런데 세균 감염으로 발생한다는 방광염 역시 남자보다는 주로 여자에게 많이 나타난다. 세균에 감염되어 나타나는 병이라면 남녀 간에 별 차이가 없어야 할 텐데, 여자에게 주로 많이 나타나는 이유가 무엇인지 알아볼 필요가 있다.

염증에 대해 현대의학에서는 주로 병원체가 원인이 되어 일어나는 것으로 보고 있다. 귓속이나 입속, 기관지, 피부 등 외부 공기와 맞닿는 곳에는 병원체에 감염되어 중이염, 물집, 기관지염, 종기 같은 염증이 생길 수 있다.

여성의 자궁은 질을 통해 외부의 공기와 맞닿을 수 있게 되어 있어 병원체에 감염될 수 있다. 이를 막기 위해 자궁내막은 강산強酸을 분비해 병원체의 침입을 막고 있다. 즉, 강산을 가지고 병원체를 죽여 버리는 것이다. 여기에 자궁이 강산성을 띠어야 하는 이유가 분명히 있는 것이다.

그런데 요즘은 내막이 산성을 띠고 있다고 해서 이를 알칼리로 중화시켜 준다고 한다. 중화가 되면 자궁은 병원체의 침입에 무방비 상태가 되어 버린다. 인체는 원래 자연에서 잘 살 수 있도록 정교하게 만들어져 있는 것인데, 인공을 가해 순리에서 벗어나도록 하는 것은 몸을 망치는 일임을 알아야 한다.

외부의 공기와 맞닿지 않는 부위에서 생기는 염증이라는 것은 실은 그 기관이 굳어 있는 것에 불과하다. 위염은 위가 굳어 있는 것이고, 신우염은 신장이 굳어 있는 것이며, 방광염은 방광이 굳어 있는 것이다.

굳어 있는 곳에서 어떤 병원체가 발견되면, 현대의학에서는 이것 때문에 염증이 생겼다고 해석한다. 위가 굳어 있을 때 헬리코박터균이 발견되면 이 균 때문에 위염이 발생했다고 한다. 그러나 헬리코박터균 때문에 위가 굳어 있는 것이 아니라 위가 하수되면서 굳어 있는 것이고, 굳어 있는 위에서 헬리코박터균이 발견되는 것일 뿐이다.

현대의학에서는 방광염에 대해서도 똑같이 해석한다. 굳어 있는 방광에서 이런저런 균이 발견되면 이것 때문에 방광에 염증이 생겼다고 해석한다. 몸속의 장기가 굳어 있는 상태를 넘으면 헐게 된다.

위가 헐게 되면 위궤양이 되고, 신장이나 방광이 헐게 되면 헌 곳에서 피가 나와 소변에 피가 섞인 혈뇨를 누기도 한다. 신장에서 방광으로 소변을 내려 보내는 길인 요관尿管이나, 방광에서 밖으로 소변을 내보내는 요도尿道가 헐어서 혈뇨를 누는 경우도 있다.

방광은 치골 바로 뒤에 위치하고 있다. 장기로 치면 맨 밑에 있는 셈이다. 그 위에 있는 다른 장기가 하수되면서 방광을 누르게 되면 방광이 굳게 되는 것이고 이렇게 방광이 눌려 굳으면 기능이 떨어지고 통증이 오는 것이다.

여자들에게 방광염이 주로 나타나는 이유는 치골이 틀어지면서 공명이 막히기 때문이다. 남자들도 몸이 심하게 굽으면 공명이 막히지만, 치골이 틀어지지는 않게 돼 있기 때문에 여자들처럼 그렇게 쉽게 막히지는 않는다.

이렇게 눌려서 굳어 있는 방광은 공명을 틔우면 쉽게 풀린다. 즉, 공명을 틔우면 위부터 시작해서 신장, 대장 등이 제자리로 돌아가면서 방광은 그 위에 있는 장기들의 압박에서 벗어나 저절로 풀리게 되는 것이다.

그러나 문제는 몸이 완전히 펴지지 않으면 풀렸던 방광 근육이 다시 눌리면서 굳을 수 있으므로 근본적으로는 몸을 펴야 하는 것이다. 누워서 하는 공명 틔우기를 하면 허리도 함께 서면서 몸이 펴지게 된다.

### 5) 화병

화병은 주로 나이든 여성들에게 많이 나타나는 질병이다. 남편의 외도나 시집 식구들의 구박 등으로 강한 스트레스를 받는 여성들이, 이를 해소하지 못하고 가슴에 쌓여서 오는 정신질환이라고 한다.

화병은 몸이 많이 굽어 공명이 심하게 막혀 있기 때문에 여러 가지 증상과 함께 나타난다. 보통 화병 증세에 대해 가슴이 답답한 것을 주로 지적하는데, 이는 화병에 나타나는 여러 가지 증세 중 일부에 지나지 않는다. 화병이 있으면 항상 가슴이 답답하니 이를 주로 지적하는 것일 뿐이다.

가슴이 답답한 것은 명치 부위에 화 또는 적이 차 있기 때문이라고 하는데, 이는 화(火: 가슴이 번거롭고 답답해지는 것)나 적(積: 한방에서 五臟의 일정한 부위에 있다고 하는 덩어리)이 따로 있는 것이 아니라 공명으로 연결되는 파이프라인이 막혀 있을 때 그렇게 느끼는 것일 뿐이다.

이런 사람의 명치 밑 부위를 누르면 자지러지게 아파하는데, 이곳이 공명과 연결된 파이프라인이고 또 직접 눌러 볼 수 있는 곳이다.

**증상** ● 화병에 걸려 있는 나이든 여성은 별다른 이유 없이 식구들을 많이 원망한다. 특히 옛날 대가족제도 하에서 살 때에는 더 심한 것 같다. 본인은 열심히 잘하려고 하는데 시어머니, 시누이가 공연히 트집을 잡는다는 것부터 시작해서, 한 단계 더 나아가 남편을 원망하고, 급기야는 자식들마저 자신의 진심을 알아주지 않는다고 원망한다.

요즘 같은 핵가족 시대의 원망 대상은 주로 남편과 자식이다. 남편이라고 하나 있는 게 매일 술이나 마시고 늦게 들어오고 마누라는 눈꼽 만큼도 생각해 주지 않는다고 원망한다.

그런데 이렇게 식구를 원망하는 데에도 다 그럴 만한 이유가 있다는 것을 알아야 한다. 화병에 걸리면 가슴만 답답한 것이 아니라 몸도 여러 군데 아파 항상 긴장하고 짜증이 난다. 뿐만 아니라 기운도 떨어져 만사가 귀찮고, 여기에다 우울증까지 겹치게 되면 항상 고립감을 느껴, 사는 것 자체가 싫어지게 된다. 화병은 마음의 병이기 전에 몸의 병인 것이다.

몸이 너무 아파 1주일 정도 입원하면서 이런저런 진단을 다 받아 보아도 아무런 병도 없는 것으로 나오지만, 실은 종합병동이라고 할 수 있을 만큼 몸이 엉망이 되어 있는 것이다.

병원에서는 꾀병 부린다고 눈치를 주지만, 가슴이 답답할 뿐만 아니라 위도 아프고 장도 아프다. 특히 하단전이 있다고 하는 곳, 바로 공명이 너무나 아프다. 화병은 무엇보다도 우선 오장육부의 병인 것이다. 이런 상태에서 가족의 평안을 위해 정신력으로 참고 버티려고 노력하지만, 정신력에는 한계가 있게 마련이다.

화병과 함께 오는 증상은 허리디스크, 다리 당김, 오십견, 견비통, 목디스크 같은 근골계통의 질환에다 우울증, 협심증, 불안초조, 불면증 같은 신경계통의 질환도 따르고, 만성 소화불량, 속 쓰림, 얼굴이나 손발의 부종, 빈뇨, 생리통 등 이루 열거

할 수 없을 정도로 많다. 화병이 있으면 인간에게 올 수 있는 모든 고통스러운 병이 함께 나타날 수 있다고 보면 된다.

그렇다고 해서 이런 병은 화병에 따르는 합병증도 아니고, 또 이런 질환 때문에 화병이 생기는 것도 아니다. 화병과 함께 이들 병 중에서 일부 또는 상당히 많은 종류가 함께 올 수 있다고 보면 된다. 또한 이런 질환이 있는 사람에게 화병이 함께 올 수 있다고 해도 맞는 말이 된다.

**원인** ● 화병의 원인은 거의 다 치골과 함께 고관절이 틀어지고, 이로 인해 몸이 심하게 굽고 공명이 막혀서 오는 것이다. 이런 경우에는 모든 부인병이 함께 올 수 있는 것이다. 그래서 인간에게 올 수 있는 병은 모두 다 올 수 있다고 하는 것이다.

그 중에서 가장 많이 나타나는 것이 가슴이 답답하다고 하는 것인데, 이는 등과 가슴이 굽어 폐와 심장이 눌려 있기 때문이다. 폐가 눌리면 숨을 깊이 쉴 수가 없고 심장이 눌리면 심장이 빨리 뛰면서 통증을 느끼니 가슴이 답답하다고 느낄 수 밖에 없다. 가슴뿐만 아니라 어깨까지 앞으로 틀어져 있으면 폐와 심장은 더욱더 압박을 받아 훨씬 더 답답하다고 느끼게 된다.

화병이 있는 사람은 거의 다 소화가 잘 안 된다. 위가 하수돼 굳어 있어 운동력이 떨어져 있을 뿐만 아니라, 등이 굽어 위장으로 가는 자율신경이 약해져 있기 때문에 위가 무력하여 운동을 잘하지 못하는 것이다. 또 거의 다 변비나 만성설사에 시달리게 되는데, 이는 하수된 장기가 대장을 눌러 대장을 굳게 하므로 찌꺼기를 내려 보내거나 잡아 두는 대장의 능력이 많이 떨어지기 때문이다.

또 화병이 있는 사람은 거의 다 소변을 자주 보는 빈뇨 증세가 있다고 보아야 한다. 이는 하수된 장기가 방광을 눌러 방광이 굳어 있기 때문이다. 방광이 심하게 굳어 있으면 헐면서 혈뇨를 누거나 통증을 느끼기도 한다.

신장이 밑으로 처지면서 굳어 부어 있으면 신장의 기능이 떨어진다. 처져 있는 신장은 몸을 펴지 않는 한 절대로 제자리로 돌아가지도 않고 부드럽게 풀리지도 않는다. 또 몸을 펴고 살면 신장이 아래로 처져서 굳지도 않는다.

처져 있는 신장을 위로 올리는 방법은 공명을 틔우면 된다. 공명을 틔워 다른 장기가 위로 올라갈 때 신장도 함께 제자리로 올라가면서 부드럽게 풀리는 것이다. 이렇게 되면 신장의 문제는 그 어떤 병명을 가진 것이라고 해도 모두 해결된다.

화병에 걸리면 우울증도 함께 따라 오기가 쉽다. 우울증이라는 것도 등이 심하게 굽어 흉수와 뇌수의 소통이 잘 이루어지지 않기 때문에 생기는 병이다. 화병이 있는 사람이 우울증에 걸리면 온몸이 아프고 정신적으로도 불안해지니 자신이 살아가야 할 이유를 발견하지 못하게 된다. 화병이 있는 사람이 죽고 싶다는 얘기를 자주 하는 이유는 이 때문이다.

이와 함께 불면증이 오는 경우도 많은데, 불면증 역시 등이 굽어 흉수와 뇌수의 소통이 잘 이루어지지 않을 때 오는 증세로 보면 된다. 흉수에서는 자라고 지시를 하는데, 이 지시를 뇌에서 잘 접수하지 못해 특히 좌뇌에서 생각이 꼬리에 꼬리를 물고 이어지면서 잠을 이루지 못하게 되는 것이다.

이럴 때에는 동그란 좁쌀베개 같은 것을 머리가 아니라 목에 베면 된다. 좁쌀베개를 목에 베면 목이 뒤로 꺾이면서 굽은 등이 펴져 흉수와 뇌수의 소통이 잘 이루어지기 때문에 쉽게 잠을 잘수가 있는 것이다.

**해법** ● 화병에서 나타나는 이런 여러 가지 증세는 치골과 함께 고관절이 틀어지면서 공명이 막혀 나타나는 것이다. 때문에 화병에 대한 해법도 간단하게 나온다. 기본적으로 우선 치골과 고관절을 바로잡고 엉치를 올려주어야 한다. 다음으로는 흉추 7번과 그 위의 흉추를 바로잡은 다음 틀어진 목을 바로 잡아야 한다. 그리고 마지막으로 공명을 틔워 주고 나서는 1번 방석 숙제와 걷기 숙제, 공명 틔우기를 꾸준히 하면 된다.

남자가 화병에 걸리는 경우도 종종 있다. 남자는 치골이 틀어지지는 않으므로 남자에게 화병이 오는 것은 고관절이 틀어져 있는 상태에서 몸을 심하게 구부리고 살았기 때문이다. 남자 역시 여자와 똑 같은 방법으로 하면 화병에서 벗어날 수가 있다.

고관절과 엉치를 바로잡는 것이 서투르면 1번 방석 숙제와 걷기 숙제, 공명 틔우기만 열심히 해도 된다. 1번 방석 숙제를 해서 허리가 서면 불안정하던 고관절도 안정을 찾아 맞아 들어가고 흉추 7번이 제자리로 돌아가면서 굽었던 등과 가슴도 펴진다.

고관절과 엉치를 바로잡지 않고 하는 것과 비교하면 시간이 조금 더 걸리겠지만, 그렇게 큰 차이가 나는 것도 아니다. 어차피 고관절을 바로잡아도 숙제를 하지 않으면 조만간 또 틀어지게 돼 있는 것이고, 틀어진 고관절도 숙제를 열심히 하기만 하면 제자리를 잡게 돼 있기 때문이다.

### 6) 요실금

자신의 의지와 관계없이 자기도 모르는 사이에 소변이 나오는 증상을 요실금이라고 하고, 자주 소변을 보게 되는 것을 빈뇨頻尿라 한다. 빈뇨는 자주 소변을 보게 되어 귀찮고 불편한 정도에 지나지 않지만, 요실금은 자기도 모르는 사이에 오줌을 지리게 되어 일상생활에 많은 제약을 받게 된다.

기침을 하거나 크게 웃을 때 오줌을 지리는 것은 약과고, 심한 경우에는 걸어가다가도 자기도 모르는 사이에 새고 만다. 요실금은 암처럼 생명을 위협하지는 않지만 이로 인한 불편함과 수치심, 자신감 저하 등으로 활동하는 데 많은 제약을 받는다. 그래서 집에서만 구부리고 지내다가 우울증에 걸리는 경우도 종종 발생한다.

예전에는 중년과 노년의 여성에게서 주로 나타났는데, 요즘에는 30대의 젊은 여성들에게도 요실금이 늘어나고 있는 추세라고 한다. 어떤 통계에는 나이든 여성분이라면 40% 이상이 요실금을 경험하고 있다고 하는데, 이는 과장된 수치일 것이다. 그래도 어쨌든 요실금이 나이든 여성들을 어지간히 괴롭히고 있는 것은 사실이다.

빈뇨는 신장이 처져 방광을 누르고 있어서 생기는 현상이니 해법도 비교적 간단하다. 치골(여성)과 고관절을 바로잡고 엉치를 올려 주고 나서 공명을 틔우게 되면 신장은 바로 제 자리로 올라가면서 방광의 근육이 풀리고 빈뇨도 사라진다. 그러면 아침에 부어 있다가 저녁에 가라앉던 손과 발, 얼굴의 부기도 없어진다. 그러나 요실금은 그렇게 쉽게 잡히지 않는다.

**원인** ● 요실금이 생기는 것은 몸에 이상증상이 두 가지가 함께 겹쳐 있기 때문이다. 하나는 치골이 안으로 말리면서 틀어져 있는 것이고, 다른 하나는 엉치등뼈와 꼬리등뼈가 떠 있기 때문이다.

요실금이 여성들에게만 나타나는 이유는 남자는 좌우의 치골이 단단하게 붙어 있어 치골이 틀어질 염려가 없는 반면, 여자는 좌우의 치골이 떨어져 있어 쉽게 틀어지기 때문이다. 그래서 남자는 치골에 문제가 생기지 않기 때문에 요실금에는 걸리지 않지만 대신 엉치등뼈와 꼬리등뼈가 떠 있을 경우 전립선에 이상이 생긴다.

30대에도 요실금이 나타나게 되는 이유는 여성들이 활동도 많이 하고 운동도 많이 하게 되면서 넘어져 심하게 엉덩방아를 찧어 치골이 틀어지는 일이 많아졌기 때문이다.

어쨌든 치골이 안으로 말리면서 틀어지면 바로 뒤에 있는 방광이 눌려서 압박을 받게 된다. 방광이 압박을 받게 되면 근육이 굳게 되고, 근육이 굳으면 신경이 눌려 기능이 약해진다. 방광에서 중추신경계로 전달하는 기능이 떨어질 뿐만 아니라 중추신경계에서 방광으로 전달하는 지시도 잘 먹히지 않게 된다. 이것이 요실금의 일차적인 조건이 된다.

고관절이 틀어져 골반이 말려 내려가면 골반을 구성하고 있는 엉치등뼈도 함께 말려 내려간다. 엉치등뼈에서는 골반 안에 있는 항문, 요도 등 관상기관管狀器官을 에워싸고 배출을 조절하는 근육인 피시근과 연결되는 신경이 갈라져 나온다. 엉치등뼈가 제 자리에 있지 않으면 이 신경이 약해지고, 뿐만 아니라 피시근도 약해진다.

**해법** ● 피시근이 약해지면 중추신경계와 방광이 자율신경을 통해 잘 연결되지 않는다. 그러면 방광이 중추신경계의 지시를 받지 않고 오줌을 지리게 되는데 이것이 요실금인 것이다. 때문에 이 신경을 틔워 주는 것이 요실금에 대한 해법이 된다. 그리고 신경이 약해진 원인이 치골과 엉치등뼈에 있다면, 치골과 엉치등뼈를 바로잡는 것이 요실금에 대한 근본적인 치유법이 되는 것이다.

요실금이나 전립선의 이상, 치질, 성기능 약화 등의 증세가 있을 때에는 케겔운동이라고 해서 항문을 조이는 괄약근 운동을 하라고 하는데, 이는 맞는 말이다. 괄약근이 강화되면 이런 증세는 호전된다. 다만 케겔운동이 좋다는 것은 알고 있지만 수시로 이 운동을 하는 것이 쉽지 않다는 데 문제가 있다. 항상 의식적으로 노력하기가 쉽지 않고, 또 생각 나서 조금 하면 금방 괄약근의 힘이 빠져 오래 할 수가 없기 때문이다.

케겔 운동보다 3백 배이상 효과 좋은 방법이 있다. 바로 엉치등뼈와 꼬리등뼈를 밟아 주는 것이다. 이것을 하면 말려 내려가 있던 골반이 위로 올라와 제 자리를 잡게 되면서 방광으로 가는 신경이 살아날 뿐만 아니라, 약해져 있던 피시근이 강화되면서 요실금을 잡는 데 크게 도움이 되기 때문이다. 치골을 바로잡지 않아도 앞에서 소개한 '엉치 밟아 주기'를 매일 5분씩 한 달정도 하면 요실금 증세는 많이 사라진다.

그러나 역시 근본적인 해법은 안으로 말려 들어간 치골까지 바로잡아 주는 것이다. 안으로 말려 들어간 치골은 방석을 높게 해서 1번 숙제를 하는 자세를 취하고 좀더 다리를 위로 끌어올리면서 툭 하고 잡아당기면 잘 잡힌다. 치골을 바로 잡고 엉치 밟아 주기를 하면, 이것이 요실금에 대한 근본적인 치유법이 되는 것이다.


### 7) 류머티스 관절염

류머티스관절염은 남녀 가리지 않고 오지만, 여성에게 더 많이 온다. 이 병에 걸리면 가장 많이 쓰는 관절, 예컨대 손을 많이 쓰면 손가락이나 손목부터 시려 오기 시작하고, 많이 걷는 사람은 발목이나 무릎부터 시려 오기 시작한다. 컴퓨터 작업을 많이 하는 사람은 손가락부터 시작된다.

시작은 이렇지만 점차 범위가 확대되면서 결국은 온몸의 관절로 진행된다. 그리고 통증도 시리는 것부터 시작되지만 화끈거리거나 쿡쿡 찌르는 것 같다가 결국은 관절 마디마디가 퉁퉁 부으면서 엄청난 통증을 느끼는 쪽으로 진행된다.

**원인** ● 류머티스 관절염 역시 앞에서 여러 가지 질환을 다루면서 보았듯이, 모든 병은 여자의 경우에는 치골과 고관절이 함께 틀어지는 경우가 많지만 어쨌든 고관절이 틀어지면서 몸의 균형이 깨지면서 온다.

류머티스 관절염은 관절의 활액滑液이 덜 생산되어 생기는 병이다. 자동차도 윤활유를 넣어야 부드럽게 돌아가는 것과 마찬가지로, 우리 몸의 관절도 윤활유 역할을 하는 활액이 충분히 있어야 부드럽게 움직일 수가 있다. 평상시 우리 몸은 활액을 잘 생산해 내고 있기 때문에 관절이 무리없이 부드럽게 잘 움직인다. 관절의 뼈끝을 둘러싸고 있는 활액막(가동 관절의 뼈끝을 싸서 연결하는 막)이 직접 맞닿지 않고 활액이 완충 역할을 해 주기 때문이다.

활액은 내분비계통에서 만들어진다. 췌장에서 인슐린이 덜 생산돼 당뇨가 오는 것처럼 내분비계통에 이상이 생겨 활액이 덜 생산되면 류마티스 관절염이 오는 것이다. 흉곽 안에 들어 있는 여러 내분비기관에서는 피부, 관절뿐만 아니라 온몸에 필요한 물질을 생산해 피를 통해 온몸으로 보내지는데, 이곳에 이상이 생기면 이런 물질의 생산에 차질이 오는 것이다.

**해법** ● 흉곽 안에 들어 있는 내분비기관이 기능을 발휘하지 못하는 것은 흉추 4, 5, 6번이 휘어져 이곳에서 내분비기관으로 연결되는 자율신경이 약해져 있기 때문이다. 그런데 이렇게 흉추가 휘어져 있는 근본원인을 따져 들어가 보면 역시 고관절이 틀어져 있기 때문이다.

류머티스 관절염도 고관절부터 바로잡기 시작해야 하는데, 여성의 경우에는 거의 대부분이 치골과 고관절이 함께 틀어지면서 이 병이 오는 것이다. 그러면 당연히 치골부터 바로 잡고 나서 고관절을 바로잡아야 한다. 다음에 엉치를 올려주고 흉추 7번을 바로 잡고, 그 위에 있는 흉추 4, 5, 6번을 바로잡아야 한다.

손목, 발목, 무릎 같은 곳이 틀어져 있다면 이 역시 바로 잡으면 된다. 이렇게 해서 다 바로 잡히면 1번 방석 숙제를 꾸준히 해서 등이 완만한 곡선을 이루도록 해야 한다.

그런데 이 정도면 병이 심하게 진행되지 않은 경우이고, 병이 심하게 진행된 경우에는 흉추를 바로잡을 수가 없다. 흉추뿐만 아니라 손목, 발목, 무릎 같은 관절도 바로 잡을 수가 없다.

활액이 마른 지 오래되어 뼈가 직접 맞닿아 있으므로 억지로 바로 잡으려고 하면 뼈가 부러질 수도 있기 때문이다. 다만 고관절만은 활액이 부족해도 큰 이상이 생기지 않기 때문에 바로잡아도 된다.

이럴 때에는 대구 대가리나 가물치를 푹 고아서 한 달 정도 하루에 두 번 아침 저녁으로 한 잔씩 공복에 마시고 나서 바로 잡으면 된다. 우리 몸의 활액과 비슷한 성분이 들어 있어 부족한 활액을 보충해 주는 데 도움이 된다. 한 달을 고아 먹으면 관절이 많이 부드러워진다. 이때 관절을 바로 잡으면 탈이 생기지 않는다.

몸살림운동에서는 거의 약을 권하지 않는데, 이렇게 꼭 필요한 경우, 즉 자연치유력이 살아나는 과도기 동안 도움이 되는 약을 권한다. 그것도 화학물질은 권하지 않고 자연에서 나오는 자연 성분만 권한다.

간에는 인진쑥을 권하는데, 인진쑥은 독성이 있기 때문에 한 달 이상 복용해서는 안 된다. 소화기관이나 심혈관계에는 마늘을 권하는데, 마늘은 아무리 많이 먹어도 이상이 없다. 신장에는 국화차를 권한다. 국화차는 이뇨작용에 큰 도움이 되기 때문이다. 기관지계통에는 구기자가 효과가 좋다.

### 8) 좌골신경통

엉치 바로 밑의 엉덩이부터 시작해서 허벅지, 무릎, 종아리 중 일부가 연속적으로 아픈 증세를 좌골신경통이라고 한다. 심한 경우에는 마치 불에 달군 부젓가락을 댄 듯이 뜨겁거나 또는 구멍을 내는 듯이 아프며 어떤 경우에는 거의 마비 증세가 오는 것 같아 다리를 질질 끌고 다니기도 한다.

더 심한 경우에는 아예 혼자 일어서지도 못한다. 한쪽 다리만 아픈 경우가 많지만, 양쪽 다리가 다 아픈 경우도 있다. 병원에 가면 방법이 없으니 평생 그렇게 살아가는 수밖에 없다고 한다.

**원인** ● 좌골신경통은 다리 근육이 굳어서 아픈 것이므로 왜 다리 근육이 굳는지 원인을 살펴 보아야 한다. 좌골신경통 증세가 있는 사람은 아픈 쪽 다리를 펴고 허벅지 위와 양 옆, 뒤쪽 네 곳을 손가락으로 찔러 보면 이 중 몇 군데가 딱딱하게 굳어 있고 찌르르한 통증을 느낄 것이다. 네 곳이 다 아플 수도 있는데, 이것은 아주 심한 경우이다. 반대로 안 아픈 쪽 다리를 찔러 보면 대개는 말랑말랑하면서 통증도 거의 없을 것이다.

좌골신경통 판정을 받지 않았더라도 다리 근육이 아프고 당기는 사람이나 평소에 별로 다리에 이상이 있다고 생각하지 않는 사람도 이렇게 해 보면 자기 다리의 근육이 정상인지 아닌지 알 수 있다.

양 다리의 전후좌우가 다 말랑말랑하고 아프지 않으면 정상인 것이고, 그 중 일부가 아프면 그 근육이 굳어 있다는 것이다. 다리 근육이 아프고 당기는 사람은 최소한 몇 군데에서 찌르르한 통증을 느낄 것이다.

**해법** ● 이렇게 다리 근육이 굳는 것 역시 고관절이 틀어져 있기 때문이다. 고관절이 틀어져 골반이 말려 내려가면 엉치도 함께 말려 내려간다. 그러면 엉치에서 시작하여 발목까지는 네 개의 다리 근본근육이 연결되어 있는데 이들 근육이 밀리게 되고, 이들 근육이 밀리게 되면 딱딱하게 굳어 지는 것이다.

그런데 네 개의 근육이 다 굳는 경우는 드물고 일부가 굳게 된다. 고관절이 틀어지는 방향과 정도가 다르고 또 이에 따라 평상시에 걸을 때 힘을 주는 방향이 다르기 때문이다.

이 역시 남자보다는 여자들에게 훨씬 많이 나타나는데, 원인은 치골이 틀어지는 경우까지 합해져서 나타나기 때문이다. 치골은 주로 왼쪽이 틀어지므로, 대부분의 여성이 우선 왼쪽 다리가 굳게 된다.

시간이 많이 지나면 오른쪽 고관절도 틀어지면서 오른쪽 다리도 굳게 된다. 그러나 먼저 틀어져 있던 왼쪽 다리가 훨씬 더 많이 굳어 있고, 오른쪽 다리는 덜 굳어 있다. 좌골신경통이 있는 대부분의 여성들이 왼쪽 다리를 잘 쓰지 못하게 되는 것은 이것 때문이다.

그러나 이런 경우만 있는 것은 아니다. 왼쪽 다리로 힘을 주지 못하니까 오른쪽 다리로만 힘을 주어 오른쪽 다리가 더 굳어 있는 사람도 있다. 그리고 시간이 많이 지나면서 양쪽 다리가 다 굳어 양쪽 다리를 다 쓰지 못하는 사람도 있다.

이렇게 여러 가지 경우가 있을 수 있지만, 다리가 아픈 것은 모두 다 다리 근육이 굳어 있기 때문이라는 점에서는 변함이 없다. 척주관이 협착하거나 허리디스크 때문에 다리가 아픈 것이 아니라 다리 근육이 굳어 있기 때문에 다리가 아픈 것이다.

다리가 마비되는 것에는 이와는 또 다른 원인이 있다. 다리가 아픈 것은 다리 근육이 굳어 그 근육 안에 있는 신경이 눌러서 아픈 것이지만, 마비되는 것은 중추신경계에서 뻗어 나오는 신경이 눌려 신경이 약해져서 마비가 되는 것이다.

다리가 마비된다면 우선 흉추와 요추가 만나는 지점에서 흉추가 요추 위로 접질려 다리로 가는 신경이 약해지면서 마비가 오는 것이다. 이 경우 신경이 다 죽어 버렸으면 다시는 다리를 쓸 수 없겠지만, 아직 신경이 다 죽지 않았다면, 다시 말해 마비는 오고 있지만 아직 다리는 쓸 수 있다면 접질려 있는 흉추를 바로잡아 주면 신경이 살아나면서 다시 다리를 쓸 수 있게 되는 것이다.

파킨슨씨병이라고 해서 사지가 마비돼 가는 것은 흉추 3, 4번이 틀어져 있기 때문이므로 이를 바로잡아 주면 해결이 된다. 파킨슨씨병은 실은 1번 방석 숙제만 열심히 해도 풀릴 수 있는 것이다.

어쨌든 치골과 고관절, 엉치를 바로 잡아 주고 나서 굳은 다리 근육을 풀어 주면 이 증세는 많이 없어진다. 그리고 나서 1번 방석 숙제와 걷기 숙제를 '매일 꾸준하게' 함으로써 허리를 세우고 굳은 근육을 풀어 주면 이 증세는 사라진다.

굳어 있는 다리 근육을 푸는 방법은 중장년 건강의 허벅지 근육풀기를 참조하면 된다. 당장 다리가 아파서 잘 걷지 못하는 사람에게는 우선 편하게 움직일 수 있도록 하는 방법이다. 그렇다고 해서 이 방법만 사용해서는 안 된다. 결국은 허리를 세우는 것이 근본적인 해결책이 되기 때문이다. 다리가 아플 때 한번 활용해본다는 정도로 생각하기 바란다.

# 6 노인 건강

　노인이 되면 가장 큰 소원이 건강하게 살다가 자기도 모르고 가족도 모르게 슬그머니 세상을 떠나가는 것이라고 한다. 자식들에게 대소변을 받아내게 하면 가족도 고생이지만, 본인 또한 아프기만 한 것이 아니라 영 체면이 말이 아니기 때문이다. 인간이 살 때에는 본인 의지대로 품위를 유지해가며 살아야 하는데, 자기 뜻과 상관없이 억지로 살게 되는 것이다.
　건강하게 살았는데, 어느 날 주무시다가 조용히 세상을 뜨는 노인들도 드물기는 하지만 종종 있다. 자기에게 주어진 천수까지 늘리려고 하는 것이야 쓸데없는 욕심이겠지만, 건강하게 살다가 자신도 죽는 줄 모르게 원래 떠나왔던 곳으로 돌아갈 수 있는 방법이 없는 것은 아니다. 죽을 때까지 병이 없으면 이렇게 될 수 있는 것이다. 이 노인 건강 편에서는 그 방법을 알아보도록 하자.

### 1) 건강하려면 허리를 세워라!
　노인이 되면 여기저기 몸에서 삐그덕거리는 소리가 난다. 우선 제일 많이 목격할 수 있는 현상이 다리가 당기고 아파서 뛰기는커녕 많이 걷기도 힘들어진다는 것이다. 100m만 걸어도 다리가 아파 쉬어야 하는 것은 보통이고, 심한 사람은 혼자서는 일어나고 앉는 것조차 불가능해진다.

전혀 일어나지를 못하면 대소변을 받아 주어야 한다. 여기에다 숨이 차서 조금만 경사가 져도 숨을 헐떡거리면서 올라가야 한다. 무릎이 칼로 찌르는 것처럼 아픈 사람도 많다. 퇴행성 관절염이라고 한다.

소화도 안 되니 위에서 걱걱 하는 소리가 나오고, 도통 음식이 당기지 않을 뿐만 아니라 먹어도 맛을 느끼지를 못한다. 이까지 빠지면 제대로 씹지도 못하게 되니 음식 맛을 모르는 게 당연할런지도 모른다. 변도 시원하게 보지 못하는데, 변비와 설사가 함께 오기도 한다.

어깨도 아프고 등짝이 굳어 온몸의 삭신이 쑤신다는 소리도 한다. 눈은 침침하고 시력은 떨어진다. 머리도 맑지 못하고 무언가 끼어 있는 것 같거나 항상 바늘로 찌르는 것처럼 아프기도 한다. 허리는 구부러져 펴려고 해도 펴지지가 않는다. 기력이 떨어져 움직이는 것조차 귀찮아진다.

### 생로병사에서 생로사로

그러나 늙으면 당연히 병에 걸리고, 그래서 고통을 당하다가 죽는다는 잘못된 고정관념부터 깨야 한다. 나이 들어 병에 걸리는 데도 이유가 있다. 사람들은 늙었기 때문에 병에 걸리는 것이라고 생각하는데, 늙어서도 병에 걸리지 않고 죽는 사람들도 있다.

꼭 생로병사生老病死의 과정에서 병病을 거쳐서 사死에 이른다고 생각할 필요는 없는 것이다. 야생의 상태에 있는 짐승들은 병에 걸려서 죽는 것이 아니라 굶주리거나 잡아먹혀서 죽는 경우를 제외하면 거의 다 그냥 늙어서 죽는 것이다.

사람도 다 똑같은 생명체인데, 사람은 늙어서 질병에 시달리다 죽어야 한다라는 것은 말이 되지 않는다. 문제는 왜 사람은 병에 걸리게 되느냐 하는 것을 아는 것이다.

바른 지식을 가지고 있으면 바르게 대응할 수 있지만, 잘못된 지식을 가지고 있으면 엉뚱하게 대응하게 된다. 사람의 몸에 대해서도 이것은 똑같이 적용된다. 사람이 병에 걸리는 원인을 잘못 알고 있기 때문에 늙으면 병에 걸릴 수밖에 없다고 생각하게 되는 것이다.

예방주사가 발견되기 전에는 천연두, 페스트, 장티푸스, 결핵 같은 무서운 전염병으로 많은 사람들이 목숨을 잃었다. 지금은 결핵의 경우 내성을 가진 병원체로 변신하면서 다시 사람의 목숨을 위협하고 있지만, 대부분의 전염병은 예방주사를 통해 사람이 스스로 항체를 만들 수 있게 함으로써 퇴치됐다고 할 수 있다. 예방주사는 사람이 스스로 나을 수 있다는 면역체계의 원리에 대한 정확한 지식을 알고 이를 잘 적용한 것이다.

그러나 여기에도 한계가 있다. 사람이 가지고 있는 면역능력이 제대로 가동되기만 한다면, 예방주사를 맞지 않아도 웬만한 병원체의 침입은 스스로 막아 낼 능력이 있는 것이다. 전염병이 돌 때 누구는 병에 걸리고 누구는 병에 걸리지 않는다.

그리고 병에 걸렸어도 누구는 병에서 벗어나 살아나고, 누구는 병에서 벗어나지 못하고 죽음에 이른다. 이렇게 다양한 결과가 나오는 데는 분명한 이유가 있다. 바로 면역체계가 제대로 살아 있는 사람과 면역체계가 일부 또는 상당 부분 망가진 사람 간에 차이가 나는 것이다.

면역체계가 완벽하게 살아 있는 사람은 웬만해서는 전염병에 걸리지 않을 뿐만 아니라 전염병에 걸리더라도 쉽게 낫게 된다. 면역체계가 망가져 있는 사람은 쉽게 병에 걸릴 뿐만 아니라 병에 걸리면 쉽게 이겨내지 못하고 오랫동안 고생을 하거나 죽음에 이르게 된다.

### 항생제의 부작용

항생제가 병원체를 퇴치하는 데 도움이 되는 것은 사실이지만, 항생제 이전에 사람이 가지고 있는 면역능력이 훨씬 더 중요한 것이다. 오히려 현대인은 항생제를 남용함으로써 자신이 가지고 있는 면역능력을 떨어뜨린다는 데 심각한 문제가 있다.

항생제를 남용하는 것보다는 몸을 폄으로써 면역체계를 살아나도록 하는 데 초점을 맞추어야 건강하게 살아갈 수 있다. 항생제는 이용하면 할수록 점점 더 면역능력을 떨어뜨릴 뿐이다. 그런데 면역기능을 담당하는 기관은 대부분이 내분비계통이다. 이들 기관이 정상적으로 가동되어야 면역능력도 완벽하게 살아난다.

등이 펴지면 중추신경계와 이들 면역기관과 연결되는 자율신경이 살아나고, 그러면 면역능력도 완벽하게 회복된다. 등을 펴려면 허리를 세워야 한다. 필자가 수없이 '허리를 세우는 것이 건강의 지름길'이라고 강조하는 것은 허리를 세우면 온몸이 펴지기 때문이다.

### 몸을 펴는 것이 건강의 지름길

핵심은 몸을 펴는 것이다. 제대로 몸을 펴면 조금 좋아지는 듯한 느낌을 훨씬 넘어선다. 온몸이 날아갈 듯 가뿐하며 머리가 맑고 세상이 밝고 아름답게 보인다. 이것이 건강한 상태이다.

즉, 건강이라는 것은 현재 내 몸에 발견되는 병이 없다라는 것이 아니라 내 몸이 이런 상태가 되었다는 것이다. 발견되는 병이 없으니까 건강하다고 자부하다가 어느 날 갑자기 암 판정을 받고 수술을 받고 나서 죽게 되는 일이 비일비재하다. 이것은 현재 발견된 병이 없다고 해서 건강한 것이 아니다라는 것을 반증해 주는 것이다.

제대로 몸을 펴고 있으면, 그래서 몸이 위와 같이 가뿐한 상태에 있으면 절대로 갑자기 암 따위에 걸리는 일은 없다. 암은 반드시 찾아오고 있다는 징조를 몸을 통해서 먼저 알려주고 있는데, 단지 사람들이 그것을 모르고 있을 뿐이다. 이 징조만 제대로 알아차리고 몸을 편다면 암에 걸리는 일은 없을 것이다.

어쨌든 노인들에게 오는 병은 감염성 질환보다는 주로 비감염성 질환이 많다. 병원체에 감염되어 오기보다는 주로 뼈가 틀어져 근육이 굳고 신경이 약해지면서 병이 오는 것이다. 분명히 비감염성 질환인데, 현대의학에서는 비감염성 질환도 감염성으로 오인하고 있다는 데 문제가 있다.

앞에서 얘기했듯이 염증이라는 것은 외부의 공기와 접촉하는 곳에서는 주로 감염성이지만, 그렇지 않고 몸 내부에 외부의 공기와 직접 맞닿지 않는 곳에서 생기는 염증은 모두 근육이 굳어 있기 때문에 생기는 것이다. 그리고 이런 염증 역시 모두 몸이 구부러져 장기의 근육이 눌리면서 온다는 것을 알아야 한다.

그러므로 늙어서도 몸을 펴기만 하면 병으로 고생할 이유는 없는 것이다. 문제는 늙으면 자기도 모르게 점차 몸이 구부러지고 그리고 몸을 아무리 펴려고 해도 펴지지 않는다는 데 있다. 어떤 사람은 남들처럼 꼬부랑 노인네가 되기 싫어서 몸을 펴려고 하는데, 아무리 펴려고 해도 펴지지가 않는다고 한다. 그래서 늙어서 할 수 없는가 보구나 하고 포기했다고 한다.

### 2) 양반걸음, 방석 숙제가 가장 좋은 대책

이런 사람도 포기할 필요가 없다. 아니, 포기해서는 안 된다. 몸이 구부러져 가는 것은 늙어서 그런 것이 아니라 단순하게 고관절이 틀어져 있기 때문이다. 고관절만 맞아 들어가면 얼마든지 몸을 뒤로 젖힐 수 있다. 앞에서도 얘기했지만, 청소년들도 고관절이 심하게 틀어져 있으면 몸이 뒤로 젖혀지지 않는다.

청소년과 마찬가지로 노인 역시 고관절만 맞아 들어가면 바로 몸을 뒤로 젖힐 수 있다. 몸을 뒤로 젖힐 수 있으면 똑바로 서는 것은 일도 아니게 된다. 다만 노인이 되면 근육이 조금씩 약해지기 시작하면서 힘이 떨어지기는 한다. 힘이 떨어지는 것을 몸으로 느끼니까 늙으면 어쩔 수 없다고 체념하게 되는 것이다.

그러나 힘이 떨어졌다고 해서 병에 걸리는 것은 아니다. 힘이 없어서 병에 걸린다면, 영유아들은 노인보다 훨씬 더 많이 병에 걸려서 고생해야 할 것이다. 그러나 그런 일은 없다. 힘이 떨어지는 것은 거역할 수 없는 자연의 법칙이지만, 그래서 병에 걸린다는 것은 인간이 잘못 알고 있는 지식일 뿐이다.

#### 고관절이 틀어지면 몸이 굽는다

고관절이 틀어져 몸이 굽은 사람은 거의 다 흉추 7번이 정상적인 위치에서 밑으로 함몰되어 있다. 흉추 7번이 밑으로 함몰되면 등이 정상보다 더 앞으로 기울게 된다. 그러면 7번 위 상체의 무게 중 일부가 요추에 수직으로 전달되지 않고 지면을 향해 작용해 흉추 7번 위의 상체가 더 앞으로 기울게 된다. 그러면 몸은 더 앞으로 기울면서 고관절도 더 틀어지게 되고 결국은 완전히 꼬부랑 노인네로 되고 마는 것이다.

이렇게 몸이 굽으면 오장육부가 눌리면서 속병이 생기는 것이고, 무릎이 틀어지면 소위 말하는 퇴행성 관절염에 걸리는 것이다. 등이 굽으면서 혈압이 높아지고, 어깨가 앞으로 틀어지면서 오십견이 온다. 오른쪽 목이 심하게 접질리면 치매가 오고, 왼쪽 목이 심하게 틀어지면 백내장, 녹내장이 온다.

노인들에게 가장 많은 다리의 병은 엉치가 아래로 밀려 내려가면서 오는 것이다. 아이들이나 성인들의 병도 몸이 굽어서 오듯이 노인 병 역시 몸이 굽어서 오는 것이다.

**양반걸음으로 허리를 세워라**
이를 막을 수 있는 가장 좋은 방법 중의 하나가 양반걸음이다. 뒷짐 진 양손을 엉덩이에다 대지 말고 위로 올려 요추와 흉추가 만나는 지점, 즉 허리의 가장 움푹 파인 부분 위로 올리면 양반걸음이 된다.

이렇게 하고 걸으면 허리가 세워지고 앞으로 처져 있던 어깨가 제 위치로 돌아가면서 가슴도 쭉 펴지게 된다. 그러면 굽었던 등도 자연스럽게 펴진다. 늘 이런 자세로 걸으면 허리가 세워지고 말려 내려가 있던 골반도 제자리로 올라오면서 습관적으로 틀어지던 고관절도 제자리를 잡게 된다.

그리고 허리가 바로 서면 속도 편안해진다는 것을 느끼게 된다. 뱃속의 장기가 굳어 있을 때에는 통증을 느끼지만, 허리가 서면 장기가 제자리로 돌아가면서 굳어 있던 것이 풀리기 때문이다.

따뜻한 기운이 몸에 흐르면서 퍼지는 듯 편안해지는 느낌이 들면, 이것이 바로 굳어 있던 장기가 풀리면서 나타나는 현상이라고 생각하면 된다. 이렇게 되면 소화가 잘되고 변이 시원해지며 손발이나 얼굴의 부기도 빠지고 빈뇨 증세도 사라진다.

뿐만이 아니다. 노인들을 가장 고통스럽게 하는 다리 통증이나 당김도 사라지게 된다. 다리가 아픈 것은 척주관이 협착되거나 디스크가 탈출해서, 또는 척주가 노화로 인해 변형돼서 생기는 것이 아니라 다리 근육이 굳어 있기 때문에 생기는 것이다. 다리 근육이 굳은 것은 고관절이 틀어지면서 엉치가 밑으로 말려 내려와 있기 때문이다. 엉치가 제자리를 잡으면 다리 근육도 제자리를 잡게 되면서 통증이 사라진다.

가장 기본적인 것은 방석숙제와 양반걸음이다. 시간이 있을 때 몸을 펴는 운동을 열심히 하면, 노인이라고 해서 몸이 좋아지지 않을 리가 없다.

### 3) 무병장수의 조건

큰 병 없이 장수하는 분들의 특징은 소식小食에 가리는 것 없이 잘 먹고, 몸을 끊임없이 움직인다는 것이다.

장수하는 사람들이 소식하는 것은 몸이 지극히 정상적인 상태에 있다는 것을 뜻한다. 많은 사람들이 일정 기간 수련을 하면 많이 먹지 않게 된다는 소리를 한다. 수련을 하면 척추가 똑바로 서게 되는데, 그 덕을 보게 되는 것이다.

척추가 똑바로 서있으면 우리 몸에서 이제 충분히 먹었으니 그만 먹으라고 신호를 보낸다. 자연히 소식이 되는 것이다. 장수하는 사람들을 보면 모두 몸이, 즉 척추가 똑바로 서 있다. 척추가 똑바로 서면 쓸데없이 많이 먹지 않게 되는 것이다.

가리지 않고 먹는 것도 마찬가지이다. 편식하는 아이들의 몸을 자세히 관찰해 보면 전부 다 등이 굽어 있는 것을 발견할 수 있다. 등이 굽으면 우리 몸에 어떤 물질이 필요하고 어떤 물질이 불필요한지를 스스로 구별해내지 못한다. 자기가 맛있다고 경험한 음식만 편애한다.

음식을 가리지 않고 잘 먹는다는 것은 등이 펴져 있어 우리 몸이 알아서 이것저것 골고루 먹어 필요한 물질을 다양하게 섭취한다는 것을 뜻하는 것이다.

끊임없이 움직인다는 것은 끊임없이 근육을 사용함으로써 근육의 노화를 막는다는 것이다. 우리 몸의 근육은 쓰면 강화되고 쓰지 않으면 약화된다. 한번 강화된 근육이 약화되는 것은 순식간의 일이지만, 한번 약화된 근육이 다시 형성되려면 장기간을 요한다.

사람들은 대개 늙어서 몸이 아프고 힘이 떨어지면 안 움직이려고 한다. 안 움직이면 그 동안 형성돼 있던 근육이 금방 약해진다. 그러면 또 근육이 약해져 있으니까 움직이지 못하게 된다. 끊임없이 움직일 수 있다는 것 자체가 실은 병 없이 건강하다는 증거이고, 또한 끊임없이 움직임으로써 근육의 노화를 막게 되는 것이다.

끊임없이 움직이는 것이 좋다고 해서 힘든 일을 해도 된다는 것은 아니다. 힘든 일은 건강에 전혀 도움이 되지 않는다. 더구나 나이가 들어 힘든 일을 하게 되면 근육에 무리가 되기 때문에 노화를 재촉하는 일이다. 힘이 들지 않은 일이나 운동을 꾸준하게 해야 병 없이 장수하게 되는 것이다.

병은 고관절이 틀어져 골반이 기울면서 몸이 균형을 잃었기 때문에 온다. 지금까지 보아 온 바와 같이 골반이 기울면 그것 자체로 엉치 근육이 굳으면서 허리가 아프게 된다. 흉추 11번이 오른쪽으로 틀어지면 당뇨가 오고, 흉추 3번이 오른쪽으로 틀어지면 고혈압이 오는 것이다.

퇴행성 관절염은 무릎이 바깥쪽으로 틀어져서 오는 것이고, 오십견은 어깨가 앞으로 틀어져서 오는 것이며, 화병은 온몸이 앞으로 굽어 모든 장기가 밑으로 처져서 오는 것이다.

병이란 이렇게 몸이 휘어지고 구부러져서 오는 것이므로 병에 안 걸리려면 몸을 똑바로 펴야 한다. 몸이 쭉 펴져 있으면 병은 일체 범접하지 못하게 돼 있다. 장수하는 사람이나 병 없이 자기가 죽는 줄도 모르게 죽는 사람은 기본적으로 몸이 쭉 펴져 있는 사람이다. 누구나 몸을 쭉 펴기만 하면 무병장수를 누릴 수 있는 것이다.

돈 많은 사람이나 돈 없는 사람이나 모두 다 똑같다. 돈이 많아 특별한 약이나 음식을 많이 먹는다고 해서 병 없이 더 오래 사는 것도 아니고, 돈이 없어 비싼 음식이나 약을 못 먹는다고 해서 더 일찍 죽는 것도 아니다. 얼마나 몸을 펴고 살고 있느냐, 살려고 노력하느냐에 따라 건강과 장수가 결정되는 것이다.

그 방법이라는 게 특별히 어려운 것도 아니고 돈이 들어가는 것도 아니다. 넓은 공간이 있어야 하는 것도 아니고, 무슨 도구나 기계가 있어야 하는 것도 아니다. 집에서 사용하고 있는 방석 1개와 눕거나 설 수 있는 공간만 있으면 된다. 앞에서 얘기한 대로 인간의 몸의 원리를 잘 이해하고 우리 조상님들이 하던 방법을 그대로 이어받아 몸을 펴려고 노력하기만 하면 되는 것이다.

### 4) 방석 숙제를 잘 하고 있는가

노인이 돼서 허리가 굽으면서 가장 많이 통증을 호소하는 것이 허리나 다리가 아프다는 것이다. 이는 고관절이 틀어지고 골반이 말려 내려가 있기 때문이므로 1번 방석 숙제와 걷기 숙제를 꾸준히 하면 두 가지 증세가 한꺼번에 저절로 사라진다. 방법을 정확하게 해서 하루에 한 번씩 3개월에서 6개월 정도만 이들 숙제를 하면 웬만한 통증은 감쪽같이 다 사라진다.

다만 방법을 잘 몰라서 엉뚱하게 하면 효과를 전혀 보지 못하거나 더 아프다고 하는 사람도 나올 수 있다. 우선 1번 방석 숙제는 허리를 세워 허리의 각도를 만드는 운동이라는 것을 이해해야 한다. 그렇게 함으로써 밑으로 말려 내려간 골반이 제자리로 돌아오게 하는 것이다.

허리의 각도를 만들려면 방석의 접힌 부분이 엉치 바로 위나 그보다 등 쪽으로 약간 위로 올려 놓아야 한다. 그래야만 방석의 접힌 부분이 요추를 밀어 허리가 후만에서 정상으로 돌아오게 하는 것이다.

그런데 이렇게 하는데도 별 효과가 없다고 불평하는 사람이 있다. 방법만 틀리지 않으면 한 달 전후가 되면 노인이라도 대개는 허리가 조금씩 세워지면서 편하다고 느끼게 된다.

### 방석 숙제는 정확히

이런 사람을 확인해 보면 모두 방석의 위치가 잘못되어 있거나 방석의 접힌 부분이 엉치보다 밑으로 내려가 있는 것이다. 이런 상태에서 숙제를 하면 말려 내려가 있는 엉치를 그 자리에 고정시키거나 더 말려 내려가게 한다. 엉치가 고정되어 있으면 효과가 없고, 더 말려 내려가게 되면 당연히 더 아프게 되는 것이다.

이렇게 방석을 잘못 놓고 하게 되면 당연히 방석을 더 높여서 하는 것은 불가능해진다. 골반을 더 말려 내려가게 하므로 허리가 아파서 할 수가 없게 되는 것이다. 1번 방석 숙제를 꾸준히 하고 있는데도 진전이 없다면, 모두 이런 경우에 해당된다고 할 수 있다.

방석의 접힌 부분을 허리쪽으로 올려 약간 엉치보다 위로 가게 하면 당장 허리가 많이 편해진다는 것을 느끼게 된다. 허리뿐만 아니라 장기도 편해진다는 것을 느끼게 된다. 골반이 제자리를 잡아 가면 장기가 제자리를 잡아 가면서 굳어 있던 것이 풀리게 되므로 장기도 편해진다는 느낌을 갖게 되는 것이다.

가끔씩 2번 방석 숙제를 매일 꾸준히 하는 사람이 있는데, 이것에 대해서도 다시 한 번 명확하게 지적해 두기로 하겠다. 2번 방석 숙제는 매일매일 하는 숙제가 아니고 몸에 특별한 증상이 있을때만 하는 숙제라는 것이다. 갑자기 심장이 뛴다거나, 혈압이 순간적으로 높아지는 등 이렇게 응급상황이 발생할 때 잠시 잠깐 하는 응급처치방법이라고 생각하면 된다.

그런데 이런 원리를 이해하지 못하고 처음에 조금 편하다고 2번 숙제를 계속 하게 되면, 흉추 1번에서 7번까지 완만한 곡선을 이루어야 할 부분이 오히려 꺾여 버려 가슴에 압박이 가해진다. 그러면 예기치 못한 가슴쪽의 부작용이 올 수 있으므로 특히 주의해야 한다.

### 걷기 숙제도 정확히

걷기숙제를 할 때에도 조심해야 할 사항이 있다. 방석숙제는 그냥 누워 있는 것이므로 방석의 위치만 바르게 하고 편하게 누워 있으면 되지만, 걷기숙제는 일어서서 해야 하므로 힘을 조절하고 자세도 잘 잡아야 한다.

우선 온몸에 힘을 빼야 한다. 힘이 들어가면 근육이 굳기 때문에 아무런 효과가 없을 뿐만 아니라 오히려 역효과가 날 수도 있다. 깍지를 끼고 걸을 때에는 팔을 안으로 말아 가슴이 최대한 펴지도록 해야 한다. 그리고 힘은 가슴이 펴질 만큼만 들어가고, 나머지는 전혀 힘이 들어가지 않도록 해야 한다.

양반걸음을 할 때에는 뒷짐 진 손을 앞으로 살짝 밀어 어깨가 뒤로 가게 하는 만큼만 힘이 들어가야 한다. 이것을 모르고 온몸 혹은 팔이나 등에 힘을 꽉 주고 하면 차라리 안 함만 못하게 된다. 근육이 빳빳하게 굳게 되는 운동을 해서는 안 되는 것이다.

다음으로 배를 쑥 내밀고 하지 말아야 한다. 배를 내밀면 허리는 1자가 되고 흉추 8, 9번이 안으로 꺾이면서 흉추 7번은 아래로 함몰되고 그 위의 상체는 뒤로 넘어가게 된다. 허리가 만곡을 이루도록 하기 위해서 하는 것이 걷기 숙제인데, 이런 자세가 되면 오히려 허리가 더 1자로 되고, 배는 더 나와 복부비만이 되어 버린다.

고개를 상방 15도 각도 정도 들고 하라는 것은 경추를 포함한 척추 전체의 생리적 만곡도를 갖추어야 근육 또한 긴장되는 부분이 없고 바르게 자리잡기 때문이다. 그런데 어떤 사람은 고개를 숙이고 TV를 보면서 이 운동을 한다. 이렇게 하면 아무런 효과가 없다는 것도 알아야 한다. 가장 좋은 것은 아무 소리도 들리지 않는 상태에서 눈을 감고 자신의 몸의 변화를 느끼면서 이 운동을 하는 것이다.

그러면 허리, 등, 목, 어깨, 팔목, 손목, 다리가 조금씩 달라지고 있다는 것을 느끼게 된다. 통증이 생겼다가 없어졌다를 반복하면서 서서히 사라져 가며 몸이 자기 자리를 잡아 간다는 것을 알 수 있게 된다.

### 5) 무릎 통증(퇴행성 관절염 등)

노인들에게 가장 많이 나타나는 증상 중 하나가 무릎 통증이다. 심한 사람은 100미터도 간신히 걸을 정도로 무릎에 심한 통증을 느낀다. 병원에 가서 진찰을 하면 퇴행성 관절염이라는 진단을 내린다. 노인이 돼서 퇴행하는 것이기 때문에 순응하는 것 외에 별다른 방법이 없다고 한다. 아니면 수술을 하든지 무릎관절을 아예 통째로 갈아 끼우라고 한다.

그러나 10대나 20대에도 이 병이 오는 것을 보면 노인이 돼서 무릎 연골이 퇴행했기 때문에 이 병이 생기는 것은 아님을 쉽게 알 수 있다.

**원인** ● 퇴행성 관절염은 무릎 관절을 형성하고 있는 뼈 중 아래에 있는 정강이뼈가 바깥쪽 방향으로 틀어지기 때문에 생기는 현상이다.

정강이뼈가 틀어지면 슬개골이 밑으로 내려가게 된다. 그러면 엑스레이 촬영을 할 때 연골 부분이 안 보이게 되는데, 이것을 가지고 연골이 퇴행했다고 하는 것이다. 연골은 워낙 질기게 만들어져 있기 때문에 죽을 때까지 절대로 퇴행하는 일은 없다.

무릎은 뼈가 부러지면 부러졌지 절대로 안쪽으로는 틀어지지는 않는다. 반드시 바깥쪽으로만 틀어지게 되어 있다. 바깥쪽으로 틀어지면 안쪽의 근육이 당겨지면서 굳어서 아픈 것이다.

이 통증 때문에 무릎을 완전히 뒤로 구부려 발뒤꿈치가 엉덩이에 닿는 것이 불가능하게 되고, 누워 있을 때에는 오금이 바닥에 닿지 않고 뜨게 된다. 무릎을 쭉 펼 수도 없게 되는 것이다. 무릎이 틀어졌을 때에는 반드시 이런 증세가 나타난다.

무릎이 틀어질 때 십자인대가 파열될 수도 있다. 예컨대 축구 같은 것을 하면서 빨리 뛰다가 급작스럽게 넘어지면 갑자기 정강이뼈가 틀어지면서 인대가 파열될 수도 있다. 그러면 틀어진 뼈대는 보지 못하고 파열된 인대만 묶어 주는 수술을 하는데, 이런 수술은 아무 소용이 없는 것이다.

인대가 파열되었다는 것은 실처럼 길게 생겨 묶여 있던 근육이 풀어졌다는 것인데, 이 인대가 파열된 것은 전혀 문제가 안 된다. 틀어졌던 무릎이 제자리로 돌아가고 나서 열흘만 지나면 파열되었던 인대는 저절로 붙어 버린다. 그러나 인대 수술을 한다고 해서 틀어져 있던 무릎이 제자리로 돌아가는 것은 아니다.

무릎 관절에 물이 차 부어 오를 경우 병원에서는 주사기로 물을 빼 주는데, 그래서는 안 된다. 심하게 아플수록 피가 더 많이 몰리고, 피가 많이 몰리면 열이 나므로 이 열을 식히려고 물이 차는 것 뿐이다. 틀어진 뼈가 원상태로 돌아가면 통증도 사라지고, 차 있던 물도 저절로 없어진다.

해법 ● 무릎 통증은 밖으로 돌아가 있던 정강이뼈가 제자리로 돌아오기만 하면 그 즉시 많이 호전된다. 앉았다 일어서기가 잘 안 되던 사람도 조금 불편하기는 하지만 할 수 있게 된다.

쪼그려 앉기가 힘들던 사람도 바로 쪼그리고 앉을 수 있게 된다. 바로 완전하게 회복되지 않는 것은 아직 굳어 있던 근육이 다 풀리지 않았기 때문이다. 이런 경우 무릎을 찬물에 10분간 담가 식혀 주면 부기가 빠지면서 한결 편해지고, 1주일 이상 지나면 완전히 정상으로 돌아간다.

무릎이 틀어지는 것도 고관절이 틀어져 있기 때문이다. 먼저 어느 쪽 고관절이 틀어져 있는지를 알아야 한다. 대개는 무릎이 아픈 쪽 고관절이 틀어져 있는경우가 많은데 반대편 고관절도 틀어져 있을 수 있으므로, 잘 판별해서 바로잡아야 한다.

고관절을 바로잡지 않고 무릎만 잡아 주면 불완전할 뿐만 아니라 추후 곧 다시 무릎이 틀어지게 된다. 틀어진 무릎을 바로잡은 후에는 반드시 아래로 처진 슬개골(종지뼈)을 올려주어야 한다. 그래야 교정이 완료된다. 이 슬개골이 아래로 내려가면 엑스레이 촬영 때 연골이 보이지 않게 된다고 했는데, 슬개골을 올려주면 퇴행했다고 하는 연골도 제 모습을 드러낸다.

슬개골은 무릎이 틀어질 때에도 처지지만, 그렇지 않은 경우에도 처질 수 있다. 슬개골이 아래로 내려가면 무릎 안쪽이 아픈 것이 아니라 위나 아래가 시큰거리며 아프다. 이것도 슬개골을 정상적인 위치로 올려주면 이 증세는 바로 사라진다.

시간이 있는 노인 분들은 무릎과 연결되는 지점의 정강이뼈 아래 부분을 그냥 자주 톡톡 쳐 주기만 해도 무릎의 통증은 조금씩 완화된다. 이와 함께 1번 방석 숙제를 '매일 꾸준하게' 하면 허리가 세워지면서 고관절도 맞아 들어가고, 언젠가는 틀어졌던 무릎도 제자리로 돌아가 무릎 통증에서 완전하게 벗어날 수 있게 된다.

### 6) 파킨슨병

파킨슨병은 1,000명당 2명 정도 발병되는 비교적 흔한 질환으로 치매와 함께 노인에게 올 수 있는 치명적인 질병으로 알려져 있다. 이 병에 걸린 사람은 머리를 앞으로 내밀고 몸통과 무릎이 굽은 특이한 자세를 취하고 있다. 이 병에 걸리면 처음에는 손이나 발이 떨리다가, 병이 진행되면서 혼자 걷지도 못하게 되고, 나중에는 항상 누워서 지내야 할 만큼 심각해진다.

초기 증상은 보통 전신 쇠약감이나 피로감이라고 한다. 파킨슨병이 본격적으로 나타나면 손과 발이 떨리고 몸통이나 목, 사지가 뻑뻑하게 경직된다. 움직임이 느려지면서 운동장애를 느끼고, 특히 보행의 속도가 느려지고 보폭이 짧아지며 종종걸음이 나타난다.

이런 증세 외에 언어장애, 부종, 피부질환, 시각장애, 소화기계통, 비뇨기계통 등에도 이상증세가 나타난다.

**원인** ● 위와 같이 많은 증세가 나타난다고 할 때 어떤 것이 이 병의 근본원인 인가를 알아야 한다. 이 병의 원인은 등이 굽어 흉추 3, 4번이 틀어져 있기 때문이다. 이곳에서는 사지四肢와 몸통, 목까지 가는 '근육'을 관장하는 자율신경이 갈라져 나오는데 이것이 약해진 것이다.

그러면 몸은 자구책으로 스스로 신경을 틔우기 위해 떨게 된다. 처음에는 휴식할 때처럼 몸이 편할 때에만 떨다가 나중에는 움직일 때도 떨게 된다. 이미 신경이 많이 약해져 있다는 이야기다. 움직임이 느려지면서 운동장애를 느끼게 되는 것은 신경이 덜 가 마음먹은 대로 움직여지지 않기 때문이다.

사지, 몸통, 목까지 뻑뻑해지게 되는 것은 자율신경이 약해진 데다 근육이 굳어 있기 때문이다. 보행 속도가 느려지고 보폭이 짧아지며 종종걸음이 나타나는 것은 다리로 가는 신경이 약해진 데다 다리 근육이 굳어 있기 때문이다. 보조기구를 이용하다가 결국은 휠체어를 탈 수밖에 없게 되는 것은 자율신경이 약해지다가 드디어 완전히 막혀 버렸기 때문이다. 이 상태가 되면 자율신경을 되살릴 수 있는 방법은 거의 없게 된다.

그런데 가장 중요한 것은 이 병이 있는 사람은 모두 앞으로 심하게 구부러진 자세를 하고 있다는 것이다. 이 병에 걸려 있는 사람이 가족들한테 가장 많이 지적받는 것이 "몸을 좀 펴 보시라!" 하는 것이다.

이 병에서 핵심적인 증세 외에 부가되어 나타나는 것은 모두 몸이 구부러져 있을 때 같이 나타날 수 있는 여러 가지 증세라고 보면 된다. 이에 대해서는 이미 앞에서 다른 질환을 다룰 때 여러 번 자세하게 다루었으므로, 여기에서는 생략 하도록 한다. 어쨌든 이 병이 있는 사람도 몸이 너무 심하게 구부러져 있으므로 사람에게 올 수 있는 병은 모두 올 수 있다고 보면 된다.

파킨슨병이라는 것도 원인은 단순한 것이다. 고관절이 틀어져 있고 등이 심하게 굽어 있으며 목 또한 굽어 있는 것이다. 그 중에서 3, 4번이 틀어질 때 이 병의 전형적인 증세가 나타나는 것이다. 여기에서 나오는 신경이 점차 약해지다가 드디어 완전히 막혀 버리면 더 이상 손을 쓸 수 없게 된다. 그러나 완전히 막혀 버리지는 않고 신경만 살아 있다면 해결 방법이 전혀 없는 것은 아니다.

**해법** ● 이 병에서 벗어나는 방법도 다른 병과 마찬가지이다. 고관절, 엉치, 흉추, 경추를 잡아 줌으로써 심하게 틀어져 있는 골격을 바르게 할 수 있는 여건을 마련해 주고, 1번 방석숙제와 걷기숙제를 '매일 꾸준하게' 함으로써 몸을 펴면 된다. 그러면 흉추 3, 4번도 제자리를 잡게 된다. 그러면 부족한 도파민도 스스로 충분히 만들어 낼 수 있고, 이 병 또한 충분히 이겨낼 수 있게 된다.

여기서 하반신마비와 파킨슨병의 차이에 대해 한번 알아보도록 하자. 다른 곳은 마비가 오지 않고 하반신만 마비가 일어나는 것은 흉추 12번이 요추 1번 위로 접질려서 다리로 가는 자율신경이 눌려 이 신경이 약해져 가기 때문이다.

높은 데서 떨어지거나 자동차 사고가 났을 때 흉추가 요추 위로 접질릴 수 있다. 흉추 3, 4번이 틀어지면 전신의 근육이 마비되어 가지만, 이렇게 됐을 때에는 다리만 마비된다. 이것은 이 부분에서는 다리로만 가는 신경이 갈라져 나오기 때문이다.

이 신경 역시 완전히 죽어 버리면 다시 살릴 수 있는 방법도 없게 된다. 그러나 이 신경 역시 한꺼번에 완전하게 죽어 버리는 일은 극히 드물다. 대개는 서서히 약해져 간다. 아직 신경이 살아 있을 때 접질린 뼈를 빼 주고 1번 방석숙제를 해서 허리를 세우면 이 마비에서 벗어날 수 있다.

근육이 마비되는 것은 신경이 약해져 가기 때문에 생기는 현상이다. 때문에 틀어진 뼈를 바로잡아 신경을 틔워 주면 마비현상은 없어지는 것이다.

### 7) 치매

이 병에 걸리면 초기에는 이름, 날짜, 장소 같은 것을 기억하지 못하다가, 심해지면 화장실을 가거나 요리를 하거나 신발을 신는 등의 일상적인 일까지 잊어버리게 된다.

여기에다 우울증이나 인격의 황폐화, 격한 행동 등 정서장애가 따르는 경우가 많다. 예선에는 노망老妄(늙어서 망령이 듦)이 들었다고 해서 어쩔 수 없는 것으로 치부해 버렸지만, 치매에도 분명한 원인이 있으므로 해결책도 있는 것이다.

현대의학에서는 알츠하이머병, 혈관성 치매, 파킨슨병 등 여러 가지 요인에 의해 치매가 유발된다고 한다.

**원인** ● 그러나 치매의 원인은 오른쪽 목이 접질려 두뇌로 가는 신경이 상당히 약해져 있기 때문이다. 치매에 걸린 사람을 보면 목이 오그라들어 있다. 목의 오른쪽 근육을 눌러 보면 근육이 아니라 마치 뼈인 것처럼 딱딱하게 굳어 있다. 그리고 귀 위에 있는 독맥을 만져 보면 두툼하게 튀어나와 있고, 이 독맥을 살짝 건드리기만 해도 자지러지게 아파한다.

치매는 기억력이나 지남력指南力(시간과 장소, 상황이나 환경 따위를 올바로 인식하는 능력)의 감퇴, 언어장애, 판단력 장애, 정신장애 등 두뇌가 제 기능을 발휘하지 못할 때 나타나는 여러 가지 증후군을 말한다.

두뇌의 이상은 두뇌 자체에 원인이 있는 것이 아니라 중추신경계 중에서도 핵심을 차지하고 있는 흉수, 그 중에서도 제3, 4, 5번 흉수와 잘 연결되지 않을 때 오는 것이라고 보아야 한다. 목이 꺾여 접질리면 두뇌로 연결되는 신경이 약해지게 되고, 그럴 때 두뇌에서는 여러 가지 형태의 이상이 오게 되는 것이다.

이미 두뇌로 가는 신경이 많이 약해져 있는 상태에서 갑자기 정신적 충격을 받거나 어떤 동작으로 인해 심하게 꺾이면 신경이 과부하를 견디지 못하고 순간적으로 끊어지게 된다. 갑자기 쓰러지거나 간질 등으로 발작을 일으키는 것도 이것 때문이다.

뇌종양이라고 부르는 것은 뇌에 종양이 생긴 것이 아니라 신경이 통하지 않을 때 뇌의 신경세포가 퍼져 버리는 것을 말한다. 뇌압이 높아지는 것도 뇌 자체의 문제가 아니라 신경이 통하지 않을 때 나타나는 현상이다. 뇌압은 머리를 찬물로 식혀 주면 금세 떨어진다.

치매에 걸렸을 때 점차 기억력을 상실하게 되는 것 역시 목의 오른쪽이 심하게 접질려 있어 두뇌로 가는 신경이 점점 더 약해져 가기 때문이다. 치매에 거의 우울증 같은 정신장애가 동반되는 것은 등이 굽어 역시 두뇌와 연결되는 신경이 약해져 있기 때문이다. 치매에 동반되는 다른 두뇌의 현상도 두뇌와 연결되는 신경이 약해져 가면서 나타나는 현상이다.

**해법** ● 치매는 목이 심하게 틀어져서 오는 것이지만, 그 시작은 역시 고관절이 틀어져서 등이 굽어 있기 때문이다. 따라서 치매를 고치려면 고관절, 엉치, 흉추, 경추, 오른쪽 귀위 독맥을 차례로 잡아 주어야 한다. 그리고 나서 1번 방석숙제와 걷기 숙제, 도리도리 운동을 '매일 꾸준하게' 해야 몸이 펴지면서 목까지 풀어져 신경이 풀리면서 이 병에서 벗어날 수 있다.

치매가 아주 깊어진 경우라도 매일 도리도리 운동만 열심히 한다면 큰 효과를 볼 수 있다. 그런데 문제는 이미 치매가 깊어진 상태라면 당사자가 이런 운동을 하려고 하지 않는다는 데 있다. 이럴 때에는 가족이 신경을 써서 1번 방석숙제를 한 시간 이상의 간격을 두고 여러 번 하게 하는 것이 가장 좋은 방법이다. 그러면 등과 목이 풀리면서 어느 정도 효과를 볼 수 있을 것이다.

이 병 역시 조기에 발견되면 몸의 균형을 잡아 줌으로써 어렵지 않게 고칠 수 있다. 그러나 모든 병이 오래 진행되면, 특히 신경이 약해져 있는 상태가 오래 지속되면, 신경이 점점 더 약해져 거의 기능을 발휘하지 못하기 때문에, 신경이 살아나는 데 훨씬 더 많은 시간이 걸린다.

때문에 평상시에 몸의 균형이 깨지지 않도록 노력하는 것이 중요하다. 치매 예방법 역시 몸을 펴고 사는 것이다. 등이 굽고 목이 굳어서 생기는 질환이기 때문에 1번 방석 숙제와 걷기 숙제를 매일 한 번 이상 하는 것이 가장 좋은 예방법이다. 여기에다 틈나는 대로 도리도리 목 운동을 해 주면 치매에 걸릴 일은 없다. 치매 증세가 오기 시작했다고 생각될 때에는 가슴을 펴고 고개를 약간 젖히고 도리도리 목 운동을 자주 하면 치매는 스스로 물러간다.

## 8) 뇌졸중(중풍)

**원인** ● 중풍은 혈액순환에 문제가 생겨서 생기는 질환이 아니라 몸이 심하게 틀어져 있어 생기는 질환이다. 목이 접질러 있으면 뇌로 가는 신경이 약해지는데, 이런 상태에서 갑자기 흥분하게 되면 신경에 급격하게 과부하가 걸리게 된다. 그러면 그 부하를 이겨내지 못하고 순간적으로 신경이 완전히 막혀 버려, 흉수와 두뇌 사이의 연결이 두절돼 버리면서 온몸의 신경이 순간적으로 끊어져 쓰러지게 된다.

고혈압이 뇌졸중의 원인인 것처럼 이야기하는 경우도 있는데, 뇌졸중은 혈압과는 아무런 관계도 없다. 다만 고혈압이 있는 사람은 등이 많이 굽어 있고 목이 자라목이 되어 있어서, 이런 사람은 뇌졸중에 걸릴 확률이 상당히 높다고 할 수는 있다.

뇌졸중과 고혈압은 인과관계가 있는 것이 아니라 같은 원인에 의해 올 수 있는 두 가지 질환인 것이다. 여기에 더해 어깨가 앞으로 처지거나 틀어져 가슴이 많이 함몰되어 있는 사람은 이미 심장이 많이 약해져 있다. 그때 풍을 맞고 앞으로 쓰러지면 사망에 이르게 될 가능성이 높아지는 것이다.

**해법** ● 풍을 맞고 쓰러졌다가 일어나고 나서는 한 달(생체리듬의 한 주기) 이내에 몸을 바로잡아 주는 것이 좋다. 그 이후에는 신경이 많이 약해져 있기 때문에 바로잡아 주어도 회복 속도가 아주 느리다. 또 근육이 심하게 굳어있어 움직이려면 고통스럽기 때문에 스스로 회복하기 위한 운동을 포기하는 경우가 많이 생긴다.

뇌졸중 역시 기본적으로 고관절이 틀어져서 오는 것으로 보면 된다. 이로 인해 엉치가 틀어지고 흉추, 경추까지 휘어져 있어 허리와 등, 목이 심하게 굽어 있는 것이다. 고관절부터 잡고 흉추, 경추를 잡고 귀 위에 있는 독맥을 풀어 주어야 한다. 그러고 나서 운동을 통해 바른 자세를 갖게 함으로써 근육을 풀고 신경을 틔워 주어야 완전하게 회복할 수 있다.

우선 걸음걸이가 잘 안 되는 것은 그쪽 고관절이 틀어져 있었기 때문이다. 고관절을 바로잡아 주면 일단은 그쪽 다리에 한결 힘이 들어간다. 그러나 제대로 걸으려면 신경이 더 살아나야 한다.

이때 방법은 책상이나 식탁, 의자 등을 뒤로 하고 서서 손등을 대거나 손으로 잡고 앉았다 일어서기를 반복하면 된다. 또 등 뒤로 의자 손잡이를 잡고 앞으로 걸으면 몸이 펴지면서 제자리 걸음이 되므로 이것도 계속 하면 된다. 잘 안 되면 되는 만큼만 하고, 다음에 또 되는 만큼만 하는 식으로 꾸준히 계속하면 된다. 그러면 아주 조금씩 풀어지게 된다.

팔이나 손이 꼬여 돌아가는 것은 기본적으로 어깨가 틀어져 있기 때문이고 이에 더해 손목이나 팔목이 틀어져 있기 때문이다. 어깨와 손목, 팔목을 바로잡아 주면 일단은 팔이나 손에 힘이 들어가고 꼬여 있던 것이 어느 정도 풀리기는 한다. 그러나 제대로 쓰려면 신경이 더 살아나야 한다.

방법은 누운 상태에서 팔꿈치를 바닥에 대고 위팔을 고정한 채 아래팔을 들었다 놓았다 하는 것과 주먹을 쥐었다 폈다 하는 잼잼 운동을 하는 것이다. 이 역시 잘 안 되면 되는 만큼만 하고, 다음에 또 되는 만큼만 하는 식으로 계속하면 된다. 그러면 아주 조금씩 풀어지다가 드디어는 다 풀어지게 된다.

또 뇌졸중은 목의 좌와 우 중 어느 쪽이 틀어져 있느냐에 따라 증상이 다르게 나타난다. 목의 오른쪽이 틀어져 있으면 언어장애가 오고, 왼쪽이 틀어져 있으면 음식을 먹을 때 흘리게 된다. 양쪽이 다 틀어져 있으면 두 가지가 다 나타난다. 이런 증세는 목을 바로 잡아 주면 바로 많이 호전된다. 그리고 도리도리 운동을 통해 목 근육이 풀리면 모두 다 사라지게 된다.

예방법은 평소에 1번 방석숙제와 걷기숙제를 '매일 꾸준하게' 해서 몸을 펴고, 좌우로 고개를 돌리는 도리도리 목운동을 하는 것이다. 몸만 펴고 있으면 뇌졸중에도 걸리지 않는 것이다.


## 9) 어지럼증

**원인** ● 어지럼증이 오는 데는 네 가지 원인이 있다. 빈혈이 있거나 공명이 막혀 있을 경우, 왼쪽 목이 접질려 있거나 등이 많이 굽어 있을 때 어지럼증이 온다. 이 중 어느 하나만 해당되어도 어지럼증이 온다. 두 가지 이상이 겹치면 당연히 더 심하게 어지럼증을 느끼게 된다.

항상 어지럼증을 느낀다면 빈혈이 있는 것으로 보아야 한다. 피가 모자라서 어지럼증을 느끼는 것이다. 빈혈을 퇴치하면 이런 어지럼증은 사라진다. 빈혈은 철분이나 헤모글로빈이 부족해서가 아니라 우리 몸에서 피를 만드는 능력이 떨어져 있기 때문에 생긴다.

**해법** ● 이 역시 등이 굽어 흉추 3번에서 갈라져 나오는 자율신경이 눌려 있기 때문이다. 따라서 빈혈과 함께 이 어지럼증을 잡는 방법은 등을 펴는 것이고, 여기에는 1번 방석 숙제가 가장 효과가 좋다.

항상 어지럼증이 나타나는 것이 아니라면 나머지 세 경우에 해당된다. 공명이 막혀 있으면 오장육부가 하수되어 여러 가지 질환이 나타나면서 속이 메스껍거나 어지러운 증세가 함께 나타나기도 한다. 공명 틔우기를 해서 딱딱하던 배가 말랑말랑해지면 오장육부의 병과 함께 메스껍거나 어지러운 증세도 함께 사라지게 된다.

등이 굽어 특히 흉추 3번 위쪽의 근육이 많이 굳어 있어도 어지럼증을 느끼게 된다. 흉수와 뇌수가 잘 연결되지 않기 때문이다. 이 경우에도 1번 방석 숙제를 통해 등을 펴면 자연스레 어지럼증도 사라진다.

마지막으로 왼쪽 목이 틀어져 있어도 어지럼증이 온다. 왼쪽 목이 틀어져 있을 때에는 눈, 코, 귀, 입, 얼굴로 가는 신경이 눌려 이들 기관에 이상이 올 수가 있기 때문이다. 그 중에서도 귀로 연결되는 신경에 이상이 생겼을 때 어지럼증이 온다.

귀에는 몸의 균형감각을 담당하는 전정기관이 있는데, 이 기관과 중추신경계를 연결하는 신경이 약해져 있을 때 어지럼증을 느끼게 되는 것이다.

이럴 때에는 왼쪽 목을 바로잡아 주면 어지럼증이 사라지게 되는데, 그래도 다시 어지럼증이 생기는 경우가 많이 있다. 이는 등이 많이 굽거나 왼쪽 어깨가 앞으로 틀어져 목을 바로잡아 주어도 다시 목이 틀어지기 때문이다.

이럴 때에는 걷기 숙제나 1번 방석 숙제, 공명 틔우기를 통해 등이나 어깨를 바로잡아야 근본적인 해결책이 될 수 있다.

몸을 바로 세우는 것,
가슴을 펴는 것은 언뜻 쉬워보이지만
우리들의 오랜 습관과 주변환경은 늘 등을 굽게 하고
고개를 숙이게 하고 움츠리게 만들고 있다.

사고나 유전병을 제외하고
우리몸에 오는 질병의 90%는
내 몸이 바로 서 있지 못해서 오는 것이다.

"자연으로돌아가자!"
그 어떤 기계도 운동기구도,
약도 필요로 하지 않는
자연과 내 몸만으로도
우리의 질병은 90% 이상 예방할 수 있다.

몸살림 이야기, 다섯

# 증상별 원인 및 대처법

5

우리가 일상생활을 하다 보면 몸에 여러 가지 불편한 증상이 나타날 수 있다. 어떤 증상은 일시적으로 나타났다가 금세 사라지기도 하지만, 어떤 증상은 상당히 오랫동안 사라지지 않고 우리들을 괴롭히기도 한다.

이러한 질환의 90% 이상은 고관절에 이상이 생겼기 때문이다. 고관절의 이상은 몸의 균형을 무너뜨려 위로는 척추를 틀어지게 하고, 아래로는 무릎과 발목을 틀어지게 한다. 이것 때문에 몸이 앞으로 굽고 오장육부가 아래로 처져 공명을 막아 병이 오게 되는 것이다.

따라서 먼저 고관절의 이상을 바로잡고 위로는 엉치와 척추를, 그리고 아래로는 무릎과 발목의 이상을 바로잡아 주어야 근본적으로 나을 수 있다. 다만 증상마다 틀어진 곳이 다르고 그 정도가 다르기 때문에 이에 따라 해법도 달라진다.

틀어진 관절을 바로잡은 후에는 반드시 '매일 꾸준하게' 평생 숙제인 1번 방석 숙제와 걷기 숙제를 해야 한다. 이 운동을 하지 않으면 몸을 바로잡기 이전과 똑같은 상태로 돌아가기 때문이다. 게다가 이때 몸은 더 큰 고통에 시달릴 수도 있다. 아프다가 몸이 바로잡혀 좋은 상태를 경험했기 때문에, 예전으로 돌아가면 더 아프다고 느낄 수도 있기 때문이다.

### 두통 / 편두통

두통은 대개 목뼈가 삐거나 접질려 있기 때문에 나타난다. 두뇌의 각 부위로 가는 신경은 모두 목뼈를 경유해서 가게 돼 있는데, 목뼈가 틀어져 있으면 근육이 굳어 이들 신경을 누르게 돼 신경이 약해지면서 과부하를 받게 된다. 이때 나타나는 증상이 두통이다. 그 중에서도 편두통은 목뼈가 접질려서 신경이 심하게 약해져 있을 때 나타나는 현상이다.

▶ 편두통처럼 욱신욱신 아픈 것은 목뼈가 접질려 있기 때문이고, 띵한 정도로 아프면 목뼈가 삐어 있기 때문이다. 또 뒷골이 당기고 아픈 것은 턱관절이 틀어져 밀리면서 머리 뒤의 근육을 잡아당기기 때문이며, 주기적으로 깨질 듯이 아픈 긴장성 두통은 흉추 3번이 틀어져 있고 목이 접질려 있기 때문이다.

삐거나 접질려 있는 오른쪽 목뼈를 바로잡아 주는 것이다. 그리고 뒷골이 당기고 아플 때에는 턱관절을 바로잡아 주어야 한다. 목뼈를 바로잡는 순간 두통은 그 자리에서 사라진다.

이렇게 목뼈가 삐거나 접질려 틀어지는 원인은 목뼈 자체에 있을 수도 있지만, 고관절부터 시작하여 목뼈까지 틀어지는 경우가 많다. 특히 장기적으로 편두통을 앓고 있거나 긴장성 두통이 있다면, 그런 사람은 반드시 고관절부터 틀어져 있는 것이므로 고관절부터 바로 잡아야 한다. 고관절, 엉치, 흉추 7번, 그 위의 흉추, 경추를 잡고, 오른쪽 귀위 독맥을 풀어 주어야 한다.

### 치매

치매는 목의 오른쪽이 심하게 접질려 있어 두뇌로 가는 신경이 점점 약해져 있기 때문이다. 목이 심하게 틀어져서 오는 것이지만, 그 시작은 역시 고관절이 틀어져서 등이 굽어 있기 때문이다.

▶ 따라서 치매를 고치려면 고관절, 엉치, 흉추 7번, 그 위의 흉추, 경추, 오른

쪽 귀 위 독맥을 차례로 잡아 주어야 한다.

이 병 역시 초기에 발견되면 몸의 균형을 잡아 줌으로써 어렵지 않게 고칠 수 있다. 그러나 모든 병이 오래 진행되면, 특히 신경이 약해져 있는 상태가 오래 지속되면 신경이 점점 더 약해져 거의 기능을 발휘하지 못하게 되기 때문에, 신경이 살아나는 데 훨씬 더 많은 시간이 걸린다.

치매 증세가 오기 시작했다고 생각될 때에는 가슴을 펴고 고개를 약간 젖히고 도리도리 목운동을 자주 하면 치매는 스스로 물러간다.

### 중풍

목이 접질려 있으면 뇌로 가는 신경이 약해진다. 이런 상태에서 갑자기 흥분하게 되어 신경에 급격하게 부하가 걸리면 그 부하를 이겨내지 못하고 순간적으로 신경이 완전히 막혀 버린다. 그러면 흉수와 두뇌 사이의 연결이 완전히 두절돼 버리면서 온몸의 신경이 순간적으로 끊어져 쓰러지게 된다.

뇌출혈, 뇌혈전증, 뇌색전증 같은 것은 신경이 완전히 막힐 때 뇌가 부풀어 오르면서 나타나는 현상이다. 앞으로 꺾여서 심장에 갑작스런 압박을 주지만 않게 되면 바로 사망에 이르지는 않게 된다.

▶ 풍을 맞고 쓰러졌다가 일어나고 나서는 한 달(생체리듬의 한 주기) 이내에 몸을 바로잡아 주는 것이 좋다. 그 이후에는 신경이 많이 약해져 있기 때문에 바로잡아 주어도 회복 속도가 아주 느리다.

운동방법은 노인 건강의 뇌졸중(중풍) 편을 참조하면 된다.

### 고혈압

고혈압의 원인은 흉추 3번에 이상이 있기 때문이다. 흉추 3번이 제자리에서 오른쪽으로 삐져나오게 되면 혈압을 조절하는 기능을 가진 자율신경이 눌리게 되고, 이 때문에 심장에서 혈압을 조절하는 기능이 떨어지게 된다. 저혈압이 오는 것 역시 흉추 3번이 틀어져 있기 때문이다.

▶ 틀어져 있는 흉추 3번 뼈를 교정함으로써 우리 몸이 혈압을 조절하는 기능을 되찾도록 하면 된다. 그런데 흉추가 휘어지는 것은 그 자체에 원인도 있겠지만, 대개는 고관절이 틀어지면서 엉치가 틀어지고 흉추까지 휘어지는 경우가 많다. 이럴 때에는 고관절부터 바로잡고 엉치를 잡고 흉추를 바로잡아야 한다.

### 녹내장

안압의 변화, 즉 눈의 압력인 안압이 높아지기 때문에 녹내장이 생기는 것이다. 그리고 그 원인은 시신경이 막히면서 이러한 능력을 상실하기 때문에 오는 것이다.

▶ 약해진 시신경을 정상으로 돌아가게 하면 된다. 왼쪽 귀 두 치 위에 신경이 뭉쳐 있는 독맥 자리가 있는데, 이곳을 집중적으로 풀어 주고, 귀를 따라 둥그렇게 목뼈로 연결되는 시신경을 풀어 주면 안압은 자동적으로 내려간다. 눈썹 끝 부분을 자주 문질러서 풀어주면 도움이 된다.

그러나 녹내장이 될 만큼 시신경이 약해진 것은 목의 왼쪽이 접질려 있고 등이 굽어 있기 때문이다. 또 등이 굽은 것은 엉치가 밑으로 말려 내려가 있기 때문이고, 이는 고관절이 틀어져 있기 때문이다. 따라서 고관절부터, 엉치, 흉추, 경추, 왼쪽 귀위 독맥까지 차례로 풀어 주어야 한다.

### 백내장

목이 왼쪽으로 틀어지면서 눈으로 가는 신경이 막혀 안압의 변화, 즉 눈 속의 압력인 안압이 높아지기 때문에 생기는 것이다. 녹내장과 원인은 똑같은 것이다.

▶▶ 위의 녹내장과 같은 방법으로 하면된다. 샤워할 때 물줄기를 맞으면서 눈 비비기를 해주면 도움이 된다.

### 시력저하

이미 나빠진 시력은 회복하기가 어렵지만, 시력이 급격하게 떨어질 때 조치를 잘 해 주면, 저하를 막을 수 있다. 급격한 시력저하는 시신경이 막히면서 온다. 시신경은 경추 왼쪽에서 갈라져 나와 귓바퀴에서 두 치쯤 되는 지점을 돌아 귀 위의 독맥을 거쳐 눈으로 들어가는 신경이다.

어린이나 청소년 시절에 시신경이 약해지면 급격하게 시력이 떨어진다. 또 이 시신경이 약해지면 눈이 침침하거나 사물이 이중으로 겹쳐서 보이기도 하고 바늘로 찌르는 듯이 아프게 느껴지기도 한다. 사시 또한 이 신경이 약해져서 오는 현상이다.

▶▶ 시력저하를 막는 방법은 시신경을 틔워 주는 것이다. 시신경이 막히는 것 역시 기본적으로는 고관절이 틀어져서 등이 굽고, 이로 인해 목의 왼쪽이 심하게 틀어져 있기 때문이다. 고관절과 엉치, 흉추 7번, 그 위의 흉추, 경추를 잡고, 귀 위 독맥부터 시작해서 시신경이 지나가는 자리를 손가락으로 때려서 풀어 주어야 한다.

### 비염

목뼈가 왼쪽으로 삐거나 접질리면 신경이 눌리고 자극을 받아 비염 증상이 나타난다. 특히 비염은 흉추 1, 2번의 기관지로 가는 신경과 경추가 함께 틀어지면서 오는 현상으로 보면 된다. 그리고 흉추와 경추가 틀어진 것은 고관절이 틀어져 있기 때문이다.

▶▶ 우선 고관절, 엉치, 흉추, 경추를 바로잡아야 한다. 비염 증상이 온 지 얼마 안 됐을 때에는 흉추와 목뼈를 바로잡아 주면 금세 낫지만, 오래되었을 때에는 이

것만 가지고는 안된다.

  그때에는 죽염가루를 이용하는 민간요법을 함께 쓰면 된다. 죽염 가루를 팥알 크기만큼 손가락 위에 올려놓고 코로 빨아들인다. 그리고 나서 10분 정도 누워 있으면 콧속의 분비물이 빠져나온다. 심한 증세일 때에도 3일 정도 매일 이 처방을 하면 호전이 된다.

### 이명

이 현상은 목뼈가 틀어져 왼쪽 목의 근육이 굳어 있기 때문에 귀로 연결되는 신경이 막혀서 나타나는 것이다.

▶ 삐거나 접질린 목뼈를 바로잡아 주고 굳어 있는 왼쪽 목 근육을 풀어 주면 신경이 풀리면서 서서히 없어진다. 이명현상이 장기간 지속되는 사람은 목뼈만 틀어져 있는 것이 아니라 고관절도 함께 틀어져 있다. 이것이 목뼈까지 틀어지게 한 원인이므로 고관절도 함께 바로잡아야 근본적인 해결책이 될 수 있다. 고관절, 영치, 흉추 7번, 그 위의 흉추, 경추, 왼쪽 목 근육의 순으로 바로잡아야 한다.

### 턱 / 구안와사

요즘에는 턱이 비뚤어져 모양새가 보기 흉하다고 해서 젊은 여자들 중에는 턱을 깎아내는 수술을 하는 사람이 많다. 턱이 비틀어져 있는 것은 단순히 왼쪽이나 오른쪽 턱관절이 조금 틀어져 있는 것 뿐이다.

▶ 턱을 살짝 쳐서 틀어져 있는 턱관절을 바로잡으면 비틀어져 있는 턱은 바로 정상으로 돌아간다. 구안와사에 걸려 있는 사람도 틀어져 있는 턱과 접질려 있는 목을 바로잡으면 정상으로 돌아올 수 있다.

  물론 목이 접질려 있다는 것은 고관절부터 틀어져 있다는 이야기가 된다. 이런 경우에는 고관절, 엉치, 흉추 7번, 그 위의 흉추, 경추 순으로 잡아 주고 왼쪽 귀위 독맥을 풀어 주면 된다. 그리고 눈 옆의 굳어 있는 근육을 손가락으로 문질러 주어야 빠른 시간 내에 정상으로 돌아갈 수 있다.

구안와사가 오래돼 근육이 굳고 신경이 많이 죽어 있을수록 정상으로 돌아오는 데 시간이 걸리므로, 발견된 즉시 잡아 주는 것이 좋다. 그렇다고 숙달된 사람이 아니면 아무나 턱을 쳐서는 안 된다. 잘못하면 더 심하게 틀어지거나 뼈가 상할 수도 있기 때문이다.

치과병원에 다녀오면서 턱이 틀어지는 경우도 있으므로 턱관절을 바로잡아 주는 것이 좋다. 그 방법은 빠진 쪽의 턱 옆면을 주먹을 말아 쥐고 엄지와 검지가 있는 쪽으로 45도 각도로 위로 쳐 주거나 엄지와 새끼손가락을 제외한 세 손가락을 눈 밑 광대뼈에 걸치고 손바닥의 패인 부분을 턱에 대고 세게 당겨 주면 틀어진 턱관절은 제자리로 들어간다. 그러나 틀어진 채로 시간이 지나면 한쪽으로 밀리기도 하고 근육이 굳기도 하기 때문에 바로잡는 방법이 복잡해진다.

### 어지럼증

원인은 목이 삐거나 접질려 있기 때문이다. 빈혈 때문에 어지럼증을 느낀다면, 간헐적으로 어지럼증이 오는 것이 아니라 늘 어질어질한 증세로 나타난다. 목이 삐거나 접질려 있으면 뇌로 가는 신경이 약해지는데, 이로 인해 귀에 들어 있는 몸의 평형을 주관하는 전정기관이 혼란을 느껴 어지럼증이 나타나는 것이다.

▶ 목뼈를 바로잡아 주면 이런 현상도 함께 사라진다. 그런데 어지럼증이 일시적인 것이 아니라 간헐적으로 나타나는 사람도 있다. 이런 경우에는 목뼈가 틀어진 원인이 고관절이 틀어졌기 때문이다. 고관절, 엉치, 흉추를 잡고 나서 경추까지 바로잡아 주어야 한다.

이 외에도 흉추 3, 4, 5번에서 두뇌로 가는 신경이 약해지면서 어지럼증을 느낄 수도 있고, 공명이 막혀 일시적으로 어지럼증을 느끼는 경우도 있다. 어지럼증은 몸을 구부리고 있기 때문에 나타나는 현상이다. 몸을 펴고 살면 어지럼증은 나타나지 않는다.

### 여드름

흉추 4, 5, 6번에서는 내분비계로 통하는 신경이 갈라져 나오는데, 이 신경은 우리 몸의 호르몬과 피지 등을 분비하고 조절하는 역할을 한다. 흉추가 틀어져 이 신경이 눌리면 피지와 호르몬의 양을 제대로 조절하지 못하기 때문에 여드름이 생긴다.

▶▶ 여드름이 나는 것은 고관절이 틀어지면서 흉추 4, 5, 6번이 틀어져 내분비 계통이 제 역할을 하지 못하고 있기 때문이다. 그런 사람은 먼저 고관절을 바로 잡은 후 엉치, 흉추 7번, 그 위의 흉추 순으로 바로잡아야 한다.

### 멀미

멀미는 목뼈가 틀어져 있기 때문에 나타난다. 목뼈가 틀어져 있으면 귀로 가는 신경이 약해지게 되는데, 탈것에 타서 요동이 심하면 평형감각 기관으로 가는 신경에 과부하가 주어져 더 막히게 되기 때문에 멀미 증상이 나타난다.

▶▶ 목뼈를 바로잡아 주면 멀미는 사라진다. 상시적으로 멀미를 한다면 이는 등뼈가 잘못돼 목이 틀어지는 것이므로, 등까지 함께 잡아 주어야 한다. 목뼈와 등뼈가 틀어져 있는 것은 고관절이 틀어져 있기 때문이므로 고관절을 함께 바로잡아 주는 것이 좋다.

고관절, 엉치, 흉추 7번, 그 위의 흉추, 경추를 잡고, 왼쪽 귀 위 독맥을 풀어 주어야 한다. 상시적으로 멀미를 하는 사람은 '매일 꾸준하게' 1번 방석 운동과 걷기 운동을 하여 굽은 등을 펴야 확실하게 멀미를 잡을 수 있다.

### 목이 쉬었을때

목뼈에 이상이 생기면 목의 근육이 굳는데, 이것이 성대를 압박하면 쉰 목소리가 나온다.

▶ 쉰 목을 바로잡는 방법은 목뼈를 바로잡고 목의 굳은 근육을 풀어 주는 것이다. 정상적인 목소리에서 허스키하거나 탁한 목소리로 변하는 것도 목뼈가 틀어져 성대가 압박을 받기 때문이다.

소리를 지르다가 쉰 목은 대개 그냥 놓아두어도 쉽게 낫는데, 이는 소리를 지르다가 틀어진 목뼈는 쉽게 원상태로 회복되기 때문이다. 그러나 수년간 목이 쉬어 있는 사람의 경우는 목이 틀어진 원인이 목뼈 자체에 있는 것이 아니라 고관절부터 틀어져 있기 때문이다.

목을 바로잡으면 일시적으로는 정상적인 목소리가 나오지만, 등이 굽어 있기 때문에 금방 다시 목이 틀어지면서 변형된 목소리가 나온다. 고관절, 엉치, 흉추 7번, 그 위의 흉추, 경추, 목 근육의 순으로 바로잡아야 한다.

### 목디스크

이것은 단순하게 목뼈가 삐거나 접질려 있는 것뿐이다.

▶ 이 증상은 삐거나 접질린 목뼈를 바로잡고 목 주변의 근육을 풀어 주면 쉽게 낫는다. 목디스크에 걸리는 것 역시 고관절이 틀어지고, 이에 따라 엉치, 흉추가 휘어져 등이 굽어 있기 때문이다. 등을 바로잡지 않으면 목은 풀리지 않는다. 고관절을 바로잡고, 엉치, 흉추 7번, 그 위의 흉추, 경추를 잡아야 한다.

### 오십견

오십견의 원인은 어깨관절이 틀어져 있기 때문에 나타나는 증상이다. 이곳이 틀어져 어깨 근육이 굳으면서 신경을 눌러 어깨에 심한 통증을 느끼게 되는 것이다.

▶ 틀어진 어깨뼈를 바로잡아 주고, 힘을 빼고 가슴을 펴고 팔을 뒤로 돌려 근육을 풀어 주면 오십견은 저절로 사라진다. 문제는 이들 부위가 틀어지는 것은 그 자체 때문인 경우도 있지만, 대개는 고관절부터 틀어지면서 그 결과 어깨가 앞으로 처져 있기 때문이다.

따라서 오십견 증세가 있는 사람도 고관절부터 시작해서 엉치, 흉추 7번, 그 위의 흉추를 잡고 나서 어깨를 잡아 주어야 한다. 그리고 어깨가 틀어져 있으면 목도 함께 틀어져 있으므로 어깨를 잡은 후 경추도 잡아주어야 한다.

### 체했을 때

체했다는 것은 흉추 2, 3번에서 판막과 위장으로 가는 신경이 막혀 있어 음식물이 얹혀 있고 위의 활동성이 떨어져 소화가 원활하게 이루어지지 않는다는 것을 말한다. 체기를 없애려면 이 신경을 틔워 주어야 한다.

▶ 아픈 사람이 서거나 앉아 있는 상태에서 다른 사람이 주먹을 말아 쥐고 흉추 2, 3번 부위를 주먹말린 부분으로 세게 쳐 주면 된다. 이때 치지 않는 한 손은 앞가슴 가운데를 누르고 있으면 뒤에서 치는 손의 힘을 잘 받게 돼 효과가 좋다. 두세 번 쳐 틀어진 뼈가 맞아 들어가면 크게 트림을 하면서 판막이 열리고 소화가 원활하게 이루어진다.

### 소화불량

일시적으로 소화가 안 될 때에는 위가 잠시 무기력해져서 그런 것이니, 체했을 때처럼 흉추를 쳐 주거나 누워서 손으로 배를 살살 위로 훑어 주면 어렵지 않게 낫는다. 그러나 만성 소화불량은 위장과 연결되는 자율신경계가 갈라져 나오는 흉추 3,4번이 오랫동안 심하게 틀어져 있어 위의 활동이 만성적으로 약화돼 있기 때문이거나, 공명이 막혀 있어 위가 하수돼 굳어 있기 때문이다.

▶ 이럴 때는 흉추를 바로잡거나 공명을 틔워 주면 나을 수 있다. 그런데 이렇게 오랫동안 흉추가 틀어져 있었던 것은 무엇보다도 고관절이 틀어져 있었기 때문이다. 그래서 만성 소화불량을 다스리려면 흉추를 바로잡고 공명을 틔우기 전에 고관절을 바로잡아야 한다.

### 위궤양

흉추 2, 3, 4번이 틀어져 위장으로 가는 신경이 눌리거나 위가 하수돼 위의 활동성이 떨어져서 오는 것이다. 위궤양 전에 오는 것이 위산과다와 위염인데, 이때 미리 잡아주면 위궤양으로 발전하지 않는다. 즉 위에서 신물이 날 때 위산과다가 온 것인데, 이것이 오랫동안 진행되고 나서 위가 붓는 위염이 오고, 또 위염이 오래되면 위가 허는 위궤양이 오는 것이다. 위궤양이 오래 지속되면 위암으로 발전할 수도 있다.

▶ 이것 역시 위가 아래로 처져 긴장되어 굳어서 오는 증상이다. 위가 아래로 처지는 근본원인은 고관절이 틀어지고 흉추가 휘어져 몸이 굽어서 오는 증상이므로 이럴 때는 고관절부터 바로 잡고, 엉치, 흉추 7번, 그위의 흉추를 바로잡은 후 공명을 틔워 주면 나을 수 있다.

### 가슴이 답답할 때

원인은 등이 굽어 가슴 공간이 좁아져 있기 때문이다. 이는 가슴 공간이 좁아지면서 폐와 심장을 압박해 원래 우심방이 해야 할 팽창운동을 제대로 할 수 없기 때문에 생기는 현상이다.

▶ 굽은 등을 펴는 방법은 1번 방석 숙제를 하는 것이다. 한 달만 이 운동을 꾸준히 하면 좁아진 가슴 공간은 원상회복된다. 그러나 이것만으로는 완전히 해결되지 않는다. 고관절부터 틀어지면서 등이 굽은 경우가 대부분이기 때문이다. 먼저 고관절과 엉치를 바로잡고 나서 1번 방석 숙제를 해야 한다.

### 부정맥

오른쪽 어깨가 앞으로 처지면서 쇄골과 갈비뼈가 함몰되면 가슴 안에 있던 심장의 우심방이 눌리게 된다. 이렇게 되면 우심방이 제대로 팽창을 하지 못하기 때문에 심장 박동이 비정상적으로 되고, 부정맥이라는 증상이 나타난다.

▶ 함몰된 오른쪽 가슴이 제자리로 돌아가게 하면 부정맥은 사라진다. 쇄골과 갈비뼈가 함몰된 것은 오른쪽 어깨가 앞으로 처져 있기 때문이다. 그런데 오른쪽 어깨가 앞으로 처진 것은 고관절이 틀어져 엉치가 말려 내려가고 등이 굽어 있기 때문이다.

따라서 고관절, 엉치, 흉추 7번, 그 위의 흉추 순으로 잡아 주어야 한다. 앞으로 처진 어깨는 매일 꾸준히 1번 방석 숙제와 걷기 숙제를 해야 제자리로 돌아간다. 부정맥은 한 달 정도만 이 두 운동을 꾸준하게 하면 대개는 사라진다.

부정맥 증세를 보이는 사람은 거울에 비추어 보면 오른쪽 가슴이 왼쪽 가슴보다 작다는 것을 알수있다. 가슴 펴는 운동을 지속적으로 하면 양쪽 가슴이 똑같아지면서 부정맥 증세는 사라진다.

### 새가슴

어깨가 앞으로 심하게 처지면서 갈비뼈를 누르면 양옆의 갈비뼈는 함몰되고 가운데의 갈비뼈는 밀려나와 흉골(가슴뼈)을 앞으로 튀어나오게 한다. 이때 가슴이 새의 가슴처럼 삼각형으로 튀어나와 보인다고 해서 새가슴이라는 이름이 붙는다.

▶ 원인이 등이 심하게 굽으면서 갈비뼈를 앞으로 밀어낸 데 있으므로, 굽은 등을 펴면 새가슴은 정상으로 돌아간다. 새가슴인 사람은 고관절부터 틀어져 등이 굽어 있다. 따라서 고관절, 엉치, 흉추 7번, 그 위의 흉추 순으로 바로잡아 주고 나서 본인이 열심히 운동해야 한다. 그렇지 않으면 앞으로 처져 있던 어깨가 뒤로 돌아가지 않아 갈비뼈도 제자리로 돌아가지 않기 때문이다.

### 기흉

가슴이 앞으로 많이 굽으면 폐가 위치해 있는 가슴 공간의 부피가 많이 줄어든다. 그러면 폐가 제대로 운동할 공간을 확보하지 못하게 됨으로써 숨을 최대로 들이마실 때 폐가 압박을 받게 된다. 이 압박 때문에 기흉이 생기는 것이다.

▶ 앞으로 굽은 가슴을 뒤로 젖혀 펴 주면 가슴 공간이 커지면서 기흉의 증상은 모두 없어진다. 그러나 이 증상 역시 대개는 고관절이 틀어지면서 시작되는 것이므로, 고관절부터 바로잡고 엉치, 흉추를 잡아야 한다. 기흉 역시 평상시에 몸을 폄으로써 바른 자세를 가지고 살아야 예방을 할 수 있다.

### 신부전증

신장이 오랫동안 아래로 처져 있었기 때문에 오는 증상이다. 신장이 처지게 되면 신장 근육이 굳어 원래의 기능을 발휘하지 못하기 때문이다.

▶ 막힌 공명을 틔워 주면 신장이 제자리로 올라가면서 굳어 있던 신장 근육도 풀어져 신장이 원래의 역할을 할 수 있게 된다. 그러나 공명이 상시적으로 막혀 있는 것은 고관절이 틀어지고 몸이 심하게 굽어 있기 때문이므로, 근본적인 치유법은 역시 고관절을 바로잡아 주는 것이다. 고관절, 엉치, 흉추 7번, 그 위의 흉추를 바로잡고 나서 막힌 공명을 틔워 주어야 한다.

### 과민성대장염

대장이 굳어 활동성을 상실해 연동운동을 제대로 하지 못하고 있기 때문이다. 변비는 연동운동 중에서 내려 보내는 기능이 떨어졌을 때 오는 것이고, 만성적인 설사는 이와 반대로 잡아 놓는 기능이 떨어져 오는 것이다. 또 이렇게 되는 원인은 공명이 막혀 있기 때문이다. 장기가 밑으로 처지면서 대장을 누르게 되면 대장이 굳어 활동성을 잃는 것이 과민성대장염의 원인인 것이다.

▶ 막힌 공명을 틔워 주어야 한다. 누워서 양손 손가락을 모으고 배꼽 세 치 밑 부분, 누르면 심한 통증을 느끼는 부분을 눌러서 밑에서 위로 여러 번 밀어 준다. 그러나 공명이 상시적으로 막혀 있는 것은 고관절이 틀어져 몸이 균형을 잃었기 때문이므로, 고관절을 바로잡고 엉치, 흉추, 경추까지 잡고, 공명을 틔워 주어야 한다.

### 설사 / 변비

설사와 변비는 동전의 양면과 같다. 변비는 대장이 굳어 정상적인 연동운동을 하지 못해 소화가 끝난 내용물을 밑으로 내려 보내지 못하게 됨으로써 생겨나는 현상임에 반해, 설사는 대장의 연동운동이 원활하지 못해 대장을 지나가는 내용물을 정상적인 시간 동안 잡아 두지 못하기 때문에 생겨나는 현상이다.

▶ 대장의 활동을 정상화시키면 설사는 바로 멎는다. 방법은 우선 공명을 틔워야 하는데, 스스로 틔우는 방법은 누워서 양손 손가락을 모으고 배꼽 세 치 밑 부분, 누르면 심한 통증을 느끼는 부분을 눌러서 위로 올려주면 된다.

여러 번 반복해서 꾸준히 하다 보면 단단해서 손가락이 잘 들어가지 않던 부분이 부드러워지면서 손가락이 빨려 들어가는 느낌을 받을 것이다. 그러면 막힌 공명이 트인 것이다.

다음으로는 대장 신경이 갈라져 나오는 흉추 9번을 바로잡아 주는 것이다. 만성적으로 설사하는 사람은 고관절에 이상이 있는 것이므로, 고관절과 엉치부터 먼저 바로잡아 주어야 한다.

### 척추측만증

척추측만증이란 고관절이 틀어져 척추 전체가 심하게 비틀려 있는 상태이고, 그 중에서도 흉추가 심하게 비틀려 한쪽 등이 위로 수북하게 올라와 있는 것을 말한다. 이런 상태에서는 중추신경계에서 갈라져 나오는 자율신경이 잘 연결되지 않아 몸의 기능이 원활하지 않을 뿐만 아니라, 정신집중도 잘 되지 않아 산만하고 공부도 잘 되지 않는다.

▶ 원인은 고관절이 심하게 틀어져 있기 때문이므로 고관절을 바로잡아 주고, 이로 인해 틀어져 있는 엉치와 흉추까지 함께 바로잡아 주어야 한다. 고관절, 엉치, 흉추 7번, 그 위의 흉추 순으로 바로잡아야 한다.

### 허리디스크

허리가 아픈 근본적인 원인은 고관절이 틀어져 그 위에 있는 골반이 뒤틀려 있기 때문이다. 골반이 전후와 상하 및 좌우로 뒤틀리면 엉치 주변의 근육이 굳게 되는데, 이때 신경이 눌려 허리가 아픈 것이다. 요추 주변이 아픈 것이 아니라 엉치 부근이 아픈 것이다. 디스크가 삐져나온 것으로 보이는 것은 골반이 뒤틀리면서 지면과 수평을 유지하지 못하니까 벽돌처럼 생긴 요추가 제대로 정렬을 하지 못하고 입을 벌린 것처럼 헝클어지게 되고, 이때 디스크가 입을 벌린 사이로 밀려나와 있기 때문이다.

▶ 허리가 아플 때에는 고관절과 엉치를 바로잡아 뒤틀려 있는 골반을 원래의 모양으로 돌아가게 하는 것이 해법이다. 즉, 고관절과 엉치를 바로 잡으면 된다. 여자의 경우에는 고관절만 틀어져 있는 것이 아니라 치골이 함께 틀어져 있는 경

우가 많다. 치골이 틀어지면 고관절도 함께 틀어지게 되기 때문이다.

이런 때에는 치골을 먼저 잡고 고관절을 잡아 주어야 한다. 치골을 잡아 주지 않으면 고관절이 다시 틀어지기 때문에 허리도 다시 아프게 될 확률이 높아진다.

다리가 당기고 아플 때에는 굳어 있는 다리의 근육을 풀어 주면 통증은 사라진다. 먼저 고관절과 엉치를 잡아야 한다. 그리고 무릎을 꿇고 일어선 자세에서 방석을 둘둘 말아 오금에 끼워 넣고 주저앉아 있는 것이다. 너무 아프면 자세를 풀고 다음날 또 한번 해 본다. 이렇게 하다 보면 아픈 게 없어진다.

### 만성피로

원인은 몸이 굽어 공명이 막혀 있기 때문이다. 내장기관이 밑으로 처져 공명을 막아 버리면 오장육부가 하수되면서 제 기능을 발휘하지 못하게 된다. 특히 신장이 처져 굳으면 불필요한 물질을 걸러내지 못해 몸에 쌓일 뿐만 아니라 가슴으로만 달싹거리는 얕은 흉식 호흡밖에 되지 않으므로 기운이 빠지게 된다.

▶ 해결책은 막힌 공명을 틔워 주는 것이다. 스스로 틔우는 방법은 누워서 양손 손가락을 모으고 배꼽 세 치 밑 부분을 눌러서 위로 올려주는 것이다. 여러 번 반복하다 보면 단단해서 손가락이 잘 들어가지 않던 부분이 부드러워지면서 손가락이 빨려 들어가는 느낌을 받을 수 있다. 공명이 트이면 깊은 호흡이 되고 온몸이 상쾌해지면서 기력이 살아난다.

하지만 이렇게 해서 공명이 트였다고 해도 그것은 일시적인 것에 지나지 않는다. 근본적인 해결책은 몸을 펴는 것이다. 항상 공명이 막혀 있는 것은 고관절이 틀어져 몸이 굽어 있기 때문이다. 여성들은 치골과 고관절이 함께 틀어져 있는 경우가 많다. 치골이 틀어져 있는 사람은 치골부터 잡고 고관절, 엉치, 흉추 7번, 그 위의 흉추, 경추를 잡고, 마지막으로 공명을 틔워 주어야 한다.

### 비만

어떤 사람은 많이 먹어도 살이 찌지 않고, 또 어떤 사람은 적게 먹어도 살이 찌는 사람이 있다. 전자의 경우는 먹은 영양분을 운동과 상관없이 너무 많이 배출해 내기 때문이고, 후자의 경우는 역시 운동과 상관없이 배출해 내지 못하기 때문이다.

4번 흉추가 틀어져 위장과 연결되는 신경이 약해지면 과식 또는 영양과다를 알아채지 못하기 때문에 너무 많이 먹게 되고, 5번 흉추가 틀어져 신경이 약해지면 두뇌가 걸러 내야 한다는 것을 인지하지 못해 적게 먹어도 몸에 필요 이상으로 많은 것을 쌓아 두게 된다. 또 허리가 굽으면 상체의 무게를 받기 위해 배에 살을 찌운다.

▶ 복부비만은 허리가 만곡을 이루게 되면 자연스레 뱃살이 빠지게 되어있다. 그러므로 1번 방석 숙제와 걷기 숙제를 꾸준히 해야한다.

많이 먹어 살이 찌는 전신비만은 흉추 4번을 바로잡음으로써 해결할 수 있고, 적게 먹는데도 살이 찌는 전신비만은 흉추 5번을 바로잡아야 해결할 수 있다. 그런데 이곳 흉추가 틀어지는 것은 대개 고관절이 틀어져 있기 때문이므로, 고관절부터 시작해서 엉치, 흉추 7번을 잡고 이곳을 함께 바로잡아야 전신비만에서 벗어날 수 있다.

### 당뇨

당뇨가 있는 사람은 모두 오른쪽 고관절이 틀어져 있다. 오른쪽 고관절이 틀어진 상태에서 왼쪽 다리로 힘을 주고 엉덩이를 왼쪽으로 빼면 흉추 11번이 오른쪽으로 휘어진다. 그러면 이곳에서 췌장으로 연결되는 자율신경이 눌려 신경이 약해지고 중추신경계와 연결되는 췌장의 정보전달 체계가 무너지면서 췌장의 기능이 떨어지게 된다. 이것이 당뇨의 원인이다.

▶ 틀어져 있는 오른쪽 고관절과 흉추 11번을 바로 잡아 주면, 췌장에서 생산되는 인슐린의 양이 점차 정상을 되찾아 가면서 당뇨병은 점차 사라진다. 또 양손

으로 흉추 11번(당뇨 걸린 사람에게 이 지점을 누르면 심한 통증이 온다) 위에 두 손을 포개어 얹고 톡톡 쳐올리는 운동을 수시로 하면 췌장으로 가는 신경이 정상화되는 데 도움이 된다.

일시적인 당뇨도 있는데, 이는 오른쪽 고관절이 틀어지고 이로 인해 흉추가 틀어지는 것이 아니라 흉추만 틀어지는 경우에 발생한다. 이 경우에도 당의 수치는 높게 나오지만, 곧 떨어질 것이기 때문에 크게 걱정할 필요는 없다. 흉추만 틀어진 경우에는 머지않아 흉추가 제 자리를 잡으면서 정상으로 돌아가기 때문이다.

당뇨병이 합병증을 보이는 것은, 오른쪽 고관절이 틀어져 있기 때문에 몸이 균형을 잃어 척추가 제자리에서 벗어나 있는 경우가 많기 때문이다. 오른쪽 고관절을 바로잡고 흉추도 함께 바로 잡으면 대개의 합병증도 함께 사라진다. 당뇨 때문에 합병증이 오는 것이 아니라 고관절이 틀어져서 당뇨도 오고 다른 병도 오게 되는 것이다.

### 요실금

요실금은 치골이 안으로 말려 들어가 있고 천골(薦骨: 엉치등뼈)과 미골(尾骨: 꼬리등뼈)이 정확히 맞물리지 않고 떠 있는 상태에서 온다. 그러면 방광을 받치고 있는 근육이 약해지고 천골에서 갈라져 나오는 자율신경계가 막히면서 근본적으로 죄는 힘이 약해져 있는 것이 요실금의 원인인 것이다.

▶ 요실금은 안으로 말려 들어간 치골을 바로잡아 주고, 엉치를 밟아 줌으로써 신경을 틔워 주면 낫는다.

### 전립선염

엉치뼈(천골)도 척수의 중추신경계를 구성하는 한 부분인데, 이곳에서 전립선이나 방광, 항문 쪽으로 연결되는 자율신경계가 갈라져 나온다. 엉치뼈가 뜨면 이 자율신경계가 막히는데, 이때 전립선의 기능이 떨어지면서 이상이 생기는 것이다.

▶ 엉치등뼈가 떠 있어 전립선의 기능이 약화된 것이기 때문에, 떠 있는 뼈를 가라앉혀 전립선의 기능을 강화시켜 주면 된다. 엉치등뼈와 꼬리등뼈를 밟아 줌으로써 신경을 틔워 주면 된다. 방법은 치질이나 요실금 증세가 있는 사람과 같다.

그런데 전립선에 문제가 있는 사람은 모두 고관절이 틀어져 있다. 따라서 먼저 고관절을 잡고 엉치를 잡고 나서 '엉치 밟아 주기'를 하여 떠 있는 엉치등뼈와 꼬리등뼈를 가라앉혀야 한다.

### 치질

엉치뼈(천골)도 척수의 중추신경계를 구성하는 한 부분이다. 이곳에서 방광이나 전립선, 항문 쪽으로 연결되는 자율신경계가 갈라져 나오는데, 엉치뼈가 뜨면 이 자율신경계가 막힌다. 이때 항문의 근육이 약해져 치질이 생기는 것이다.

▶ 엉치등뼈가 떠 있어 치질이 생긴 것이기 때문에, 떠 있는 뼈를 가라앉혀 약해진 근육을 강화시켜 주면 된다. 엉치등뼈와 꼬리등뼈를 밟아 줌으로써 신경을 틔워 주면 되는 것이다.

방법은 전립선이나 요실금 증세가 있는 경우와 같다. 그런데 치질이 있는 사람은 모두 고관절이 틀어져 있다. 따라서 먼저 고관절을 잡고 엉치를 잡고 나서 '엉치 밟아 주기'를 하여 떠 있는 엉치등뼈와 꼬리등뼈를 가라앉혀야 한다.

### 손가락이 아플 때

손가락이 접질렸기 때문에 오는 현상이다.

▶▶ 손가락을 잡아서 비틀어 빼면 간단하게 낫는다. 이때 엄지는 몸 바깥쪽으로 비틀고, 나머지 손가락은 몸 안쪽으로 비틀어서 빼면 된다.

손가락 전체가 시리거나 아프면 이는 류머티스 관절염 기운이 있는 것이므로, 이 방법으로 해서는 안 된다. 류머티스 관절염을 참조해서 해결해야 한다.

### 엘보

손목관절이 삐거나 접질릴 때 더 이상의 이탈을 막기 위한 보호 조치로 팔뚝에 있는 독맥이 굳게 된다. 그러면 팔꿈치 아랫부분에 심한 통증이 오게 된다. 테니스엘보든 골프엘보든 손목 이상이 원인이라는 것을 알아야 한다.

▶▶ 삐거나 접질린 손목관절을 다스리고, 굳어 있는 독맥을 풀어 주면 저절로 사라진다.

### 손발이 항상 찰 때

손발이 차가운 것은 공명이 막혀 있기 때문에 생기는 증상이다. 공명이 막히면 깊은 호흡을 하지 못한다. 그러면 몸에 필요한 만큼 충분한 산소를 흡수하지 못하게 된다. 몸에 산소가 부족할 때 나타나는 현상이 수족냉증인 것이다. 반면 깊은 호흡을 하면 몸에 필요한 만큼의 산소를 흡수하게 되므로 손과 발까지 따뜻하게 된다.

▶▶ 공명이 막혀 있는 사람은 모두 고관절이 틀어져 있기 때문에 고관절을 바로잡아 주어야 한다. 치골이 틀어져 있는 경우에는 치골부터 고관절, 엉치, 흉추를 잡고 공명을 틔워야 하며, 치골이 틀어져 있지 않은 경우에는 고관절, 엉치, 흉추를 잡고 공명을 틔워야 한다.

### 발바닥이 화끈거릴 때

발바닥의 중요한 신경이 모이는 용천혈이 막혀 있기 때문이다. 신경이 막히면 근육이 굳고 혈액의 흐름을 조절하지 못해 이런 현상이 나타난다.

▶ 눕혀 놓고 용천혈을 주먹으로 치거나 엄지손가락으로 꾹꾹 눌러 풀어 주면 금방 사라진다. 용천혈은 발바닥 면 2, 3지 발가락 아래 ㅅ자 모양으로 교차하는 지점에 있다. 발바닥이 화끈거릴 때 이 지점을 누르면 심한 통증을 느끼게 된다

### 발바닥이 아플 때

아픈 부위가 발뒤꿈치일 경우에는 발목이 삐거나 접질려 있어서 그런 것이고, 다른 곳이 아프다면 고관절이 틀어져서 그런 것이다.

▶ 발목이나 고관절을 바로잡으면 통증은 사라진다.

### 발가락이 아플 때

발가락이 접질렸기 때문에 오는 현상이다.

▶ 발가락을 잡아서 비틀어 빼면 간단하게 낫는다. 특히 엄지발가락이 접질리면 남자는 요산이 쌓이면서 통풍으로, 여자는 무지외반증으로 진행될 수 있다.

### 통풍

어떤 이유로 엄지발가락에 충격이 가해져 접질리면 검지발가락 쪽으로 밀려들어가 이것이 통풍으로 발전하는 것이다. 접질린다는 것은 관절을 이루는 마디의 뼈 하나가 다른 뼈 위로 약간 얹혀 있는 상태를 말한다.

▶ 엄지발가락 첫마디가 발허리뼈에 옆으로 접질려 있을 때 무지외반증이 된다. 여자들은 꽉 끼는 신발을 신기 때문에 대개 위로 접질리지 않고 옆으로 접질리게 된다. 이에 반해 남자들은 헐렁한 신발을 신는데, 이럴 때에는 엄지발가락이 위로 접질리게 된다. 위로 접질리면 통풍에 걸리게 된다. 그래서 여자들은 주로 무지외반증에, 남자들은 주로 통풍에 걸리게 된다.

엄지발가락이 이러한 상태가 되면 발가락 끝으로 가는 혈관과 신경이 눌리게 되고, 그 결과 영양과 산소의 공급이 줄어들게 될 뿐만 아니라 신호전달체계도 무너지게 된다. 이런 상태가 지속되면 서서히 엄지발가락은 부으면서 죽어 가는데 이것이 바로 통풍의 원인이다.

엄지와 검지손가락으로 엄지발가락을 감싸 쥐고 밑으로 뽑으면서 꺾으면 접질린 뼈가 뚝 소리를 내면서 빠지게 된다. 바로잡은 후에는 매일 한 번씩 찬물에 엄지발가락을 담그고 3~5분간 위아래로 흔들어 주어야 한다. 그래야 약해진 신경이 살아나면서 통증이 사라진다.

또 밤에 잘 때 엄지발가락에 부목을 대고 발과 발가락을 함께 묶어 두어 검지발가락 쪽으로 밀려들어간 엄지발가락이 안쪽으로 돌아와 제자리를 잡도록 해야 한다. 그렇게 하면 전체 발가락이 원래의 자리로 돌아오고 통풍은 낫는다.

## 오다리

오다리는 양쪽 고관절이 뒤로 틀어지면서 나타나는 현상이다. 여기에다 오다리를 가진 사람은 무릎관절이 함께 틀어져 있는 경우도 많다.

▶ 고관절을 바로잡는 것이 해결의 방법이다. 무릎관절이 함께 틀어진 사람은 그곳까지 함께 바로잡아야 한다. 그리고 잘 때 양 무릎 사이에 방석을 넣고 두 다리를 묶어 두면 휜 다리는 서서히 정상으로 돌아온다.

### 다리에 쥐가 날 때

쥐가 났다는 것은 종아리 독맥이 굳은 것이므로 이 독맥을 풀어 주면 된다. 다리에 무리가 가는 심한 운동을 했을 때에는 우리 몸이 더 이상 운동하면 위험하다는 것을 스스로에게 알려주는 방법으로 독맥을 굳게 하는 것이다. 이럴 때에는 독맥을 풀어 주고 운동을 중지하는 것이 좋다.

그리고 잠을 자거나 운동을 하지 않을 때에 쥐가 난다면, 이는 발목이 삐거나 접질려 있기 때문이다. 발목이 원위치에서 이탈해 종아리 근육을 잡아당기기 때문에 쥐가 나는 것이다. 발목을 바로잡아 주면 그러한 현상은 없어진다.

▶ 사람마다 다르지만 대개 발목에서 15cm 정도 위를 손가락으로 눌러 보면 뭉쳐 있는 것이 느껴지면서 심하게 아픈 곳이 있는데, 여기가 바로 종아리 독맥이다. 종아리 독맥을 풀어주는 방법은 바닥에 엎드린 상태에서 다른 사람이 발로 밟아 지그시 문질러 주는 것이다. 주의할 것은 문질러 주는 사람의 발바닥이 아픈 사람의 다리와 직각이 되게 한 상태에서 문질러 주어야 한다는 것이다.

### 종아리가 화끈거릴 때

다리 근육이 굳어서 종아리가 아픈 것이다. 특히 다리 근육이 굳어 있는 상태에서 종아리 독맥이 막혀 있기 때문에 종아리가 아픈 것이다.

▶ 독맥을 풀어 주면 통증도 사라진다. 우선 굳은 다리 근육을 풀어야 한다. 방법은 무릎을 꿇고 앉아 있는 자세에서 엉덩이만 들고 일어서서 방석을 둘둘 말아 오금에 끼고 앉는다. 그러면 다리 근육 전체에 상당한 통증을 느끼게 되는데, 이 통증이 완전히 사라질 때까지 앉아 있으면 된다. 통증이 너무 심해 앉아 있기가 힘들면 일어나고, 다음날 또 하면 된다. 다음으로 종아리 독맥을 풀어주는 방법은 바닥에 엎드린 상태에서 다른 사람이 발로 밟아 지그시 문질러 주는 것이다. 주의할 것은 문질러 주는 사람의 발바닥이 아픈 사람의 다리와 직각이 되게 한 상태에서

문질러 주어야 한다는 것이다. 사람마다 다르지만 대개 발목에서 15cm 정도 위의 종아리를 만져보면 뭉쳐 있는 게 만져지면서 통증을 느끼는 부분이 있는데 여기가 바로 독맥이다.

다리 근육이 굳고 종아리 독맥이 막히는 것도 고관절에 이상이 있기 때문이므로 고관절을 잡고 엉치를 바로 잡은 후 다리 근육과 독맥을 풀어야 근본적인 해결책이 된다

### 류머티스성 관절염

류머티스성 관절염은 활액(活液)이 부족해서 오는 증세다. 활액은 윤활유 역할을 하여 관절이 부드럽게 움직일 수 있도록 해 주는 내분비액이다. 흉추 4, 5, 6번이 우리 몸의 내분비계를 조절하는 자율신경이 갈라져 나오는 곳인데, 이들 뼈가 제 위치에서 어긋나 신경이 눌리면 내분비계에 이상이 발생하게 되고, 이 때문에 활액이 정상적으로 만들어지지 못해 류머티스 관절염이 오게 되는 것이다.

▶ 심하지 않은 초기에는 흉추 4, 5, 6번을 교정하고 바른 자세를 유지시키는 운동을 하기만 해도 자연치유가 가능하다. 내분비계통으로 가는 신경만 틔워 주어도 저절로 낫는 것이다.

그런데 흉추가 틀어진 것은 고관절이 틀어지면서 엉치가 틀어져 있기 때문이므로, 고관절부터 바로잡고, 엉치, 흉추를 교정해야 한다. 그러나 심하게 진행된 상태에서는 이미 뼈가 거의 붙어 있고 근육이 너무 심하게 굳어 있기 때문에, 관절과 척추를 바로 잡는 것 자체가 쉽지 않다. 뼈대를 바로 잡는 것이 아니라 부러뜨릴 수 있다. 이런 경우에는 먼저 민간요법을 활용해 활액을 보충해 줌으로써 관절이 부드러워지게 해야 한다. 그런 다음에 척추를 교정하고, 운동을 통해 스스로 척추를 바르게 세움으로써 다스릴 수 있다.

민간요법으로는 대구 대가리를 고아 먹는 것이 가장 손쉬운 방법이다. 대구 대가리 10kg 정도를 푹 고아서 아침저녁으로 공복에 한 컵씩 한 달간 복용하면 활액

이 형성돼 관절이 부드러워진다. 이때 관절과 척추를 바로잡으면 몸에서 활액이 잘 생산되면서 이 병은 사라진다. 대구 대가리는 큰 것일수록 효과가 더 좋다. 대구 대가리 대신 가물치를 고아 먹어도 같은 효과가 있다.

### 퇴행성 관절염

퇴행성 관절염은 무릎관절을 형성하고 있는 뼈 중 아래에 있는 정강이뼈가 밖으로 틀어진 것 뿐이다. 정강이뼈가 틀어지면 슬개골이 밑으로 내려가게 된다. 그러면 연골 부분이 엑스레이 촬영을 할 때 보이지 않게 되는데, 이것을 가지고 연골이 퇴행했다고 하는 것이다. 연골은 워낙 질기게 만들어져 있기 때문에 죽을 때까지 절대로 퇴행하지 않는다.

▶ 무릎이 틀어지는 것도 고관절이 틀어져 있기 때문이다. 고관절을 바로잡지 않고 무릎만 잡아 주면 불완전할 뿐 아니라 추후에 다시 무릎이 틀어진다. 고관절을 잡고 나서 틀어져 있던 뼈를 주먹으로 쳐서 빼 주면 된다.

그리고 틀어져 있던 쪽 손 위에 반대편 손을 올려놓고 손끝으로 슬개골 밑을 위로 올리면서 무릎을 구부렸다 펴면 슬개골이 위로 올라온다. 그러면 퇴행해서 보이지 않는다고 하던 연골이 다시 보이게 되고, 큰 통증은 가시게 된다.

관절에 물이 차는 경우도 있다. 그러면 병원에서는 주사기로 물을 빼 주는데, 그래서는 안 된다. 심하게 아프면 피가 더 많이 몰리게 되고, 그러면 열이 나므로 열을 식히려고 물이 차는 것일 뿐이다. 틀어진 뼈가 원상태로 돌아가면 통증도 사라지고 차 있던 물도 없어진다.

### 더위를 먹었을 때

더위를 먹는다는 것은 날씨가 너무 더워 적정 체온을 유지하는 시스템에 무리가 올 때 몸이 보이는 반응이다. 이는 날씨가 무더우니 그만 움직이라고 몸이 신호를 보내는 것이다.

▶ 하루에 세 번씩 익모초益母草를 먹으면 대개 3일 안에 깨끗이 낫는다. 익모초는 풀을 그대로 갈아서 먹어도 되고, 환약으로 만든 것을 먹어도 된다. 그러면 식욕이 살아나면서 잘 먹게 되는데, 잘 먹으면 단백질이 보충되면서 몸에 보가 된다. 전통적으로 삼복더위에 보가 되는 삼계탕이나 보신탕을 먹는 것은 단백질을 보충해 줌으로써 기력을 살려 더위 먹은 증세가 나타나지 않게 하기 위해서이다.

### 아이가 경기할 때

경기의 원인은 젖이나 우유를 먹일 때 부주의로 흉추 2, 3번이 틀어지면서 신경이 약해져 있기 때문이다. 이때 열을 조절할 수 있는 능력이 떨어지는 아기는 열이 뇌 부분으로 치받으면서 경기를 하게 된다.

▶ 아기가 자주 경기를 하는 경우에는 아기를 안는 자세에 문제가 있지 않나 살펴보아야 한다. 아기를 안을 때에는 아기의 목부터 허리까지 전체가 일직선이 되도록 안아야 한다. 아기를 잘못 안아 척추 중 어느 한 부분이 심하게 틀어지거나 꺾이면 이것이 큰 병으로 발전하는 원인이 되기 때문이다.

경기를 멈추게 하려면 우선 찬물을 묻힌 수건으로 문지르든 어떻게 하든 머리와 등, 가슴의 열을 식혀 주어야 한다. 그리고 엎드리게 해 놓고 틀어진 흉추를 눌러 바로잡아 주어야 한다. 이때 유의해야 할 것은 유아는 아직 뼈가 약하기 때문에 아기가 감당할 수 있을 만큼만 아주 살살 눌러 주어야 한다는 것이다.

초등학교를 마칠 때까지도 경기를 하는 경우가 있는데, 이는 감기에 걸려 열이 나고 아프면 아이들이 등을 구부리기 때문에 오는 증상이다. 이렇게 하면 유아 때와 마찬가지로 흉추가 틀어져 열을 조절하는 능력이 떨어지면서 경기가 오는 것이다.

이때에도 흉추를 바로잡는 것이 경기를 다스리는 방법이다. '엉치 올려주기'를 하루에 20~30번 해 주면 등에서 목까지 펴진다. 아이의 건강은 부모의 책임이므로 부모가 직접 이 방법을 이용해 아이의 몸을 펴 주기를 권한다.

### 스트레스를 많이 받을 때

스트레스는 생명의 위협에 대한 동물들의 일반적인 대응방식이라고 할 수 있다. 그런데 인간은 인지기능이 발달해 있기 때문에 직접 다가오는 생명의 위협에 대해서 뿐만 아니라 간접적으로 다가올 위협도 인지하고 이에 대해 스트레스를 받게 된다. 더 나아가서 생명의 위협을 받지 않는 일상생활에서도 스트레스를 받고 있다는 것이다. 스트레스를 받는 사람의 몸은 항상 굽어 있는 것이다.

▶ 사람은 스트레스를 받으면 몸이 더욱더 굽으면서 내장까지 포함한 근육이 굳고 신경이 약해진다. 오늘날 사람들의 자세가 문명화와 함께 스트레스를 받는 것과 똑같은 자세로 변해 가고 있기 때문에 평상시에 스트레스를 받지 않아도 스트레스를 받을 때와 똑같은 자세를 취하고 살고 있다는 것이다. 즉, 허리를 구부리고 가슴을 움츠리는 자세가 일상화 되어 있는 것이다.

허리를 세우고 가슴을 펴자. 이것만 잘하면 스트레스에서 벗어날 수 있다. 가장 좋은 방법은 1번 방석숙제와 걷기 숙제(양반걸음과 깍지 끼고 걷기)를 '매일 꾸준하게' 하여 굽은 등을 세우고 움츠린 가슴을 펴고 숙인 고개를 바짝 드는 것이다.

### 키가 안 클 때

왜소증은 대개 성장호르몬이 제대로 분비되지 않기 때문에 생긴다. 그 원인은 흉추 4, 5번 사이 오른쪽에서 갈라져 나오는 신경, 즉 성장호르몬(여자는 여성호르몬, 남자는 남성호르몬)을 생산하는 내분비계통과 연결되는 신경이 막혀 있기 때문이다. 몸살림운동에서는 이 지점을 성장점이라고 부른다.

▶ 흉추의 성장점 부위를 바로잡아 주면 왜소증은 급격하게 사라진다. 그런데 성장점이 막혀 있는 것은 그 근원이 고관절이 심하게 틀어져 있는 것이므로, 반드시 고관절도 함께 바로잡아 주어야 한다. 나아가 항상 바른 자세를 갖도록 의식적으로 노력해야 한다. 그렇지 않으면 다시 흉추가 틀어지면서 키가 잘 자라지 않는 상태로 돌아가기 때문이다.

고관절, 엉치, 흉추 7번, 그 위의 흉추 순으로 바로잡아 주고 나서, 1번 방석 운동과 걷기 운동을 '매일 꾸준하게' 하여 굽은 등을 펴야 성장점이 다시 막히지 않는다. 어린이의 경우에는 스스로 운동할 줄 모르기 때문에 부모님들께서 '엉치 올려주기'를 해 주어야 한다.

이미 성인이 된 경우에는 고관절과 흉추를 바로잡아 성장점을 터 주어도 더 이상 성장은 이루어지지 않지만, 호르몬의 분비를 원활하게 해 주기 때문에 활력 있는 삶에는 큰 도움이 된다.

### 감기

우리가 감기라고 부르는 것은 흉추 1, 2번이 틀어졌을 때와 경추가 틀어졌을 때 나타나는 증세이다. 코부터 폐까지 기관지 계통과 연결되는 신경은 흉추 1, 2번과 경추에서 갈라져 나온다. 이 신경이 뼈가 틀어지면서 막히면 호흡기와 관련된 인체의 작용에 문제가 생긴다. 이뿐만 아니라 눈, 코, 귀, 입, 식도, 편도선, 갑상선 등으로 가는 신경도 갈라져 나오므로 감기에 걸렸을 때에는 이들 기관에도 동시에 문제가 생길 여지가 크다. 감기에 걸렸을 때 여러 가지 증세가 나오는 것은 바로 이 때문이라고 보면 된다

▶ 감기를 해결하는 방법은 간단하다.
멀리 볼 수 있도록 고개를 올려 세우고 어깨를 뒤로 최대한 젖힌다.
양손을 뒤로하여 깍지를 끼고, 깍지 낀 손을 안쪽으로 비틀고 손을 '최대한' 밑으로 쭉 내린다.
'깍지 끼고 걷기운동'을 하는 자세이다. 이런 자세를 3~5분만 하고 있으면 몸에

서 열이 나면서 기침이 멈추고 감기가 달아난다는 것을 느낄 수 있을 것이다. 감기가 오려고 할 때 이 자세를 하면 오던 감기도 달아난다는 것을 스스로 느낄 수 있을 것이다.

### 몸살

몸살은 몸을 무리하게 써서 피곤할 때 우리 몸이 보이는 현상이다. 뼈마디가 쑤시고 오한이 나는 것은 뼈와 근육을 무리하게 사용했기 때문이다.

▶ 온몸을 찬물에 담그고 10~20분 정도 있으면 몸살은 그 즉시 떨어진다. 대개 사람들은 찬물에 들어가기를 무서워하는데, 이는 늘 온수로 샤워하거나 목욕하는 습관이 들어 있기 때문이다. 어깨를 젖히고 두 손을 뒤로 해서 깍지를 끼고 밑으로 쭉 내려뜨린 상태에서 힘을 주고 있으면 찬물에 들어가도 조금도 춥지 않다. 이렇게 하면 등이 쭉 펴지면서 몸에서 열이 나기 때문이다.

### 아토피성 피부염

아토피성 피부염에 걸려 있는 사람을 보면 모두 몸이 심하게 비틀려 있다. 척추측만증 증세까지 있는 사람도 많다. 몸이 틀어지면서 내분비계통으로 가는 자율신경계가 갈라져 나오는 흉추 4, 5, 6번에 이상이 있어 생기는 질병이다.

▶ 무엇보다도 흉추 4, 5, 6번 뼈를 바로잡아 내분비계통으로 가는 신경을 풀어 주는 것이 중요하다. 흉추가 휘어진 것은 역시 고관절이 잘못돼 있기 때문이므로, 고관절부터 바로잡아 주어야 한다. 고관절, 엉치, 흉추 7번, 그리고 그 위의 흉추를 잡아야 한다.

## 천식

흉추 1, 2번 뼈에서는 기관지 계통으로 가는 자율신경계가 갈라져 나오는데, 이 흉추가 틀어져 신경이 약해져 있는 것을 원인으로 본다. 이 자율신경이 막히면 신호전달체계에 이상이 생겨 기관지 계통이 전반적으로 취약해지기 때문이다.

▶ 흉추 1, 2번 뼈를 바로잡아 주면 천식은 서서히 없어진다. 천식이 있는 사람 역시 고관절부터 시작해 흉추까지 휘어져 있으므로, 고관절, 엉치, 흉추 7번 그 위의 흉추, 경추의 순으로 바로 잡아 주어야 한다.

## 우울증

등과 목이 굽어 뇌수와 흉수 사이에 있는 신경선이 약해져 있을 때 정신적인 질환이 일어난다. 우울증도 마찬가지로 등과 목이 굽어 흉수와 뇌수가 잘 연결되지 않아 일어나는 현상일 뿐이다.

▶ 굽은 등과 목을 폄으로써 흉수와 두뇌의 신호전달이 용이해져야 우울증에서 벗어날 수 있다. 실제로 우울증에 걸려 있는 사람을 보면 모두 등이 축 처져 있다. 또 이렇게 된 원인은 근본적으로 고관절이 틀어져 있기 때문이다. 고관절이 틀어진 상태에서 엉치, 흉추, 경추가 함께 틀어져 있는 것이다.

따라서 우울증에서 벗어나려면 고관절, 엉치, 흉추 7번, 그 위의 흉추, 경추 순으로 바로 잡아 주어야 한다. 그러나 이러한 교정 정도로 바로 우울증에서 벗어날 수 있는 것은 아니다. 굽어 있는 등이 쭉 펴져야 목도 펴지고, 그래야 신경이 풀리게 된다.

몸살림의 기원에 대하여…

우리 민족의 전통인술은 상고시대까지 거슬러 올라갑니다.
제14대 환웅으로 알려져 있는 자오지환웅 시대에 자부선인이
중국에 삼환내경문을 전수하였다고 전해지고 있습니다.

그 이후에 중국 은나라 갑골문에 공명을 튀우는 방법과
아주 정확히 일치되는 글자가 발견되는 것으로 보아서,
상고시대의 인술과 그 맥을 같이 하는 치유법이 계승되고 있음을 알 수 있습니다.

삼국시대 백제의 왕인 박사가 일본에 평법학을 전수하는
과정에서도 인술의 일부가 소개된 것 같습니다.

몸살림(활선)은 삼국시대 이후,
사찰을 중심으로 그 흐름이 면면히 이어져 왔습니다.
그 후에 최천리, 무애스님을 통해서 저에게 이어진 것입니다.

몸살림 이야기, 여섯

# 활선에서 몸살림까지

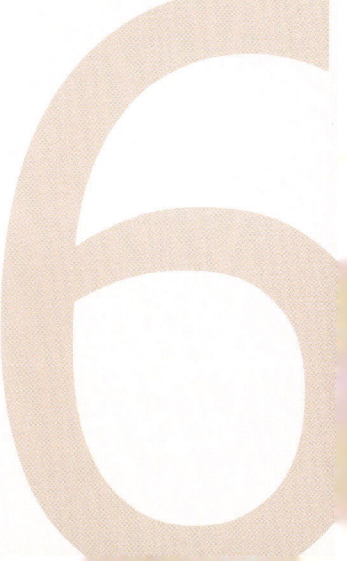

## 활선에서 몸살림까지......

1999. 3  김철 선생님 만남(강북구 수유리)
　　　　이사헌, 황창배, 정주수, 박유, 박해룡, '활선'

2000. 1  활선 수련 시작(강남구 대치동 선경상가 2층)
　　　　활선8법, 교정법 전수 및 자료수집, 정리
　　　　활선 소책자 발간
　　　　이사헌, 박관민, 황창배, 정주수, 박해룡,
　　　　박　유, 이상률, 이성준, 변창환, 홍찬희

2000. 3  활선 개원 준비

2000. 7  활선 개원(강남구 역삼동 서일빌딩 302호)
　　　　활선 교정법 전수 및 자료정리
　　　　자가교정법, 타인교정법

2000. 8  활선 체계화 작업
　　　　인체관, 활선8법, 자가교정법, 타인교정법, 단방, 하지수 등

2000. 10　　활선 홈페이지 개설
　　　　　　활선소개 - 활선의 인체관, 자가교정 등
　　　　　　건강상담 - 자유게시판

2000. 11　　활선 온라인 상담 시작
　　　　　　온라인 카페에 등록하여 증상별로 활선에서의 운동법 및
　　　　　　자가교정 법으로 건강상담 진행

2000. 11　　활선수련원 운영
　　　　　　활선 8법및 자가교정법 교육(교육 커리큘럼 마련)
　　　　　　타인교정

2002. 2　　 우리나라넷(http://www.wco21.com)활선 동영상 강의
　　　　　　활선의 기본개념과 자가교정법 소개

2002. 3　　 활선기공 전수

2002. 4 　　사단법인 청소년 바른자세갖기 운동본부 설립 인가신청
　　　　　　문화관광부에서 서울시 청소년관련 부서로 반려

2002. 6 　　활선이전(서일빌딩 재건축)

2002. 6 　　선릉사무실 개원(강남구 역삼동 수정빌라 102호)
　　　　　　활선 서적 발간 준비(정주수 회원)

2003. 11 　　디스크는 없다(활선비법) 발간
　　　　　　정주수 원고, 이범 수정보완, 백산서당

2004. 2 　　'활선 동호회' 결성
　　　　　　서정희 외 11명

2004. 6 　　'활선 동호회' 광화문 수련장 개원

2004. 9 　　'활선'에서 '몸살림 운동'으로 명칭 변경

2005. 3 　　'몸살림 운동' 광화문 수련원 개원

2008. 3 　　'몸살림 운동 수련원'에서 '몸살림 교실 수련원'으로 명칭 변경

2008. 12 　　사단법인 몸살림운동본부 설립

2009. 4 　　사단법인 총회

# 색인

## ㄱ

| | |
|---|---|
| 가로근육무늬 | 16 |
| 가슴답답 | 272 |
| 간 | 20 |
| 감기 | 144, 289 |
| 갑상선 | 105 |
| 갱년기 | 225 |
| 갱년기장애 | 132 |
| 건망증 | 20, 106 |
| 걷기숙제 | 38, 249 |
| 견비통 | 50, 226 |
| 경기 | 144, 146, 287 |
| 경추 | 18 |
| 고관절 | 13 |
| 고관절 강화 운동 | 85 |
| 고관절교정 | 80 |
| 고관절치기 | 82 |
| 고열 | 146 |
| 고혈압 | 127, 197, 257, 264 |
| 고환 | 119, 217 |
| 고환 | 217 |
| 곤지곤지 | 143 |
| 골감소증 | 132 |
| 골격근육 | 16 |
| 골반 | 13 |
| 공명 | 17, 21, 22, 106, 127 |
| 과민성대장염 | 216, 275 |
| 과식증 | 177, 178 |
| 관절염 | 132 |
| 괄약근 | 134 |
| 교정 | 25 |
| 구기자 | 237 |
| 구안와사 | 211, 267 |
| 국화차 | 237 |
| 근본근육 | 16 |
| 근육 | 16 |
| 기미 | 132 |
| 기본숙제 | 33 |
| 기지개 | 168 |
| 기형아 | 120 |
| 기흉 | 274 |
| 꼬리등뼈 | 134 |

## ㄴ

| | |
|---|---|
| 난소난종 | 114 |
| 내분비계통 | 183 |
| 내분비기관 | 20 |
| 내장근육 | 16 |
| 내장기관 | 16 |
| 내장하수 | 205, 206 |
| 냉증 | 225 |
| 노망 | 255 |
| 녹내장 | 265 |
| 농뇨 | 217 |
| 뇌 | 106 |
| 뇌성마비 | 138, 141 |
| 뇌압 | 255 |
| 뇌졸증 | 197, 257 |
| 뇌종양 | 255 |
| 누워 공명 틔우기 | 59 |
| 누워 등뼈 바로잡기 | 56 |
| 누워 만세 부르기 | 74 |

## ㄷ

| | |
|---|---|
| 다리근육 | 194 |
| 단백뇨 | 125 |
| 당뇨 | 140, 197, 278 |
| 대구대가리 | 237 |
| 대장 | 20, 108 |
| 대장 | 108 |
| 더위 먹었을때 | 286 |
| 도리도리 | 72, 142 |
| 독맥 | 25, 26, 103 |
| 두통 | 20, 106, 206, 263 |
| 등 뒤로 손 짚고 걷기 | 40 |
| 등뼈 | 89 |

| | |
|---|---|
| 등살 | 186 |

## ㄹ

| | |
|---|---|
| 류마티스 관절염 | 132, 235, 285 |

## ㅁ

| | |
|---|---|
| 마늘 | 237 |
| 마사지 | 144 |
| 만성피로 | 106, 277 |
| 말초신경계 | 14 |
| 망막변성 | 199 |
| 맹장 | 29 |
| 머리 | 104 |
| 멀미 | 269 |
| 면역력 | 14 |
| 면역체계 | 242 |
| 모유의 장점 | 137 |
| 목 | 67, 270 |
| 목 디스크 | 188 |
| 목 바로 잡기 | 67 |
| 몸살 | 290 |
| 몸살림팔법 | 45 |
| 무다리 | 185 |
| 무릎교정 | 92 |
| 무릎통증 | 250 |
| 무병장수 | 246 |
| 무월경 | 224 |
| 무정자증 | 118 |
| 무턱 | 211, 212 |
| 물혹 | 221, 226 |
| 미골 | 18 |

## ㅂ

| | |
|---|---|
| 바른자세 | 14 |
| 발가락 | 282 |
| 발가락교정 | 100 |
| 발목교정 | 97 |
| 발바닥 | 282 |
| 방광 | 21 |
| 방광염 | 227, 228 |
| 방석숙제 | 34, 248 |
| 배뇨장애 | 217 |
| 백내장 | 265 |

| | |
|---|---|
| 변비 | 20, 215, 275 |
| 보행기 | 139 |
| 복부비만 | 178, 179 |
| 복식호흡 | 22 |
| 부인병 | 132 |
| 부정교합 | 209 |
| 부정맥 | 199, 273 |
| 부종 | 225, 252 |
| 불면증 | 225, 230 |
| 불수의근육 | 16 |
| 불임 | 113, 114, 118 |
| 비만 | 129, 132, 140, 176, 278 |
| 비염 | 105, 266 |
| 빈뇨 | 222, 226, 233 |
| 빈맥 | 201 |
| 빈혈 | 259 |
| 뼈 | 12 |
| 뼈의 특성 | 24 |

## ㅅ

| | |
|---|---|
| 사시 | 182 |
| 산후병 | 115 |
| 산후조리 | 129 |
| 산후풍 | 130, 131 |
| 새가슴 | 273 |
| 생로병사 | 241 |
| 생리 | 208 |
| 생리불순 | 20, 114, 221 |
| 생리통 | 114, 221, 224 |
| 서맥 | 200 |
| 서서 팔 돌리기 | 50 |
| 서서 허리 굽히기 | 48 |
| 설사 | 146, 215, 275 |
| 성기능저하 | 216 |
| 성기통증 | 217 |
| 성장점 | 289 |
| 성장통 | 164 |
| 소식 | 246 |
| 소아당뇨 | 198 |
| 소장 | 20 |
| 소화불량 | 144, 204, 271 |
| 소화효소 | 204 |
| 손 | 75 |

| | |
|---|---|
| 손가락 | 78 |
| 손발 찰때 | 281 |
| 수유 | 138 |
| 수의근육 | 16 |
| 수족냉증 | 132 |
| 쉰 목 | 270 |
| 스트레스 | 288 |
| 슬개골 | 250 |
| 슬개골 올리기 | 95 |
| 시각장애 | 252 |
| 시력저하 | 140, 180, 266 |
| 식욕부진 | 206 |
| 신경 | 14 |
| 신경다스리기 | 103 |
| 신경쇠약 | 20 |
| 신경통 | 132 |
| 신기능장애 | 217 |
| 신부전증 | 140, 274 |
| 신장 | 21 |
| 실명 | 199 |
| 십자인대 | 251 |

## ㅇ

| | |
|---|---|
| 아토피 | 140, 183, 290 |
| 앉아 척추 바로 세우기 | 62 |
| 앉아서 허리 비틀기 | 54 |
| 알츠하이머 | 255 |
| 양반걸음 | 244 |
| 어깨 | 72 |
| 어깨치기 | 72 |
| 어지럼증 | 208, 258, 268 |
| 언어장애 | 252 |
| 얼굴 | 105 |
| 엄지손가락 교정 | 78 |
| 엉치 밟아 주기 | 42 |
| 엉치등뼈 | 134 |
| 엉치밟아주기 | 133 |
| 엉치뼈 | 13, 86 |
| 엉치올려주기 | 162 |
| 엘보 | 281 |
| 여드름 | 183, 269 |
| 연골 | 25 |
| 연동운동 | 215 |

| | |
|---|---|
| 오다리 | 182, 283 |
| 오리궁둥이 | 185 |
| 오십견 | 50, 127, 202, 270 |
| 오장육부 | 16, 17, 21 |
| 온몸운동 | 46, 135 |
| 올챙이 운동 | 58, 135 |
| 와사풍 | 211 |
| 요도 | 217 |
| 요산 | 227 |
| 요실금 | 134, 222, 233, 279 |
| 요추 | 18, 89 |
| 요통 | 127, 191 |
| 용천혈 | 108 |
| 우심방 | 201, 273 |
| 우울증 | 230, 255, 291 |
| 위 | 20 |
| 위궤양 | 206, 228, 272 |
| 위산과다 | 206 |
| 위염 | 206 |
| 위하수 | 204 |
| 유문 | 139 |
| 유산 | 20, 113, 118 |
| 유아 Q&A | 149~156 |
| 유아건강 | 136 |
| 이 | 209 |
| 이명 | 20, 105, 267 |
| 익모초 | 287 |
| 인대 | 251 |
| 인슐린 | 197 |
| 인진쑥 | 237 |
| 임신 | 127, 128 |
| 임신중독증 | 124 |
| 입덧 | 125 |
| 잇몸 | 210 |

## ㅈ

| | |
|---|---|
| 자궁 | 114 |
| 자궁근종 | 114, 127, 221, 226 |
| 자연분만 | 120, 127 |
| 자연치유력 | 24 |
| 자율신경 | 16 |
| 자율신경계 | 14, 183 |
| 잔뇨감 | 226 |

| | |
|---|---|
| 적 | 229 |
| 전립선 | 119, 134, 216, 279 |
| 전립선암 | 217 |
| 전신비만 | 177 |
| 전통적육아법 | 141, 238 |
| 정자 | 119 |
| 정자감소증 | 118 |
| 제왕절개 | 127 |
| 족아치 | 139 |
| 종아리 | 284, 245 |
| 좌골신경통 | 127, 221, 237 |
| 죔죔 | 143 |
| 주걱턱 | 210, 211 |
| 주먹으로 엉치 올려주기 | 44 |
| 죽염 | 267, 252 |
| 중추신경계 | 14 |
| 중풍 | 106, 257, 264 |
| 쥐가 날때 | 284 |
| 직장 | 108 |
| 짝짜꿍 | 143 |
| 쭈쭈 | 142, 256 |

## ㅊ

| | |
|---|---|
| 척수 | 14 |
| 척주관 협착 | 245 |
| 척추 | 13, 17 |
| 척추측만증 | 140, 175, 276 |
| 천식 | 291 |
| 체증 | 204 |
| 체지방 | 184 |
| 체했을때 | 271 |
| 추간판 | 25 |
| 췌장 | 20 |
| 치골 | 21, 114 |
| 치골 바로잡기 | 115, 132 |
| 치매 | 106, 127, 254, 263 |
| 치질 | 134, 216, 280 |

## ㅋ

| | |
|---|---|
| 케겔운동 | 134 |
| 키가 안클때 | 288 |

## ㅌ

| | |
|---|---|
| 태교 | 121 |
| 턱 | 209, 267 |
| 턱관절 | 186 |
| 턱살 | 185 |
| 테니스엘보 | 75 |
| 통풍 | 282 |
| 퇴행성관절염 | 250, 286 |

## ㅍ

| | |
|---|---|
| 파킨슨병 | 239, 252 |
| 판막 | 26 |
| 팔 뒤로 어깨 젖히기 | 52 |
| 팔꿈치 받치고 손털기 | 76 |
| 팔뚝 | 186 |
| 편두통 | 20, 106, 127, 206, 263 |
| 풍치 | 211 |
| 피부질환 | 252 |
| 피시근 | 120, 134 |
| 피지 | 269 |

## ㅎ

| | |
|---|---|
| 항생제 | 242 |
| 허리디스크 | 276 |
| 허리뼈 | 89 |
| 허벅지근육 | 195 |
| 허벅지비만 | 184 |
| 헛구역질 | 208 |
| 현기증 | 20 |
| 혈관성 치매 | 255 |
| 혈뇨 | 217, 228 |
| 혈압 | 208 |
| 협심증 | 230 |
| 화병 | 127, 221, 229 |
| 활액 | 236, 237 |
| 훗배앓이 | 130 |
| 흉추 | 18 |
| 흉추교정 | 89 |
| 흉추마사지 | 144 |